Helicobacter pylori – Von der Grundlage zur Therapie

Eigenschaften · Pathogenese
Klinik · Nachweis · Eradikation

3. überarbeitete und
erweiterte Auflage

Herausgegeben von
P. Malfertheiner

Bearbeitet von

K. Agha Amiri
E. Bayerdörffer
U. Bohr
G. Börsch
B. A. Dragosics
M. Ebert
H. S. Füeßl
C. Gerards
A. Hackelsberger
M. Hollenz
J. Hotz
D. Jaspersen
J. Labenz
A. Leodolter
A. Madisch

P. Malfertheiner
F. Mégraud
P. Michetti
A. Morgner
A. Neubauer
M. Nilius
W. Opferkuch
U. Peitz
M. Radke
W. Rösch
M. Stolte
S. Suerbaum
G. Treiber
K. Wolle

21 Farbfotos
31 farbige Grafiken
51 Tabellen

W0177118

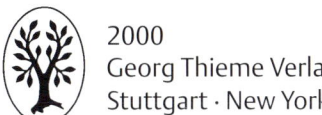

2000
Georg Thieme Verlag
Stuttgart · New York

Die Deutsche Bibliothek –
CIP-Einheitsaufnahme

Helicobacter pylori : von der Grundlage zur
Therapie ; Eigenschaften, Pathogenese, Nachweis,
Eradikation / hrsg. von P. Malfertheiner. Bearb.
von K. Agha Amiri ... – 3., überarb. und erw.
Aufl. – Stuttgart ; New York : Thieme, 2000

1. Auflage 1994

© 1996, 2000 Georg Thieme Verlag
Rüdigerstraße 14
70469 Stuttgart

Printed in Germany

Umschlaggrafik: Martina Berge,
    Erbach-Ernsbach
Satz: Dr. Ulrich Mihr GmbH, Tübingen
    Satzsystem: 3B2 (5.64a)
Druck: Grammlich, Pliezhausen
Buchbinder: Held, Rottenburg

ISBN 3-13-127403-4   1 2 3 4 5 6

Wichtiger Hinweis: Wie jede Wissenschaft ist die
Medizin ständigen Entwicklungen unterworfen.
Forschung und klinische Erfahrung erweitern unsere Erkenntnisse, insbesondere was Behandlung
und medikamentöse Therapie anbelangt. Soweit
in diesem Buch eine Dosierung oder eine Applikation erwähnt wird, darf der Leser zwar darauf
vertrauen, dass Autoren, Herausgeber und Verlag
große Sorgfalt darauf verwandt haben, dass diese
Angabe dem **Wissensstand bei Fertigstellung
des Werkes** entspricht.

Für Angaben über Dosierungsanweisungen
und Applikationsformen kann vom Verlag jedoch
keine Gewähr übernommen werden. **Jeder Be-
nutzer ist angehalten,** durch sorgfältige Prüfung
der Beipackzettel der verwendeten Präparate und
gegebenenfalls nach Konsultation eines Spezia-
listen festzustellen, ob die dort gegebene Empfehlung für Dosierungen oder die Beachtung
von Kontraindikationen gegenüber der Angabe
in diesem Buch abweicht. Eine solche Prüfung ist
besonders wichtig bei selten verwendeten Prä-
paraten oder solchen, die neu auf den Markt gebracht worden sind. **Jede Dosierung oder Applikation erfolgt auf eigene Gefahr des Benutzers.**
Autoren und Verlag appellieren an jeden Benut-
zer, ihm etwa auffallende Ungenauigkeiten dem
Verlag mitzuteilen.

Adressen

Dr. Karin Agha Amiri
Otto-von-Guericke-Universität
Zentrum für Innere Medizin
Klinik für Gastroenterologie,
Hepatologie und Infektiologie
Leipziger Straße 44
39120 Magdeburg

PD Dr. Eckehardt Bayerdörffer
Universitätsklinikum Carl-Gustav-Carus
Med. Klinik I – Gastroenterologie
Fetscherstraße 74
01307 Dresden

Dr. med. Ulrich Bohr
Otto-von-Guericke-Universität
Zentrum für Innere Medizin
Klinik für Gastroenterologie,
Hepatologie und Infektiologie
Leipziger Straße 44
39120 Magdeburg

Professor Dr. Gereon Börsch
Elisabeth-Krankenhaus Essen
Akademisches Lehrkrankenhaus
der Universität Essen
Moltkestraße 61
45138 Essen

Prof. Dr. med. Brigitte Dragosics
Ärztl. Leitung des Gesundheitszentrums
Wien Süd d. WGKK
Wienerbergstraße 13
1100 Wien, Österreich

Dr. Matthias Ebert
Otto-von-Guericke-Universität
Zentrum für Innere Medizin
Klinik für Gastroenterologie,
Hepatologie und Infektiologie
Leipziger Straße 44
39120 Magdeburg

Prof. Dr. med. Hermann S. Füeßl
Internist/Gastroenterologe
Ltd. Arzt Bezirkskrankenhaus Haar
Ringstraße 33
85540 Haar

Dr. med. Claudia Gerards
Otto-von-Guericke-Universität
Zentrum für Innere Medizin
Klinik für Gastroenterologie,
Hepatologie und Infektiologie
Leipziger Straße 44
39120 Magdeburg

Priv.-Doz. Dr. med. Andreas Hackelsberger
Gastroenterologische Gemeinschaftspraxis
Dotzheimer Straße 14 – 18
65185 Wiesbaden

Dr. med. Margrit Hollenz
Waldstraße 4
96472 Rödental

Prof. Dr. med. Jürgen Hotz
Allgemeines Krankenhaus Celle
Innere Medizin
Siemensplatz 4
29223 Celle

Prof. Dr. med. Daniel Jaspersen
Klinikum Fulda
Pacelliallee 4
36043 Fulda

PD Dr. med. Joachim Labenz
Medizinische Klinik
Jung-Stilling-Krankenhaus
Akademisches Lehrkrankenhaus
der Universität Bonn
Wichernstraße 40
57074 Siegen

Dr. Andreas Leodolter
Otto-von-Guericke-Universität
Zentrum für Innere Medizin
Klinik für Gastroenterologie,
Hepatologie und Infektiologie
Leipziger Straße 44
39120 Magdeburg

Dr. med. Ahmed Madisch
Allgemeines Krankenhaus Celle
Innere Medizin
Siemensplatz 4
29223 Celle

Prof. Dr. med. Peter Malfertheiner
Otto-von-Guericke-Universität
Zentrum für Innere Medizin
Klinik für Gastroenterologie,
Hepatologie und Infektiologie
Leipziger Straße 44
39120 Magdeburg

Prof. Dr. med. Francis Mégraud
Secretary of the EHPSG
Hôpital Pellegrin
33076 Bordeaux, France

Pierre Michetti MD
Division of Gastroenterology
DA-601 Beth Israel Deaconess Medical Center
Harward Medical School
330 Brookline Avenue
Boston, MA 02215, USA

Dr. med. Andrea Morgner
Med. Klinik 1
Carl-Gustav-Carus-Universität Dresden
Fetscherstraße 74
01307 Dresden

Dr. med. Andreas Neubauer
Zentrum für Innere Medizin
Klinik für Hämatologie, Onkologie
und Immunologie
Baldingerstraße
35033 Marburg

Dr. Manfred Nilius
Otto-von-Guericke-Universität
Zentrum für Innere Medizin
Klinik für Gastroenterologie,
Hepatologie und Infektiologie
Leipziger Straße 44
39120 Magdeburg

Prof. Dr. med. Wolfgang Opferkuch
Med. Mikrobiol. und Immunologie
Ruhr-Universität Bochum
Universitätsstraße 150
44801 Bochum

Dr. med. Ulrich Peitz
Otto-von-Guericke-Universität
Zentrum für Innere Medizin
Klinik für Gastroenterologie,
Hepatologie und Infektiologie
Leipziger Straße 44
39120 Magdeburg

Prof. Dr. med. Michael Radke
Klinikum Ernst-von-Bergmann
Charlottenstraße 72
14467 Potsdam

Prof. Dr. med. Wolfgang Rösch
Chefarzt der Medizinischen Klinik
am Krankenhaus Nordwest
Steinbacher Hohl 2 – 26
60488 Frankfurt/Main

Prof. Dr. med. Manfred Stolte
Klinikum Bayreuth
Preuschwitzer Straße 101
95445 Bayreuth

Prof. Dr. med. Sebastian Suerbaum
Julius-Maximilian-Universität Würzburg
Institut für Hygiene und Mikrobiologie
Josef-Schneider-Straße 2
97080 Würzburg

Dr. med. Gerhard Treiber
Otto-von-Guericke-Universität
Zentrum für Innere Medizin
Klinik für Gastroenterologie,
Hepatologie und Infektiologie
Leipziger Straße 44
39120 Magdeburg

Dr. Kathlen Wolle
Otto-von-Guericke-Universität
Institut für Mikrobiologie
Leipziger Straße 44
39120 Magdeburg

Vorwort zur 3. Auflage

In den nahezu zwei vollen Dekaden seit Entdeckung des „exklusiven Magenkeims" hat sich eine unglaubliche Fülle von Fakten und Daten angesammelt, die uns heute einen tiefen Einblick in die Funktionsweise dieses Keims und seine vielfältigen Interaktionen mit seinem Zielorgan, dem menschlichen Magen, Einblick nehmen lassen.

Mit der Entdeckung und Erforschung der Helicobacter pylori Infektion wurde für die Gastroenterologie ein bedeutender Meilenstein gesetzt. Es ist heute möglich, durch die erfolgreiche Behandlung der H. pylori Infektion das peptische Geschwür im Magen und Duodenum einer endgültigen Heilung zuzuführen. Dies hat zu einem kompletten Umbruch im Verständnis einer so bedeutenden Erkrankung geführt und zu neuartigem ärztlichen Handeln bei der Ulkuskrankheit veranlasst. Allerdings wurde gerade durch diese Errungenschaft auch deutlich, wie schwierig und langwierig sich der Prozess eines Dogmawandels vollzieht. Aktuelle Umfragen bei Ärzten haben ergeben, dass nach wie vor viele dem überholten Prinzip der „alleinigen" Säurehemmung als dem primären Heilmittel der Geschwürskrankheit verhaftet geblieben sind und den „Glauben" in das Ulkus als Infektionskrankheit noch nicht mitvollzogen haben. Dabei hat es die ärztliche Gemeinschaft in der Hand, die Ulkuskrankheit auf den Sockel einer historischen Erkrankung zu stellen.

Dieses Buch beinhaltet die neuen Fakten über die Verbreitung und die grundlegenden pathogenetischen Mechanismen der Infektion sowie den klinischen Fortschritt in Diagnostik und Therapie. Die Forschung während der zurückliegenden Jahre hat sich intensiv mit der Aufdeckung der vielfältigen Merkmale des Keims beschäftigt, und seit Erscheinen des letzten Buches 1996 wurden viele neue Befunde über die erstaunliche Diversität der H. pylori Stämme erhoben. In den letzten Jahren wurden neue Virulenzfaktoren von H. pylori aufgedeckt, die zur verstärkten Ausprägung der Entzündungsreaktion in der Magenschleimhaut führen. Durch die Entschlüsselung der kompletten Gensequenz des Keims wird sich dieses Wissen noch rasant weiterentwickeln.

Aber nicht nur die Vielfalt der Eigenschaften von H. pylori, sondern viele neue Arten dieser Bakteriengattung wurden in den letzten Jahren entdeckt und zum Teil auch bereits verschiedenen Erkrankungen im Gastrointestinaltrakt des Menschen und dem von Tieren zugeordnet.

In verstärktem Maße wurden auch die Besonderheiten der genetischen Ausstattung des betroffenen Individuums in Bezug auf unterschiedliche Krankheiten, die sich aus dieser Infektion heraus entwickeln können, erkannt.

Die Schlüsselfragen sind klar definiert und der weiteren Forschung vorgegeben: Welche Faktoren determinieren die Komplikationen der H. pylori Infektion? Wer wird durch die H. pylori Infektion krank? Wer bleibt trotz Infektion in einem „gesunden Gleichgewicht"?

Für den klinischen Bereich hat sich eine Reihe neuer Konzepte im Umgang mit der H. pylori Infektion ergeben. Es werden neue Strategien, neue und verbesserte Diagnostika sowie Therapieansätze bei Versagen der primären Therapie vorgestellt. Auch die Bedeutung der Resistenzentwicklung gegen Antibiotika findet die gebührende Berücksichtigung in diesem Buch. Die gastrointestinalen, an die H. pylori Infektion assoziierten Erkrankungen, werden im Detail abgehandelt. Daneben findet die mögliche Rolle der H. pylori Infektion als Trigger für Erkrankungen außerhalb des Gastrointestinaltraktes eine kritische Beachtung.

Es ist erklärte Absicht, bei der Erstellung dieses Buches den neuen und praktisch relevanten Stand des Wissens über die H. pylori Infektion zusammenzufassen. Für mich ist immer wieder verwunderlich, wie von einigen unbedacht geäußert wird, dass alles über diese Infektion ohnedies geklärt sei. Das Gebiet der H. pylori Infektion ist noch weit offen für weiteren Erklärungsbedarf und neue Erkenntnisse, und bleibt nach wie vor bedeutenden wissenschaftlichen Kontroversen ausgesetzt: letztlich geht es um die Frage, wen, wann oder (einfach) alle behandeln?

Den Autoren, erfolgreiche, engagierte und erfahrene Forscher und Kliniker, die sich über Jahre aus den verschiedenen medizinischen Disziplinen der Erforschung dieser Infektion mit großem Enthusiasmus gewidmet haben, meinen herzlichen Dank an dieser Stelle für ihren wertvollen Beitrag zu diesem Buch.

Magdeburg, im August 2000
Prof. Dr. med. P. Malfertheiner

Vorwort zur 2. Auflage

Als 1983 über die Entdeckung eines spiralförmigen pathogenen Keims im Magen eine kleine Mitteilung in Form eines Briefes im Lancet von Marshall und Warren auf die Reise geschickt wurde, nahm kaum jemand aus der großen Ärztegemeinschaft Notiz davon. Die Tragweite dieser Entdeckung und ihre Bedeutung für die gastroduodenale Pathologie konnte zu diesem Zeitpunkt kaum jemand erahnen. In den ersten Jahren nach dieser als sensationell einzustufenden Entdeckung eines magenpathogenen Keims waren es zunächst nur wenige Pioniere, die sich der Erforschung dieses Keims annahmen. Allerdings waren die meisten derjenigen, die sich frühzeitig mit der Erforschung dieses Keims beschäftigten, rasch von seinen morphologischen und funktionellen Besonderheiten in den Bann gezogen.

Als 1987 erstmals die Kenntnis verbreitet wurde, dass eine erfolgreiche Behandlung der H. pylori Infektion bei Ulcus duodeni drastisch zur Rezidivsenkung dieses Leidens führt, erwachte das Interesse der Kliniker. Mit diesem Anstoß begann die Suche nach effektiven Behandlungsstrategien. Durch die Vielzahl von Studien mit verschiedenen antibakteriellen Substanzen wurde bald klar, dass eine effiziente Behandlung der H. pylori Infektion eine Reihe von Sonderanforderungen an das Behandlungsprinzip stellen würde. Der gegenwärtige Stand dieser Entwicklung schlägt sich in einer gut praktikablen Kurzzeitanwendung von drei medikamentösen Substanzen (= Tripel-Therapie) nieder, die bei korrekter Anwendung bei 9 von 10 Behandelten die H. pylori Infektion heilen kann.

In gleichem Maße, wie man sich bemühte, geeignetere Therapiemaßnahmen zur Behandlung dieser Infektion zu finden, wuchs auch die Erkenntnis um die Virulenzfaktoren von H. pylori, die Pathomechanismen bei der Interaktion von H. pylori und gastroduodenaler Schleimhaut. Die Fülle dieses Wissens ist innerhalb kürzester Zeit enorm angewachsen und in seiner Gesamtheit heute kaum noch überschaubar. Aus diesem Grund und mit dem Ziel einer informativen Bestandsaufnahme wesentlicher Grundlagenerkenntnisse und klinischer Auswirkungen haben sich die Autoren dieses Buches zusammengefunden.

Das Spektrum der abgehandelten Themen reicht von der Charakterisierung des spiraligen Keims, seit 1989 taxonomisch in die eigene Gattung Helicobacter eingeordnet, über die Virulenz- und pathogenetischen Faktoren bis hin zum Spektrum der pathomorphologischen Ausprägung dieser Infektion.

Ein wesentlicher Teil ist schließlich den klinischen Aspekten der H. pylori Infektion gewidmet, den diagnostischen Nachweisverfahren und der Entwicklung therapeutischer Strategien. Ganz entscheidend hat sich seit der letzten Ausgabe dieses Buches vor zwei Jahren die Indikationsstellung zur Therapie der H. pylori Infektion geändert. Während es damals noch einer Diskussion bedurfte, ob es bei jedem Patienten mit einem Ulkus auch bei Erstmanifestation die H. pylori Infektion zu heilen gilt, so ist dies inzwischen Allgemeingut geworden. Die Behandlung der H. pylori Infektion wird inzwischen von vielen auch bei Patienten mit Magenbeschwerden ohne Ulzera befürwortet. Die erfolgreiche Behandlung des niedrig malignen Magenlymphoms in klinischen Studien stellt einen revolutionären Aspekt dar, insofern als erstmalig eine maligne Erkrankung durch Heilung einer Infektion mit Antibiotika kuriert werden kann.

Immer deutlicher werden die Ansätze für eine generell anzustrebende Heilung der H. pylori Infektion mit dem Ziel der Prävention der Magenkrankheiten einschließlich des Magenkarzinoms.

Erfreut dürfen wir feststellen, dass die heute verfügbare Therapie in den meisten Fällen die Heilung der H. pylori Infektion möglich macht, gut verträglich ist und deshalb dem Patienten zugemutet wird. Wir dürfen aber nicht übersehen, dass sie nach wie vor kompliziert bleibt. Bei der Vision, die Therapie nicht nur bei den bereits

Erkrankten, sondern auch im Sinne der Prävention einzusetzen, sind medikamentöse Neuentwicklungen erforderlich. Die Ansatzpunkte sind vielschichtig und reichen von der Entwicklung neuer Antibiotika über die Nutzung von Informationen aus dem H. pylori Genom bis hin zur Impfung. Die Impfung hat sich bereits experimentell als reelle Möglichkeit bewährt und befindet sich derzeit im Anfangsstadium der Erprobung beim Menschen.

Die Beschäftigung mit dem Thema H. pylori stellt unvermindert für den Arzt in Praxis und Klinik eine spannende Herausforderung dar und die erfolgreiche Heilung dieser Infektion für unsere Patienten einen großen Gewinn.

Magdeburg, im August 1996
Prof. Dr. med. P. Malfertheiner

Für die hilfreiche Unterstützung in der Realisation dieses Buchprojektes geht unser Dank an Herrn Dr. H. J. Meyer, Firma ASTRA GmbH, Deutschland.

Inhaltsverzeichnis

1 Epidemiologie, Mikrobiologie und Pathogenese

1.1 Die Epidemiologie von Helicobacter pylori

G. Treiber, W. Opferkuch

Nur durch die genaue Kenntnis der Epidemiologie einer Infektionskrankheit ist es möglich, präventive Maßnahmen zu entwickeln. Dies gilt auch für die durch Helicobacter pylori (H. pylori) hervorgerufene Infektionskrankheit. Erst die Kenntnis des Erregerreservoirs, der Häufigkeit der Infektion, der Altersverteilung, des Übertragungsmodus, der Frequenz der Ansteckung sowie möglicher Risikofaktoren ermöglicht die Entwicklung einer sinnvollen Strategie zur Eindämmung dieser Erkrankung. Dieses Kapitel fasst den heutigen Wissensstand zusammen, soll aber auch fortbestehende Wissenslücken aufzeigen und rational besser begründbare Empfehlungen für Eradikationsprogramme zu geben.

1.1.1 Nachweismethoden der H. pylori Infektion – Epidemiologie

❗ Die Methode des Nachweises einer H. pylori Infektion wird durch die unterschiedliche Zielsetzung bestimmt. Für epidemiologische Fragestellungen eignen sich vor allem nichtinvasive Methoden, deren Ergebnisse allerdings einer sorgfältigen Interpretation bedürfen.

Die Bestimmung von IgG- und IgA-Antikörpern im Serum gibt einen guten Überblick über die Durchseuchungssituation. Die Festlegung des Cut-off dieser Bestimmungsmethoden muss jedoch regional validiert sein und getrennt von adulten bzw. pädiatrischen Populationen. Fälle, in denen zwischenzeitlich eine Abheilung der Infektion eingetreten ist, können das Gesamtergebnis aufgrund teilweiser Titerpersistenz falsch positiv beeinträchtigen.
Eine andere nichtinvasive Methode, die außerdem eine Information über den aktuellen Zustand der Infektion gibt, ist der Harnstoff-Atemtest. Mit diesem Test kann eine floride Infektion mit großer Sicherheit festgestellt werden. In jüngster Zeit steht zusätzlich der Antigennachweis im Stuhl zur Verfügung.

Die Anzüchtung von H. pylori aus Magenbiopsien ist eine Routinemethode, während sie aus Speichel, Zahnplaques und Stuhl nur sporadisch gelingt. Ähnlich kontrovers sind auch die Ergebnisse des Keimnachweises mit der PCR (s. u.). Ein zusätzliches Interpretationsproblem bei einem PCR-Nachweis besteht in der Frage der Vitalität des nachgewiesenen Materials.

1.1.2 Häufigkeit und Altersverteilung der H. pylori Infektion

1.1.2.1 Regionale Unterschiede

Die Prävalenz der H. pylori Infektion zeigt große regionale Unterschiede (s. Abb. 1.1). Am höchsten ist die Durchseuchung in den Entwicklungsländern, aber auch in Japan, Polen oder Griechenland sind die über 55-Jährigen zu 80% und mehr mit H. pylori infiziert. Diese Querschnittsuntersuchungen zeigen eine mit zunehmendem Alter ansteigende Durchseuchungsfrequenz, d.h. pro Lebensjahr sind 0,3 – 1% mehr H. pylori Infizierte zu erwarten, in Entwicklungsländern auch 1,9% pro Jahr und mehr. Diese Ergebnisse unterliegen allerdings einem sog. Kohortenphänomen (s. u.). Wie die Eurogast-Studie zeigt, gibt es auch innerhalb einer Region große Unterschiede. So beträgt die Durchseuchungsrate der 25 – 34-Jährigen in Augsburg ca. 18%, in Deggendorf hingegen 40%. Daher erklärt sich die Tatsache, dass unterschiedliche Untersuchungen aus ein und demselben Land zu verschiedenen Resultaten kommen.

1.1.2.2 Ethnische und sozioökonomische Unterschiede

Es gibt aber einige wenige Berichte von Populationen, die einen extrem niedrigen Durchseuchungsgrad haben. Dazu gehören australische Ureinwohner, bei denen eine H. pylori Infektion mit weniger als 1% serologisch nachgewiesen wurde, sowie eine Bevölkerungsgruppe im Nord-

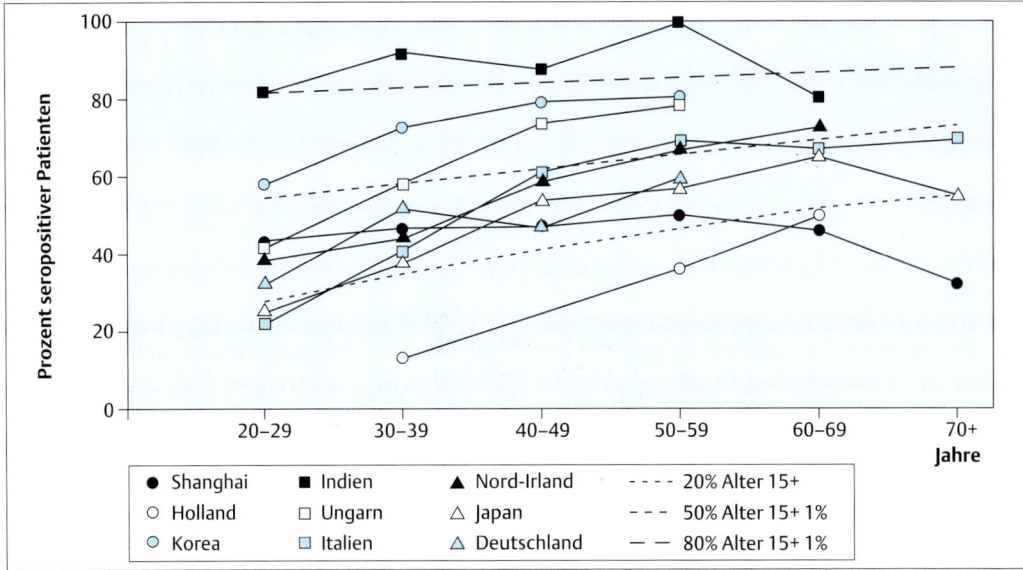

Abb. 1.1 Durchseuchung mit H. pylori (Erwachsene) entsprechend geografischer Verteilung und hypothetische Alters-Projektion bei unterschiedlicher Ausgangsprävalenz.

osten von Malaysia mit einer Durchseuchungsrate von ca. 4%. Die Ursache dafür ist unklar.

Auch der Anteil an virulenten Stämmen variiert innerhalb verschiedener Populationen. So zeigt die Arbeit von Parsonnet et al., dass innerhalb der schwarzen amerikanischen Bevölkerung der Anteil von cagA positiven Stämmen 79,4%, bei der spanischen Bevölkerung 63,8% und bei der weißen Bevölkerung 50% beträgt. Diese Ergebnisse der differierenden Allele wurde durch die Publikation von van Doorn et al. weltweit bestätigt. Diese Ergebnisse könnten auf ethnische prädisponierende Faktoren, unterschiedliche Infektiosität der einzelnen Stämme oder auch nur auf geschlossene Populationen hinweisen.

Der schwarze und hispanische Bevölkerungsanteil ist in Nordamerika signifikant häufiger von einer Infektion betroffen (bei 15-Jährigen: schwarze 50% und weiße Jugendliche 10%). Da in der schwarzen Bevölkerung die Einkommensverhältnisse ohne Einfluss auf die Infektprävalenz sind, kann daraus geschlossen werden, dass dieser Bevölkerungsanteil eine erhöhte Disposition für eine Infektion hat. Diese genetisch determinierte Infektanfälligkeit wird durch eine Zwillingsstudie erhärtet. In dieser Studie mit insgesamt 269 Zwillingspaaren war die paarweise Konkordanz einer H. pylori Infektion bei getrennt aufwachsenden monozygoten Zwillingen 69%,

bei heterozygoten Zwillingen hingegen nur 38%, ein statistisch signifikantes Ergebnis.

Man muss davon ausgehen, dass in Ländern mit einem hohen Durchseuchungsgrad die Infektion offensichtlich schon in einem frühen Lebensalter (< 10 Jahren) stattfindet. Häufig sind bereits die 8–9-Jährigen zu mehr als 50% H. pylori positiv (s. Abb. 1.2), jedoch ist dies ein dynamischer und teilweise reversibler Prozess in dieser Altersgruppe, da es auch in einem beträchtlichen Anteil der Kinder zur spontanen Eliminierung des Bakteriums kommen kann. In den folgenden Lebensjahren ist nur noch ein geringer Anstieg der Serumprävalenz festzustellen. Es ist heute unbestritten, dass diese Beobachtung allgemein gilt und die meisten Infektionen im Kindes- bzw. Jugendalter erfolgen. Dabei spielen die sozioökonomischen Verhältnisse eine entscheidende Rolle. Das Messkriterium hierfür in diesen Studien war das Familieneinkommen. Dabei zeigte sich, dass Kinder aus Familien mit einem niedrigen Einkommen doppelt so häufig mit H. pylori infiziert waren.

Wesentlich ist die schlechte ökonomische Situation in der Kindheit; ein späterer sozialer Aufstieg ändert kaum mehr etwas an der Infektionshäufigkeit. Beengte Wohnverhältnisse, hohe Geschwisterzahl, fehlende Warm-

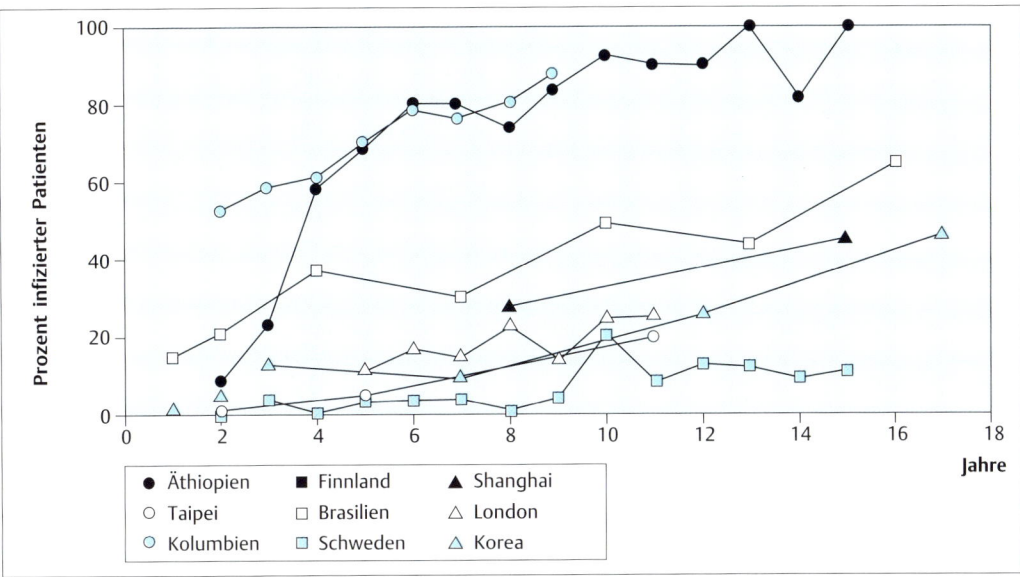

Abb. 1.**2**   Durchseuchung mit H. pylori (Kinder) entsprechend geografischer Verteilung.

wasserversorgung, Gemeinschaftstoiletten sowie eine Dyspepsieerkrankung der Eltern wurden als die wichtigsten Ursachen eruiert.

1.1.2.3   Berufsbedingtes Risiko

Eine Reihe von Untersuchungen befasst sich mit der Frage eines berufsbedingten Infektionsrisikos. Davon betroffen sind auch Krankenschwestern, die, verglichen mit Blutspendern, umso häufiger H. pylori positiv sind, je länger sie im Beruf tätig und je älter sie sind (bei den 20 – 34-Jährigen sind 25 % H. pylori positiv, verglichen mit 13 % in der Kontrollgruppe, bei den über 50-Jährigen 71 % vs. 40 % der Kontrollgruppe). Endoskopieschwestern waren in einer anderen Studie aber nicht häufiger mit H. pylori infiziert als gematchte Blutspender (14 vs. 18 %). Auch bei Gastroenterologen sind die Ergebnisse umstritten, Zahnärzte und zahnärztliches Hilfspersonal scheinen hingegen nicht in einem stärkeren Maß betroffen zu sein. Nur eine Studie spricht für ein erhöhtes Infektionsrisiko bei Zahnärzten und ihren Mitarbeitern sowie bei Waisenhauskindern. Keine erhöhte Gefährdung wurde bei Patienten der Psychiatrie gefunden. Hyams et al. berichten, dass Militärpersonal einem erhöhten Infektionsrisiko ausgesetzt ist, insbesondere bei Zusammenleben auf engem Raum.

1.1.3   Das Erreger-Reservoir

1.1.3.1   Der Gastrointestinaltrakt als Keimreservoir

Einen guten Überblick bietet die Arbeit von Sahay et al. Die hohe Prävalenz der H. pylori Infektion von ca. 50 % der Weltbevölkerung führt zur Frage, ob der Keim außer im Magen des Menschen auch ein Reservoir in der unbelebten Natur hat. Das mikroaerophile Bakterium H. pylori ist besonders gut an die Bedingungen der Magenschleimhaut angepasst. Daher wird H. pylori auch auf gastrischen Metaplasien im Duodenum bei Duodenalgeschwüren gefunden. Weniger bekannt ist, dass dies auch für gastrische Metaplasien des Ösophagus gilt. Das Vorkommen von H. pylori auf gastrischen Metaplasien im Meckelschen Divertikel und im Sigmoid wurde nicht durch umfassende Studien abgesichert.

Akzeptiert man, dass der Magen des Menschen das Hauptreservoir für H. pylori ist, dann müsste der Keim entweder im Speichel gefunden oder im Stuhl ausgeschieden werden (s. Tab. 1.**1**). Die bisher vorliegenden Ergebnisse sind trotz zunehmender Daten allerdings weiterhin sehr uneinheitlich.

Tab. 1.1 Erregerreservoir von H. pylori

- Magen, Schleimhäute mit gastraler Metaplasie
  (Duodenum, Ösophagus)
- Oropharynx
- Stuhl
- Tiere

Bisher konnte einmal bei einem von 9 Patienten sowohl im Magen als auch im Speichel ein identischer Stamm angezüchtet werden. In einer anderen Studie waren bei 29 H. pylori positiven Probanden keine der Speichelproben, aber eine Probe aus dem Zahnplaque positiv. Der bei diesem Patienten angezüchtete H. pylori Stamm war mit dem im Magen gefundenen Stamm identisch. Auch eine italienische Studie konnte nur bei 1/20 Patienten mit positivem H. pylori Nachweis im Magen das Bakterium kulturell aus einem Zahnplaque anzüchten. Die Versuche, H. pylori mit Hilfe der PCR nachzuweisen, haben zu widersprüchlichen Ergebnissen geführt. Auch bei dieser Methode sind Speichel und Zahnplaques nicht mit ausreichender Sicherheit als Infektionsquelle zu identifizieren. Aus dem Rahmen der bisher zitierten Untersuchungen fallen die Ergebnisse heraus, die von Husson et al. durch Immunfluoreszenzuntersuchungen von Speichel mit einem monoklonalen Antikörper gegen H. pylori erhoben wurden. In den Speichelproben aus einem Kollektiv von 46 H. pylori positiven Patienten konnte in 35 Fällen H. pylori nachgewiesen werden, aber auch bei 45 Speichelproben H. pylori negativer Patienten wurden in 11 Fällen H. pylori verdächtige Keime gefunden. Kein Nachweis mit monoklonalen Antikörpern in Zahnplaques gelang Savoldi et al.

Ähnlich ist die Situation bei den Stuhluntersuchungen. Leverstein van Hall et al. konnten aus dem Stuhl von 8 H. pylori positiven und 7 H. pylori negativen Probanden keine Keime anzüchten. Thomas et al. hingegen fanden bei 9 von 23 Kindern aus einer Population in Gambia mit einer 90%-Durchseuchung H. pylori im Stuhl. Auch Kelly et al. konnten bei 12 von 25 H. pylori positiven, aber bei keinem der 11 H. pylori negativen Probanden H. pylori aus dem Stuhl anzüchten. Leverstein van Hall et al. äußern die Vermutung, dass die Anzucht wohl nur bei Patienten mit einer Achlorhydrie gelänge. Li et al. waren mit der PCR in 25%, Kurokawa et al. in 49/51 (54%) erfolgreich, die letztgenannte Studie kulturell jedoch nur in 1/91 der Fälle. Mapstone et al. hatten in 28 von 31 Stühlen H. pylori positiver Patienten eine positive PCR, während 11 Stühle H. pylori negativer Probanden auch eine negative PCR hatten und van Zwet et al. im Stuhl von 24 H. pylori positiven Patienten in keinem Fall mit der PCR ein positives Ergebnis erhielten. Nimmt man diese Befunde zusammen, so sind die Ergebnisse entweder nur durch eine große methodisch bedingte Fehlerbreite und/oder durch eine passagere Ausscheidung lebensfähiger H. pylori Bakterien zu erklären. Auch unter verbesserten Nachweisbedingungen gelingt die kulturelle Anzüchtung von H. pylori aus dem Stuhl nur in Einzelfällen. In jüngster Zeit wurde zunehmend als Übertragungsweg die gastro-orale Route verantwortlich gemacht (Keimübertragung im Rahmen zyklischen Erbrechens zum Beispiel aufgrund von Virusinfekten oder durch gastro-ösophagealen Reflux). Dafür spricht unter anderem, dass H. pylori auch in Aerosolen im Rahmen von induziertem Erbrechen kulturell anzüchtbar war, sowie die Tatsache, dass die Häufigkeit des Nachweises im Speichel unter diesen Umständen ebenfalls von 19% auf 56% stark anstieg.

1.1.3.2 Tiere als Keimreservoir

Ein weiteres Keimreservoir für die H. pylori Infektion könnten Tiere sein. H. pylori wurde unter anderem bei Pferden, Kälbern und Schweinen im Magen nachgewiesen, wohingegen bei Kaninchen und Hühnern der Keim nicht gefunden wurde. Tatsächlich hat man bei einer Reihe von Affenarten H. pylori im Magen nachweisen können. Diese Tierspezies spielen aber als Infektionsquelle vor allem in den Industrieländern keine Rolle. Eine Publikation von Handt et al. lässt Katzen als Infektionsquelle möglich erscheinen. Dem stehen allerdings Berichte entgegen, dass die Serokonversionsfrequenz bei Katzenzüchtern und Katzenhaltern eher niedriger ist als in der Gesamtbevölkerung und dass bei der direkten endoskopischen Untersuchung von Cutler et al. in Katzenmägen H. pylori nicht nachgewiesen werden konnte. Auch in einer anderen Untersuchung mittels Endoskopie von Katzen konnte lediglich H. heilmanii, nicht jedoch H. pylori nachgewiesen werden. Hundekontakt im Kindesalter war nicht mit einem erhöhten Risiko für die Akquisition von H. pylori verbunden. Der Nachweis von H. pylori in Schafsmilch, das längere Überleben von H. pylori in Milch im Vergleich zu Wasser und die erhöhte Infektionsprävalenz bei sardischen Schafshirten lassen eine Übertragung von Tieren auf den Menschen unter bestimmten Bedingungen möglich erscheinen. Hausfliegen konnten nach ersten Vermutungen – aufgrund einer Überlebenszeit von H. pylori von bis zu 30 Stunden im Verdauungstrakt derselben – in einer systematischen Studie als Überträger unwahrscheinlich gemacht werden.

🛈 Man muss summarisch feststellen, dass bezüglich der Bedeutung von Tieren als Keimreservoir und Ansteckungsquelle keine sicheren Aussagen gemacht werden können.

1.1.4 Die Übertragungswege von H. pylori

🛈 Nach dem heutigen Kenntnisstand muss der Magen – wie schon erwähnt – als das Hauptreservoir für H. pylori angesehen werden. Damit kann die Infektion entweder oral-oral, fäkal-oral oder gastro-oral übertragen werden (s. Tab. 1.2). Es gibt einige wenige Beobachtungen, die eine Übertragung des Bakteriums durch Wasser bzw. Gemüse möglich erscheinen lassen.

So fanden Klein et al., dass in Peru die Frequenz der H. pylori Infektion bei Kindern bis zu 12 Jahren davon abhängig war, ob die Haushalte an die städtische Wasserversorgung angeschlossen waren oder einen eigenen Brunnen besaßen. Die Aussagekraft der Studie leidet darunter, dass sie in verschiedenen Städten Perus durchgeführt wurde und die Zahl der Probanden in den einzelnen Gruppen klein ist. Bei einer in Asien durchgeführten Studie konnte gezeigt werden, dass für die Unterschiede in der H. pylori Prävalenz zwischen Hindus und Moslems weniger Umweltfaktoren (z. B. Zugang zu Trinkwasser) eine Rolle spielten als vielmehr sozioökonomische Faktoren wie häusliche Lebensverhältnisse. Die Bedeutung von ungekochtem Gemüse konnte in einer Studie mit 1815 Chilenen wahrscheinlich gemacht werden. Dabei wurden die Ergebnisse der serologischen Tests einer Regressionsanalyse unterzogen und 3 Parameter, nämlich Alter, niedriger sozialer Status und Genuss von ungekochtem Gemüse als statistisch signifikante unabhängige Risikofaktoren für die Infektion ermittelt. Die Annahme eines fäkal-oralen Übertragungsweges untersuchten 6 Studien, indem sie die Prävalenz von H. pylori und Hepatitis-A-Antikörpern gegenüberstellten. Die 3 ersten Studien kommen zu dem Schluss, dass die Übertragung von Hepatitis A

Tab. 1.2 Übertragungswege von H. pylori

- oro-oral (Speichel, Schleimhautkontakt)
- gastro-oral (zyklisches Erbrechen, Aerosole)
- fäkal-oral (kontaminiertes Wasser, Schmierinfektion, verschmutzte Nahrungsmittel)
- xenobiotisch (Vektoren)

und H. pylori nicht kongruent verlaufen, wohingegen die 3 letzten zum gegenteiligen Schluss kommen. Eine andere Studie konnte belegen, dass Hepatitis A und H. pylori demselben Kohortenphänomen unterliegen, wohingegen eine altersbezogene Assoziation von Luzza et al. und Webb et al. abgelehnt wird. Ein statistischer Trend als Beleg für einen Zusammenhang zwischen H. pylori und Epstein-Barr im Sinne einer oral-oralen Übertragung verpasste knapp die Signifikanzgrenze. Dass mehrere Übertragungswege gleichzeitig in Entwicklungsländern eine Rolle spielen können, macht eine amerikanische Untersuchung deutlich. Das unterschiedliche Alter, in dem die Infektion in Entwicklungs-/ und entwickelten Ländern erworben wird, lässt ebenfalls auf eine unterschiedliche Bedeutung der Übertragungswege schließen. Wie bereits erwähnt, sind schlechte und enge Wohnverhältnisse wichtige Faktoren eines erhöhten Infektionsrisikos. Damit ist auch klar, dass die intrafamiliäre Infektion eine Hauptrolle bei der Verbreitung von H. pylori spielt. Und tatsächlich zeigen Familienuntersuchungen, dass Eltern und Geschwister H. pylori positiver Kinder in einem viel höheren Maße ebenfalls H. pylori positiv sind als die Familienangehörigen von H. pylori negativen Kindern. In der Studie von Drumm et al. sind 83,3 % der Mütter von 27 H. pylori positiven Kindern ebenfalls positiv, während bei 53 H. pylori negativen Kindern nur 11,8 % der Mütter mit H. pylori infiziert waren. Diese Ergebnisse konnten von Brenner et al. bezüglich der Rolle der Mutter bestätigt werden; rauchte die Mutter, so war eine Übertragung deutlich seltener. In einer Querschnittsuntersuchung bei 684 Kindern konnte gezeigt werden, dass bei unter 10-Jährigen die Wahrscheinlichkeit einer H. pylori Übertragung mit zunehmender Anzahl der Geschwister zunahm (Odds Ratio von 1,4 auf 4,3) und dass dem Altersabstand eine entscheidende Rolle zukommt. Betrug dieser weniger als 4 Jahre, so war die Infektion über 4-mal häufiger bei den nachfolgenden Geschwistern nachweisbar. Zu identischen Ergebnissen kommt eine Arbeitsgruppe aus Taiwan. Waren beide Elternteile mit H. pylori infiziert, so war die Infektionsrate bei den Kindern höher als wenn nur ein Elternteil infiziert war. Die Untersuchung einzelner Familien dokumentiert ebenfalls eindeutig die intrafamiliären Übertragungswege. Darüber hinaus konnte in einem Fall gezeigt werden, dass in 2 von 4 untersuchten Familien die nachgewiesenen Helicobacter Stämme bei einer DNA-Typisierung bzw. in 66% die Antikörperprofile bei den Familienmitgliedern entweder identisch oder sehr ähnlich waren. Die Übertragung bei Ehepartnern ist im Gegensatz zu Kindern umstrittener. Bei 2 Studien war kein Unterschied bezüglich H. pylori Infektionsrate bei H. pylori positiven und negativen Partnern, dafür spricht auch, dass nach erfolgreicher Eradikationsbehandlung im Erwachsenenalter die Zahl der echten Reinfektionen nach mehr als einem Jahr mit deutlich unter 10% sehr gering bleibt (Rekrudeszenz wahrscheinlicher als „echte" Reinfektion). Auch über längere Zeit hinweg sind die jährlichen Rezidivraten stabil mit < 1%, auch in Populationen mit hoher Durchseuchung. Andere Studien mit teilweise ebenfalls kleinen Fallzahlen kommen zu entgegengesetzten Ergebnissen: Die Studien von Singh et al. und Parente et al. finden höhere Durchseuchungsraten, auch wenn der Partner infiziert ist (vs. nichtinfiziertem Partner): 83,3% vs. 28,5% bzw. 71% vs. 58% der Untersuchten waren H. pylori positiv. Oderda et al. sprechen aufgrund hoher Infektionsprävalenz innerhalb von Familien die Empfehlung zur gleichzeitigen Therapie der gesamten Familie aus. Stützend wirken sich Befunde aus, wonach bei 8 von 18 Paaren durch DNA-Analyse derselbe Stamm nachgewiesen werden konnte.

Endoskope nach sachgerechter Aufbereitung und Desinfektion sind als Übertragungsquelle unwahrscheinlich, jedoch im Einzelfall nicht auszuschließen. Die Ursachen dafür liegen möglicherweise mehr im Hygieneverhalten des Einzelnen (kein Tragen von Handschuhen während der Endoskopie) als in einer generellen Gefährdung durch die Untersuchung an sich. Kürzlich konnte H. pylori mittels PCR auch an den Händen bzw. unter den Fingernägeln (zusammen mit Zungengrund und Wangentaschen) bei einer ländlichen Population in einem Entwicklungsland nachgewiesen werden. Über die Bedeutung von Essgeschirr bzw. Stäbchen als Übertragungsweg wird trotz PCR-Nachweises gestritten.

⚠ Zusammen mit den sozioökonomischen Risikofaktoren ergeben die bisher erhobenen Befunde ein vielschichtiges Bild der Keimübertragung. Überwiegend wird derzeit die Auffassung vertreten, dass die gastro-orale Route (eventuell mit Zwischenbesiedlung des Oralraumes im Sinne einer gastro-oral-oralen Route) den Hauptübertragungsweg in den entwickelten Ländern darstellt. Der Rückgang der H. pylori Infektion weltweit korreliert wahrscheinlich mit den gebesserten Hygienebedingungen. So liegt der Schluss nahe, dass in Entwicklungsländern andere Übertragungswege als die fäkal-orale Route z. B. Nahrungsmittel, Tiervektoren oder verschmutztes Trinkwasser eine zusätzliche wichtige Rolle spielen.

1.1.5   Die Kokkoid-Form von H. pylori

⚠ Seit der Entdeckung von H. pylori wurde beobachtet, dass die spiralförmigen Bakterien bei längerer Bebrütung in der Anwesenheit von Antibiotika oder bei Aufbewahrung im Wasser in Kokkoidformen (Rundformen) übergehen.

Diese Beobachtung war stets mit der Frage verbunden, ob diese Kokkoid-Formen epidemiologisch insofern eine Bedeutung hätten, als es sich dabei um „Ruheformen" handelt. Alle Versuche, sie in vitro zu rekultivieren, waren bisher erfolglos. Elektronenoptische Untersuchungen zeigen, dass neben vielen autolytisch veränderten Zellen vereinzelt verschieden große intakte kokkoide Zellen zu finden sind. Wichtig bei diesen Untersuchungen erscheinen die Zeitdauer und das Medium der Kultivierung. So fand man nach 3-monatiger Aufbewahrung im Wasser, ausgehend von 10^8 Zellen/ml, auch nach sorgfältiger Suche elektronenoptisch keine intakten Zellen. Von großem Interesse sind 2 Studien, die Versuche beschreiben, Kokkoid-Formen in vitro zu rekultivieren. Cellini et al. verwendeten dazu 6–8 Wochen alte BALB/c Mäuse, Eaton et al. gnotobiotische Ferkel im Alter von 3 Tagen. Beide verwendeten Kulturen, die 16–20 Tage in Brucella-Bouillon zur Ausbildung der Kokkoid-Formen gehalten wurden. Während der Versuch der Wiederanzüchtung in den gnotobiotischen Ferkeln negativ verlief, konnten in Mäusen kokkoide Formen von 2 frisch isolierten Stämmen, nicht aber von 2 Stämmen aus der Stammsammlung, rekultiviert werden. Um eine endgültige Aussage machen zu können, müssten diese Versuche unter stringenteren Bedingungen wiederholt werden.

> ⚠ Sollte die Übertragung von Helicobacter pylori durch Wasser eine Bedeutung haben, müsste die Überlebensfähigkeit von kokkoiden Formen auch in diesem Milieu geprüft werden.

1.1.6 Das Kohortenphänomen der H. pylori Übertragung

Nach den bisherigen Ausführungen liegt das Hauptinfektionsalter in der Kindheit und Jugend. Es muss daher die Frage gestellt werden, inwieweit auch im späteren Leben mit einer Infektionsgefahr zu rechnen ist. Nach den Statistiken zur Prävalenz der H. pylori Infektion wurde eine Zunahme von 1 % pro Lebensjahr angenommen. Untersuchungen von Serumpaaren, die zu unterschiedlicher Zeit von denselben Probanden genommen wurden, haben ergeben, dass dies zumindest in der Bevölkerung der Industrienationen nicht so ist. Vielmehr scheint die in den Prävalenzstudien gesehene Zunahme der Infektionshäufigkeit auf ein so genanntes Kohortenphänomen zurückzuführen zu sein, das bedeutet, dass in den letzten Jahrzehnten die Infektionshäufigkeit bei den Jugendlichen deutlich zurückgegangen sein muss. Kuipers et al. und Sipponen et al. kalkulierten diesen Rückgang bei ca. 10 % pro Lebensdekade. Der von Banatvala angegebene Wert von 26 % pro Dekade scheint zu hoch gegriffen zu sein. Van Zanten et al. untersuchten bei 316 Personen aus Nova Scotia mindestens 2 Serumproben im Abstand von einem Jahr. Sie berechnen aus ihren Daten eine Konversionsrate von 1 %/Jahr, obwohl in den Doppelproben nur 3 Fälle einer Serumkonversion gefunden wurden. Trotzdem werten sie ihre Befunde als einen Hinweis gegen das Kohortenphänomen.

1.1.7 Zusammenfassung

■ Aus den bisher vorliegenden Daten kann für die Industrieländer für die nächsten Jahrzehnte ein weiterer deutlicher Rückgang in der Prävalenz der H. pylori Infektion prognostiziert werden. Diese Voraussage gilt aber nicht für die Länder mit nach wie vor hoher Helicobacter Durchseuchung. Dies liegt nicht nur an fehlender medikamentöser Therapie (Eradikation), sondern auch an einer fehlenden Verbesserung der hygienischen und sozialen Umstände in diesen Ländern. Als Beleg dafür kann die Beobachtung gelten, dass es bereits vor der Einführung der Antibiotika in den 50er Jahren zum Rückgang der Neuinfektionen kam.

Auch die Rolle des Übertragungsweges scheint für Industrie- und Entwicklungsländer verschieden zu sein. Für erstere kann anhand der vorliegenden Daten nahezu ausschließlich die oro-orale bzw. gastro-orale Route postuliert werden, wohingegen der fäkal-oralen Route in unterentwickelten Regionen gravierende Bedeutung zukommt (Wasser, Nahrungsmittel, Milch, mangelnde Toiletten etc.). Wenn es daher nicht gelingt, die hygienischen Verhältnisse dort entscheidend zu verbessern, kann ein flächendeckender Rückgang nur durch eine funktionierende kostengünstige Impfung erreicht werden, da diese Länder die Kosten für eine Eradikationstherapie meist nicht tragen könnten. Letztere sollte individuell erfolgen, da die bislang vorliegenden widersprüchlichen Daten eine generelle prophylaktische Behandlung (z. B. der gesamten Familie) nicht ausreichend stützen. Wesentlich spricht die geringe Reinfektionsrate nach erfolgreicher Eradikation gegen solche Überlegungen. ■

Literatur

Axon AT. The transmission of Helicobacter pylori: which theory fits the facts? Eur J Gastroenterol Hepatol 1996; 8: 1 – 2

Becker SI, Smalligan RD, Frame JD, Kleanthous H, Tibbits TJ, Monath TP. Risk of Helicobacter pylori infection among long-term residents in developing countries. Am J Trop Med Hyg 1999; 60: 267 – 270

Li C, Ha T, Ferguson DA Jr, Chi DS, Zhao R, Patel NR, Krishnaswamy G, Thomas E. A newly developed PCR assay of H. pylori in gastric biopsy, saliva, and feces. Evidence of high prevalence of H. pylori in saliva supports oral transmission. Dig Dis Sci 1996; 41: 2142 – 2149

Luzza F, Imenco M, Maletta M, Paluccio G, Nistico S, Perticone F, Foca A, Pallone F. Suggestion against an oral-oral route of transmission for Helicobacter pylori infection: a seroepidemiological study in a rural area. Dig Dis Sci 1998; 43: 1488 – 1492

Malaty HM, Graham DY, Wattigney WA, Srinivasan SR, Osato M, Berenson GS. Natural history of Helicobacter pylori infection in childhood: 12-year follow-up cohort study in a biracial community. Clin Infect Dis 1999; 28: 279 – 282

Mitchell HM, Hu P, Chi Y, Chen MH, Li YY, Hazell SL. A low rate of reinfection following effective therapy against Helicobacter pylori in a developing nation. Gastroenterology 1998; 114: 256 – 261

Parsonnet J, Shmuely H, Haggerty T. Fecal and oral shedding of Helicobacter pylori from healthy infected adults. JAMA 1999; 282: 2240 – 2245

Pretolani S, Stroffolini T, Rapicetta M, Bonvicini F, Baldini L, Megraud F, Ghironzi GC, Sampogna F, Villano U, Cecchetti F, Giulianelli G, Stefanelli ML, Armuzzi A, Miglio F, Gasbarrini G. Seroprevalence of hepatitis A virus and Helicobacter pylori infections in the general population of a developed European country (the San Marino study): evidence for similar pattern of spread. Eur J Gastroenterol Hepatol 1997; 9: 1081 – 1084

Rothenbacher D, Bode G, Berg G, Knayer U, Gonser T, Adler G, Brenner H. Helicobacter pylori among preschool children and their parents: evidence of parent-child transmission. J Infect Dis 1999; 179: 398 – 402

van der Hulst RW, Rauws EA, Koycu B, Keller JJ, ten Kate FJ, Dankert J, Tytgat GN, van der Ende A. Helicobacter pylori reinfection is virtually absent after successful eradication. J Infect Dis 1997; 176: 196 – 200

Wong BCY, Lam SK, Ching CK, Hu WHC, Kwok E, Ho J. Differential Helicobacter pylori infection rates in two contrasting gastric cancer risk regions of South China. J Gastroenterol Hepatol 1999; 14: 120 – 125

Xia HX, Talley NJ, Keane CT, o'Morain CA. Recurrence of Helicobacter pylori infection after successful eradication. Nature and possible causes. Dig Dis Sci 1997; 42: 1821 – 1834

1.2 Bakterielle Physiologie und Virulenzfaktoren

S. Suerbaum

Seit der ersten kulturellen Anzüchtung von Helicobacter pylori durch Marshall und Warren ist dieses Bakterium zu einem der am intensivsten untersuchten Krankheitserreger geworden. 2 Fragenkomplexe stehen im Zentrum der mikrobiologischen Forschung über H. pylori:

1. Wie ist es zu erklären, dass H. pylori, ein Bakterium, das aufgrund seiner hohen Nährstoffansprüche nur unter Schwierigkeiten im Labor anzüchtbar ist, den Magen besiedeln kann, eine ökologische Nische, deren Abwehrmechanismen (z.B. Säure, Mukus, Peristaltik) die Kolonisierung durch alle anderen Bakterien verhindern?
2. Gibt es bakterielle Faktoren, die dafür verantwortlich sind, dass manche Infizierten lebenslang nur eine histologische Gastritis, jedoch keine symptomatische Erkrankung entwickeln, während es bei anderen zu schweren Folgeerkrankungen wie peptischer Ulkuskrankheit, Karzinom oder Lymphom kommt?

Gibt es also H. pylori Stämme mit unterschiedlichem pathogenen Potenzial?

Die Darstellung der Physiologie und Virulenzfaktoren von H. pylori in diesem Kapitel konzentriert sich auf diese Fragen.

1.2.1 Morphologische und biochemische Eigenschaften von H. pylori

H. pylori gehört zu den gramnegativen Bakterien. Es kommen einfach gebogene und spiralförmige (bis 3 Windungen) Zellformen vor (s. Abb. 1.3), ältere Kulturen zeigen einen hohen Prozentsatz von rundlichen Zellen („kokkoide Formen"). Die Bakterien wachsen am besten in mikroaerober Atmosphäre, nach einigen Passagen im Labor werden die Ansprüche an die Umgebungsbedingungen geringer und die Bakterien vermehren sich dann in der Regel auch in mit 10% CO_2 angereicherter Luft. H. pylori benötigt reich-

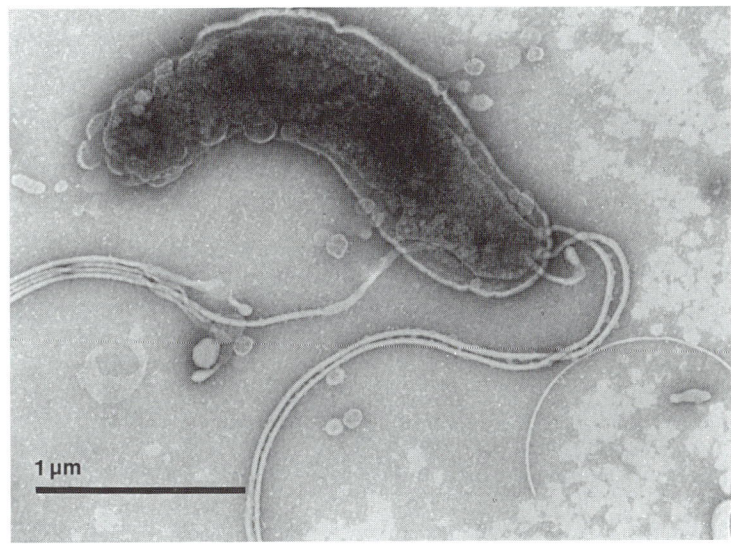

Abb. 1.3 Elektronenmikroskopische Aufnahme von H. pylori (Dr. G. Geis, Bochum).

1 µm

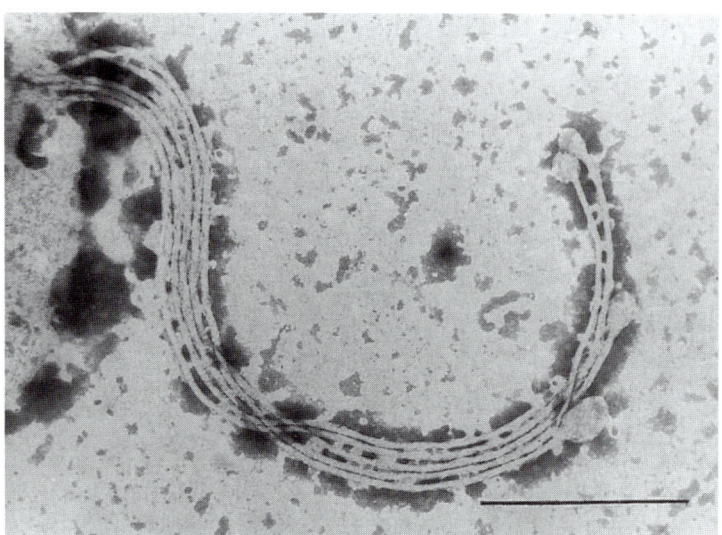

Abb. 1.4 Das Flagellenbündel von H. pylori. Alle Geißeln sind einzeln von einer Flagellenhülle umgeben. Die für H. pylori typischen Endbläschen der Flagellenhülle sind deutlich zu sehen. Die Länge des Balkens entspricht 1 μm (Aufnahme Dr. C. Josenhans, aus Josenhans et al. 1995, mit freundlicher Genehmigung der American Society for Microbiology).

Tab. 1.3 Identifizierungsmerkmale von H. pylori

- gramnegatives, gebogenes/spiralförmiges Stäbchen
- typische Koloniemorphologie
- stark positiver Ureasetest
- positiver Katalasetest
- positiver Oxidasetest
- keine Nitratreduktase
- keine Hippurat-Hydrolyse
- Nachweis von Gamma-Glutamyltranspeptidase (gGT)
- resistent gegen Nalidixinsäure
- sensibel gegen Cefalotin
- 6 – 8 Geißeln mit Hülle

haltige Nährmedien zum Wachstum, üblicherweise werden für die Primäranzüchtung aus Biopsien frische Blutagarplatten oder Kochblutplatten verwendet, die mit Antibiotika zur Hemmung von Kontaminationsflora supplementiert sind. Auf solchen Platten bilden die Bakterien nach 3 – 5 Tagen bis zu 1,5 mm große glänzende transparente Kolonien. Schlüsselreaktionen für die Identifizierung sind positive Katalase- und Oxidasereaktionen sowie die Bildung großer Mengen von Urease. Charakteristisch sind Resistenz gegen Nalidixinsäure und Empfindlichkeit gegen Cefalotin. Ein Bündel von 6 – 8 Geißeln (Flagellen) an einem Pol verleiht den Bakterien Beweglichkeit (s. u.). Die Geißeln sind von einer membranartigen Flagellenhülle umgeben; dies

ist ein besonders charakteristisches morphologisches Merkmal dieses Erregers (s. Abb. 1.4 und Tab. 1.3).

Die Zellwand der H. pylori Zelle folgt dem typischen Aufbau der gramnegativen Zellwand aus innerer Zytoplasmamembran, dünner Mureinschicht und der charakteristischen äußeren Membran. Ein wichtiger Bestandteil dieser äußeren Membran ist das Lipopolysaccharid (LPS, Endotoxin), das bei H. pylori eine Reihe von auch pathogenetisch relevanten Besonderheiten aufweist (s. auch unten).

1.2.2   Das Genus Helicobacter

Obwohl H. pylori der zuerst beschriebene Vertreter der Bakterienfamilie Helicobacter war zeigte sich schon bald, dass H. pylori nur eines unter vielen Mitgliedern dieses Genus ist. Bakterien dieses Genus sind in hohem Maße wirtsspezifisch und systematische Untersuchungen an Tieren haben zu der Erkenntnis geführt, dass bei vielen Tieren dieselbe ökologische Nische von eigenen, an den jeweiligen Wirt angepassten Helicobacter Spezies kolonisiert wird. Die beiden für die Forschung wichtigsten tierpathogenen Helicobacter Spezies sind H. mustelae und H. felis.

H. mustelae sind ein Bakterium, das bei Frettchen den Magen infiziert und ein der menschlichen H. pylori Infektion sehr ähnliches Krankheitsbild mit Gastritis und Ulkus auslöst. H. mustelae ist bei Frettchen ein sehr weit verbreiteter Krankheitserreger, in manchen Regionen sind über 90 % der Tiere mit H. mustelae infiziert. H. felis wurde ursprünglich von Katzen und Hunden isoliert, ist aber von besonderer Bedeutung, weil sich im Labor auch Mäuse mit diesem Erreger infizieren lassen. Tab. 1.4 enthält eine Aufstellung der bisher identifizierten Helicobacter Spezies. Zum Genus Helicobacter gehört auch ein zweites spiralförmiges Bakterium, das gelegentlich beim Menschen gefunden wird, H. heilmannii (früher Gastrospirillum hominis). Da dieses Bakterium bisher kulturell nicht angezüchtet werden konnte, gibt es nur wenig mikrobiologische Informationen. Die Infektion mit diesem Bakterium kann eine leichtgradige Gastritis auslösen, der Krankheitswert der H. heilmannii Infektion ist jedoch weiterhin umstritten.

1.2.3 Das Genom von Helicobacter pylori

Die vollständigen Genomsequenzen von 2 verschiedenen H. pylori Isolaten wurden 1997 und 1999 publiziert. H. pylori DNA hat einen niedrigen Guanin + Cytosin-Gehalt von 39 mol %. Das Genom ist mit ca. 1,65 Mio. Basenpaaren relativ klein. Dies korrespondiert mit den hohen Nährstoffansprüchen des Bakteriums (weil im Vergleich zu anderen Bakterien zahlreiche Gene fehlen und damit Enzyme nicht gebildet werden können). Die Stämme tragen jeweils ca. 7 % stammspezifische Gene, die im jeweils anderen Stamm fehlen. Knapp die Hälfte dieser Gene ist in einer hochvariablen Chromosomregion, der „plasticity region", lokalisiert. Etwa 50 % der Stämme tragen Plasmide, deren Funktion jedoch bisher nicht nachgewiesen werden konnte. Ausführliche Analysen der Genomsequenzen und der aus den Genomsequenzen abzuleitenden Rückschlüsse auf die Physiologie von H. pylori finden sich in den Untersuchungen von Doig et al. und Marais et al.

1.2.4 Genetische Variabilität von H. pylori

⚠ Eine der ungewöhnlichsten Eigenschaften von H. pylori ist eine ausgeprägte genetische Variabilität zwischen unterschiedlichen Isolaten. 2 Formen dieser Variabilität können unterschieden werden: **„Makrovariabilität"**, die sich in An- oder Abwesenheit von ganzen Ge-

Tab. 1.4 Vorkommen von Helicobacter Spezies

Gastrische Helicobacterarten

H. pylori	Mensch, Primaten
H. mustelae	Frettchen
H. felis	Katze, Hund
H. nemestrinae	Affen
H. acinonyx	Gepard
H. heilmannii	Mensch
H. canis	Hund

Intestinale und enterohepatische Helicobacterarten

H. muridarum	Nagetiere (intestinale Kolonisation)
H. rodentium	Mäuse (intestinale Kolonisation)
H. hepaticus	Mäuse (Leberkolonisation, Lebertumoren)
H. bilis	Mäuse (Galle, Faeces)
H. cholecystus	Hamster (intestinale Kolonisation)
H. trogontum	Ratten (intestinale Kolonisation)
H. pametensis	Vögel

Durchfallerreger beim Menschen

H. cinaedi	menschl. Durchfallerreger, Hund, Hamster
H. fennelliae	menschl. Durchfallerreger, Hund, Rhesusaffen
H. pullorum	Geflügel, in Assoziation mit Durchfall beim Menschen beobachtet

nen oder gar Gengruppen äußert und **„Mikrovariabilität"**. Diese Variabilität beruht auf einer hohen Zahl von Punktmutationen, die meist keine Auswirkungen auf die Aminosäuresequenz der gebildeten Proteine haben (synonyme oder stille Mutationen).

Diese Unterschiede können mit verschiedenen molekularen Typisierungsmethoden (Restriktionsfragmentlängenpolymorphismen, RAPD-PCR, Sequenzbestimmung von Genfragmenten) nachgewiesen werden. Die Variabilität ist so ausgeprägt, dass selbst bei großen epidemiologischen Untersuchungen nur selten von verschiedenen Patienten 2 identische Stämme isoliert werden. Die Anzucht identischer Stämme spricht für einen direkten epidemiologischen Zusammenhang zwischen den Infektionen, identische Stämme wurden am häufigsten von Mitgliedern einer Familie oder von Bewohnern einer engen

Wohngemeinschaft (z. B. Heime für geistig behinderte Kinder) isoliert.

Die wesentliche Ursache für die Sequenzvielfalt ist das häufige Vorkommen von Rekombination zwischen verschiedenen H. pylori Stämmen, die dazu führt, dass Mutationen in praktisch beliebigen Kombinationen vorkommen können und dass bereits relativ wenige Mutationen durch die Vielzahl der möglichen Kombinationen zu einer großen Sequenzvielfalt führen können. Die biologische Relevanz der Variabilität von H. pylori Isolaten ist bisher weitgehend ungeklärt. Es liegt aber nahe, anzunehmen, dass sich H. pylori Stämme im Laufe der Jahre der chronischen Infektion an ihren individuellen Wirtsorganismus adaptieren.

1.2.5   Virulenzfaktoren von H. pylori

❗ Als Virulenzfaktoren bezeichnet man die Eigenschaften eines pathogenen Bakteriums, die ihm die Fähigkeit geben, eine bestimmte ökologische Nische im Körper des Wirts zu kolonisieren und sich dort trotz der Immunantwort und der unspezifischen Abwehrmechanismen des Wirtsorganismus zu vermehren. Kenntnisse über Virulenzfaktoren helfen, den Ablauf und die Mechanismen einer Infektionskrankheit besser zu verstehen. Virulenzfaktoren können darüber hinaus Ansatzpunkte für neue therapeutische Strategien darstellen und sind außerdem häufig wichtige Zielmoleküle für die Impfstoffentwicklung.

Virulenzfaktoren werden in Abhängigkeit der Phase der Infektion, in der sie eine Rolle spielen, in 3 Gruppen eingeteilt:
1. Kolonisationsfaktoren, die für die initiale Phase der Infektion (z. B. Durchqueren des Magenlumens, Eindringen in den Mukus), essenziell sind.
2. Persistenzfaktoren, die es dem Bakterium ermöglichen, trotz Abwehrmechanismen des Wirts die Infektion aufrecht zu halten und nicht eliminiert zu werden.
3. Die eigentlich gewebsschädigenden Faktoren (z. B. Toxine), die bei H. pylori wahrscheinlich für die Entstehung der Folgekrankheiten verantwortlich sind.

Die Charakterisierung eines Virulenzfaktors verläuft in 3 Stufen: der Reinigung des Proteins, Klonierung der zugehörigen Gene sowie Konstruktion und Untersuchung von isogenen Mutantenstämmen, die sich von dem Wildstamm nur im Fehlen dieses Virulenzfaktors unterscheiden. Solche Mutanten können dann in einem Tiermodell der Infektion auf ihre Virulenz hin untersucht werden und ermöglichen damit das exakte Studium der Rolle eines Proteins in der Pathogenese (s. Tab. 1.**5**).

Tiermodelle sind für die Virulenzfaktorforschung, die Suche nach neuen Therapeutika und die Impfstoffentwicklung von großer Bedeutung. Die hohe Wirtsspezifität von Helicobacter spp. hat die Etablierung von Tiermodellen erschwert. Für lange Zeit gab es nur ein einziges valides Modell der H. pylori Infektion, die Kolonisierung von gnotobiotischen Ferkeln. Da diese durch Kaiserschnitt geboren und unter sterilen Bedingungen aufgezogen werden müssen, ist dieses Modell kostenintensiv und nur sehr beschränkt einsetzbar. Seit Mitte der 90er Jahre sind einfachere Tiermodelle etabliert worden, darunter H. pylori Infektionen in Katzen, Mäusen und mongolischen Gerbils. Insbesondere das Mausmodell hat die experimentellen Möglichkeiten erheblich erweitert, weil für die Maus die besten immunologischen Reagenzien zur Verfügung stehen und auch transgene Tiermodelle genutzt werden konnten. Neben den H. pylori Tiermodellen wird sowohl zur Pathogeneseforschung als auch zum Medikamentenscreening auf mit H. pylori eng verwandte tierpathogene Helicobacterspezies zurückgegriffen. Die 2 wichtigsten dieser Modelle sind die H. mustelae Infektion des Frettchens und die H. felis Infektion der Maus.

Neben Infektionstiermodellen können in Zukunft spezialisierte Tiermodelle einen genaueren Einblick in die Interaktion zwischen Helicobacter und der Magenschleimhaut eröffnen. Ein solches Modell ermöglicht die Entnahme winziger Schleimproben (wenige Nanoliter) aus genau definierten Positionen der Mukusschicht einer narkotisierten Maus und erlaubt es so, den räumlichen und zeitlichen Ablauf des Infektionsprozesses zu untersuchen.

1.2.5.1 Urease

Die Bildung großer Mengen von Urease ist eines der markantesten Merkmale von H. pylori. Etwa 6 Prozent der Proteine der H. pylori Zelle sind Urease, ein Enzym, das die Spaltung von Harnstoff in Ammoniak und Kohlendioxid katalysiert. Die H. pylori Urease ist ein großes Molekül (Molekularmasse ca. 550 kDa), das aus 6 großen Un-

Tab. 1.5 Mögliche Virulenzfaktoren von Helicobacter pylori

Virulenzfaktor	Funktionen	wichtige Gene
Urease	Säureprotektion, Harnstoffmetabolisierung, Toxische Effekte (?), essenziell für die Kolonisationsfähigkeit	ureA, ureB (Strukturgene), ureD – L, außer urel (akzessorische und Regulatorgene), nixA (Nickeltransport)
Beweglichkeit/Flagellen	Beweglichkeit, Chemotaxis, essenziell für Kolonisation/Persistenz	flaA, flaB (Flagellingene), flgE (Gen für Hakenprotein), ca. 40 weitere Gene
Adhäsine	Anheftung an Mukosazellen	babA2, alpA, alpB
Zytotoxin	Zellschädigung, Störung der transepithelialen Barriere	vacA
CagA-Antigen	Gen-Teil der cag-Pathogenitätsinsel, CagA wird in Wirtszellen transloziert	cagA
Hitzeschockproteine	Chaperonfunktion (Unterstützung der Proteinfaltung), Mithilfe beim Nickeleinbau/-transport (HspA)	hspA, hspB
Ferritin-Homolog	Eisenspeicherung im Bakterium	pfr
Gammaglutamyl-transpeptidase	essenziell für Kolonisation	ggt
Neutrophilen-aktivierendes Protein	Aktivierung neutrophiler Granulozyten	hpnap

tereinheiten (UreB, 61 kDa) und 6 kleinen Untereinheiten (UreA, 26 kDa) besteht. Das komplette Molekül enthält außerdem 12 Nickelatome, ohne die das Enzym nicht aktiv ist. Die Urease wird offensichtlich in die Umgebung des Bakteriums abgegeben, der Mechanismus der Ausschleusung ist jedoch noch unklar.

Durch Inaktivierung der Ureasegene mit molekulargenetischen Methoden ist es gelungen, ureasenegative Mutanten von H. pylori herzustellen und die Funktion der Urease in Tiermodellen zu untersuchen. Urease ist für die Fähigkeit von H. pylori, die Magenschleimhaut zu kolonisieren, essenziell und hat für das Bakterium mehrere wichtige Funktionen. Urease ermöglicht den Bakterien, durch Neutralisierung der Säure in der Umgebung des Bakteriums kurze Zeit in saurem Milieu zu überleben. Es steht aber mittlerweile auch fest, dass Säureneutralisierung nicht die einzige Funktion der Urease ist. Urease ist nämlich auch dann essenziell für die Kolonisierung, wenn der pH-Wert des Magens durch Gabe von säurehemmenden Medikamenten neutralisiert wurde. Es muss also zumindest eine weitere essenzielle Funktion der Urease geben.

Diese zweite essenzielle Funktion von Urease könnte eine metabolische Aufgabe sein. H. pylori kann sich in vitro den aus Harnstoff freigesetzten Ammoniak als Stickstoffquelle für die Aminosäuresynthese nutzbar machen. Ob diese Funktion allerdings in vivo für das Bakterium bedeutsam ist, muss erst noch nachgewiesen werden.

Weitere Funktionen der Urease, die diskutiert werden, sind eine zytotoxische Wirkung (die bei der Reaktion von Ammoniak mit Wasser entstehenden Hydroxylionen sind für Epithelzellen toxisch, was zur Schleimhautschädigung beitragen könnte) und immunmodulatorische Funktionen, die allerdings noch nicht gut belegt sind.

Die Bedeutung der Urease für das Bakterium wird auch dadurch unterstrichen, dass es möglich ist, im Tierexperiment durch orale Impfung mit Urease (zusammen mit einem Adjuvans) Immunschutz gegen eine Helicobacter Infektion zu induzieren.

1.2.5.2 Motilität und Chemotaxis

H. pylori verfügt über eine außergewöhnlich hohe Beweglichkeit, die es in die Lage versetzt, sich nicht nur im flüssigen Milieu, sondern auch im viskösen Mukus der Magenschleimhaut zu bewegen und dadurch die Epithelschicht zu erreichen. Diese Motilität verdankt H. pylori seinen Geißeln (Flagellen), die das Bakterium vorantreiben. Die Beweglichkeit in viskösen Flüssigkeiten wird wahrscheinlich zusätzlich durch die Spiralform des Bakteriums begünstigt. Die für die Geißeln von Helicobacter spp. typischen Flagellenhüllen dienen wahrscheinlich dazu, die sehr säurelabilen Filamente vor der Einwirkung der Magensäure zu schützen.

Das Geißelfilament besteht aus den beiden Flagellinuntereinheiten FlaA und FlaB. Durch Inaktivierung dieser Gene ist es auch möglich geworden, unbewegliche Mutanten von H. pylori herzustellen. Tierexperimente mit solchen Mutanten haben gezeigt, dass unbewegliche H. pylori Bakterien zwar kurzfristig (ca. 2 Tage lang) im Magen nachweisbar sind (also nicht wie Ureasemutanten sofort abgetötet werden), jedoch nicht in der Lage sind, eine stabile Kolonisierung zu etablieren und bereits nach 4 Tagen komplett eliminiert sind. Die Motilität ist also ebenfalls eine für die Kolonisierung essenzielle Eigenschaft von H. pylori. Wahrscheinlich ist sie nicht nur dafür verantwortlich, dass die Bakterien den Mukus durchdringen können, sondern erlauben es den Bakterien auch, sich trotz der ständigen Erneuerung des Mukus in der Mukusschicht aufzuhalten und dort ein Keimreservoir zu etablieren. Die essenzielle Rolle der Beweglichkeit für die Kolonisation wurde auch für H. mustelae und H. felis in entsprechenden Tiermodellen nachgewiesen. Eine ausführliche Übersicht über Struktur und Funktion des H. pylori Flagellenapparates ist in dem Übersichtsartikel von Josenhans und Suerbaum enthalten.

1.2.5.3 Adhärenz

Obwohl sich die Mehrzahl der H. pylori Bakterien in der Mukusschicht befindet, zeigen ultrastrukturelle Untersuchungen von H. pylori infizierter Magenschleimhaut, dass sich auch viele Bakterien in sehr engem Kontakt mit Magenepithelzellen befinden (Adhärenz). Dies weist darauf hin, dass H. pylori, ebenso wie viele andere Erreger von Infektionen des Gastrointestinaltrakts, Adhäsine ausbildet, die eine feste und spezifische Bindung an Rezeptoren der Epithelzelle bewirken können. Während H. pylori in vivo eine hohe Wirtszellspezifität zeigt, binden H. pylori Zellen in vitro an sehr viele verschiedene Typen von Epithelzelllinien. An der Adhärenz von H. pylori sind

mehrere Proteine beteiligt, von denen bisher 2 gut charakterisiert sind. H. pylori bindet an das Lewis B-Blutgruppenantigen. Das für diese Bindung verantwortliche Protein ist das BabA2-Adhäsin, ein Protein der äußeren Membran. Da das Lewis B-Antigen bei Menschen der Blutgruppe 0 exprimiert wird, kann dies eine Ursache für die lange bekannte Assoziation zwischen Blutgruppe 0 und der Ulkuskrankheit sein. Bakterien, die BabA2 bilden, sind häufiger mit Folgekrankheiten assoziiert als Bakterien, die kein BabA-Adhäsin besitzen. An der Adhärenz von H. pylori beteiligt sind außerdem die Lipoproteine AlpA und AlpB und möglicherweise das Lipopolysaccharid. Die relative Rolle der verschiedenen Adhäsine für die Adhärenz in vivo ist bisher nicht geklärt.

Die durch Adhärenz von H. pylori an Zellkulturzellen ausgelöste Reaktion ähnelt der Reaktion auf die Anheftung von enteropathogenen E. coli (EPEC). Unterhalb der Anlagerungsstelle kommt es zur Kondensation von Aktin und zur Ausbildung von podestartigen Zellfortsätzen, die sich dicht an das Bakterium anschmiegen (Adhärenzplattformen, adherence pedestals). An der Auslösung dieser Reaktion sind auf der cag-Pathogenitätsinsel lokalisierte Gene beteiligt (s. u.).

1.2.5.4 Das vakuolisierende Zytotoxin (VacA)

Bereits 1987 wurde beobachtet, dass die Überstände von H. pylori Kulturen bei Zellkulturzellen eine Zellschädigung bewirken, die sich morphologisch in einer Vakuolisierung des Zytoplasmas äußerte. Ähnliche Vakuolisierungen wurden bei elektronenmikroskopischen Untersuchungen von H. pylori infiziertem Magenschleimhautgewebe gefunden. Es wurde daher angenommen, dass die Zytotoxine, die diese Vakuolisierung hervorrufen, von Bedeutung für die Entstehung von Schleimhautläsionen sind. Cover et al. gelang es, das für diesen Effekt verantwortliche Protein, das vakuolisierende Zytotoxin (VacA) zu reinigen und das für das Toxin kodierende Gen (vacA) zu klonieren.

VacA ist ein 87-kDa-Protein, das durch einen aktiven Mechanismus aus der Bakterienzelle in das umgebende Milieu sezerniert wird. Das Toxin zeigt keine Aminosäuresequenzhomologien mit anderen bekannten Toxinen. VacA wird zunächst als inaktives Protein freigesetzt und erst aktiv, wenn es kurzfristig einem sauren Milieu (pH zwischen 5,5 – 6) ausgesetzt ist. Die Säureaktivierung ist auf eine Konformationsänderung des Toxinmoleküls zurückzuführen. Nach der Aktivierung wird das VacA-Molekül außerdem hochgradig resistent gegen Verdauung durch Pepsin und gegen Säure. VacA bindet an ein oder mehrere intrazelluläre Zielmoleküle. Die Membranen der vom VacA-Toxin induzierten Vakuolen enthalten große Mengen des kleinen G-Proteins rab7, einem Marker für das späte endosomale Kompartiment (late endosomal compartment). Dies zeigt, dass das VacA-Toxin schwerwiegende Störungen der intrazellulären Membranumbauvorgänge hervorruft. Einen entscheidenden Beitrag leistet die Bildung von anionenselektiven Poren durch die Toxinmoleküle. Unabhängig von der Vakuolisierung führt VacA auch zu einer Destabilisierung der transepithelialen Barriere.

Das vacA-Gen ist in allen H. pylori Stämmen vorhanden. Ursprünglich wurde angenommen, dass nur ca. 50% aller H. pylori Stämme VacA bilden, weil nur etwa die Hälfte der Stämme Vakuolisierung von HeLa-Zellen induzierten. Es konnte aber kürzlich gezeigt werden, dass es Varianten des VacA-Toxins gibt, die eine andere Zellspezifität besitzen und zwar nicht HeLa-Zellen, aber andere Zelltypen vakuolisieren. Wie viele Stämme wirklich vacA-negativ sind, ist daher zur Zeit unklar und die früher berichteten Korrelationen zwischen Toxinaktivität und Ulkusrisiko müssen neu untersucht werden.

Die wichtigsten Hinweise auf eine pathogenetische Bedeutung von VacA stammen aus den tierexperimentellen Untersuchungen von Telford et al. Die Autoren haben Mäusen gereinigtes VacA-Toxin oral verabreicht und damit erosive Schleimhautläsionen und sogar Ulzera induzieren können. Bakterienlysate von (Tox$^+$)-Stämmen, nicht jedoch (Tox$^-$)-Stämmen und von VacA-Mutanten riefen ebenfalls erosive Veränderungen hervor. Es gibt aber auch tierexperimentelle Befunde, die gegen eine wesentliche Rolle von VacA in der Pathogenese von Gastritis und Epithelschädigung sprechen. Trotz der großen Fortschritte bei der Charakterisierung des molekularen Wirkungsmechanismus von VacA ist daher die Rolle des Toxins in der Pathogenese der H. pylori Gastritis, der Ulkuskrankheit und anderer Folgekrankheiten weiterhin unklar.

1.2.5.5 CagA-Antigen und cag-Pathogenitätsinsel

Das 128–140 kDa-Protein CagA ist seit langem als stark immunogenes und daher für serologische Untersuchungen verwendbares Antigen bekannt, das in Europa und den USA von ca. 70% der H. pylori Stämme und in Asien von praktisch allen H. pylori Stämmen gebildet wird. Da die Bildung von CagA bei H. pylori Stämmen aus den USA und Europa statistisch mit der VacA-Aktivität korreliert, wurde zunächst angenommen, dass CagA eine direkte Rolle bei der Zytotoxinbildung spielte (daher der – irreführende – Name zytotoxinassoziiertes Antigen). cagA-Mutanten zeigen jedoch keine Veränderung der Zytotoxinexpression. Im Gegensatz zum vacA-Gen, das auch bei toxin-negativen H. pylori Stämmen vorhanden ist, fehlt bei CagA-negativen Stämmen das cagA-Gen. Akopyants et al. und Censini et al. zeigen, dass bei CagA-negativen H. pylori Stämmen nicht nur das cagA-Gen, sondern eine größere Gruppe von 29 Genen fehlt, die als cag-Pathogenitätsinsel bezeichnet wird. Der CagA-negative Phänotyp ist daher ein Marker für einen gravierenden genetischen Unterschied zwischen verschiedenen H. pylori Stämmen.

Zur Zeit ist noch für kein auf der cag-Pathogenitätsinsel lokalisiertes Gen eine genaue Funktion bekannt. Ein Teil der Gene kodiert für Proteine mit Ähnlichkeit zu Komponenten von so genannten Typ-IV-Sekretionssystemen. Es wird daher angenommen, dass die Insel die Ausbildung einer „molekularen Injektionsspritze" ermöglicht, mit der H. pylori Effektorproteine in die Epithelzellen injizieren kann. Ähnliche Translokationssysteme (Typ-III-Sekretionssysteme) spielen in der Pathogenese vieler enteropathogener Bakterien eine wichtige Rolle (z.B. bei Yersinien, Salmonellen und Shigellen). Eines der von H. pylori injizierten Proteine ist das CagA-Antigen selbst, das in die Epithelzellen transloziert und dort anschließend phosphoryliert wird. An der Translokation von CagA sind mehrere Gene auf der Pathogenitätsinsel beteiligt, was die Hypothese stützt, dass diese Gene für ein Sekretionssystem kodieren.

Die Bedeutung der Pathogenitätsinsel für die Schwere der Gastritis und das Risiko eines Patienten, eine Komplikation der H. pylori Infektion zu entwickeln, ist mittlerweile sehr gut belegt. Cag-positive Stämme induzieren eine stärkere Gastritis, bewirken eine wesentlich stärkere Freisetzung von Entzündungsmediatoren (besonders Interleukin 8), und sind signifikant häufiger mit Ulkuskrankheit, Karzinom und MALT-Lymphomen assoziiert als cag-negative Stämme.

1.2.5.6 Stressproteine (Hitzeschock-Proteine)

Sowohl Bakterien als auch eukaryontische Zellen reagieren auf ungünstige Umweltbedingungen („Stress") mit der Bildung bestimmter Proteine, so genannter Hitzeschockproteine (HSP, Chaperonproteine). Gegen ein Hitzeschockprotein von H. pylori (HspB) wird im Verlauf der Infektion ein hoher Antikörpertiter ausgebildet. Ein zweites Hitzeschockprotein von H. pylori, HspA, trägt eine sehr charakteristische nickelbindende Struktur am carboxyterminalen Ende, die höchstwahrscheinlich eine Rolle beim Einbau von Nickel in das Ureasemolekül spielt. Dieses Protein ist auch deswegen von besonderem Interesse, weil es, wie die Urease, im Mausmodell Immunität gegen eine Infektion mit H. felis induziert. Bei gemeinsamer Administration von Urease mit dem HspA-Hitzeschockprotein konnte eine Schutzrate von 100% induziert werden.

1.2.5.7 Lipopolysaccharid (LPS)

Lipopolysaccharid (LPS, Endotoxin) ist ein essenzieller Bestandteil der äußeren Membran gramnegativer Bakterien. Das LPS-Molekül besteht aus 3 Bausteinen, dem Lipid A, dem Kernoligosaccharid und dem O-Seitenkettenpolysaccharid. Alle 3 Bauelemente weisen bei H. pylori gegenüber den Lipopolysacchariden anderer Bakterien Besonderheiten auf, die in Bezug auf die Pathogenese von Interesse sind. Geis et al. konnten schon früh zeigen, dass das Lipid A (der Teil des Moleküls der für die toxische Wirkung des LPS verantwortlich ist) ungewöhnliche Fettsäuren enthält, was dazu führt, dass das Lipid A nur geringe Toxizität und geringe immunmodulatorische Aktivität aufweist. Solche modifizierten, relativ inaktiven LPS-Moleküle wurden bereits bei anderen Bakterien (z.B. Bacteroides sp.) nachgewiesen, die langfristig in ihrem Wirtsorganismus persistieren. Abschwächung der toxischen Effekte des LPS ist daher sehr wahrscheinlich als eine Anpassung anzusehen, die Langzeitpersistenz begünstigt.

Die O-Seitenkette von H. pylori LPS enthält bei der Mehrzahl der Stämme Zuckerstrukturen, die exakt Oberflächenantigenen menschlicher Zellen (Lewis$_x$- oder Lewis$_y$-Antigene) nachbilden. Antigenmimikry ist eine bei Bakterien und Parasiten bereits in mehreren Fällen nachgewiesene Strategie der Immunevasion. Mimikry von Lewis-Antigenen ist bisher bei Bakterien noch nicht be-

obachtet worden, und es erscheint als sehr wahrscheinlich, dass das Vorkommen dieser Antigene im H. pylori LPS für die Auseinandersetzung des Erregers mit dem Immunsystem und seine Fähigkeit zur Persistenz von Bedeutung ist. Der experimentelle Nachweis hierfür steht allerdings noch aus.

Eine dritte Funktion, die dem H. pylori LPS zugeschrieben wird, ist die Beeinflussung der Pepsinogensekretion. H. pylori LPS induziert eine stark vermehrte Freisetzung von Pepsinogen I aus Hauptzellen. Dies korreliert mit den bei über 50% der H. pylori Infizierten gefundenen erhöhten Serumpepsinogen-I-Spiegeln. Wenn dieser Effekt in vivo eine Rolle spielt, würde dies sehr wahrscheinlich zur Schleimhautschädigung beitragen und das Ulkusrisiko erhöhen.

Die bisher durchgeführten Untersuchungen haben bei verschiedenen H. pylori Stämmen Unterschiede der LPS-Struktur nachgewiesen. Es ist noch nicht eindeutig klar, ob diese Unterschiede (zum Beispiel der Nachweis von Rauform-LPS ohne O-Seitenkette) auf In-vitro-Passage zurückzuführen sind, oder ob pathogenetisch relevante Unterschiede der H. pylori LPS auch in vivo bestehen. Die Struktur und biologische Wirkung von H. pylori LPS ist ausführlich in dem Übersichtsartikel von Moran (Helicobacter pylori lipopolysaccharides) dargestellt.

1.2.5.8 Immunmodulatorische Faktoren

Blaser hat die Hypothese aufgestellt, dass H. pylori die Immunreaktion des Wirts aktiv beeinflusst und daher in Analogie zu den „slow viruses" als ein „slow bacterial pathogen" anzusehen sei. H. pylori bildet Faktoren, die sowohl hemmende als auch aktivierende Effekte auf Zellen des Immunsystems ausüben. Diese aktive Modulation der Immunreaktion könnte ebenfalls der Immunevasion und damit der Langzeitpersistenz dienen.

1.2.5.9 Beeinflussung der Säuresekretion

Im Verlauf der akuten H. pylori Infektion lässt sich häufig eine Phase nachweisen, in der die Magensäuresekretion deutlich vermindert ist (Hypochlorhydrie). Diese initiale Hypochlorhydrie könnte die Etablierung und Ausbreitung der H. pylori Infektion im Magen begünstigen. Diese klinischen Befunde korrelieren mit experimentellen Ergebnissen, die gezeigt haben, dass H. pylori die Säureproduktion isolierter menschlicher

Parietalzellen hemmen kann. Für diesen Effekt werden 2 verschiedene bakterielle Faktoren verantwortlich gemacht: ein Protein und bestimmte Fettsäuren, die in der Zytoplasmamembran und im Lipopolysaccharid von H. pylori vorkommen. Der Beweis, dass diese In-vitro-Effekte für die klinisch beobachtete Hypochlorhydrie verantwortlich sind, steht noch aus. Die Phase der Hypochlorhydrie ist auch von epidemiologischem Interesse, weil die Hypothese geäußert worden ist, dass die verminderte Azidität des Magens die fäkale Ausscheidung von H. pylori und damit die Möglichkeit einer fäkal-oralen Transmission begünstigen könnte.

1.2.5.10 Extrazelluläre Enzyme

Die Frage, welche Proteine bei H. pylori wirklich extrazellulär lokalisiert sind, wird seit langem kontrovers diskutiert. Viele Proteine (z. B. Urease, HspA- und HspB-Hitzeschockprotein), die bei anderen Bakterien intrazellulär bleiben, können bei H. pylori auf der Außenseite des Bakteriums lokalisiert werden. Eine aktive Sekretion dieser Proteine konnte jedoch bisher nicht nachgewiesen werden. Eine Möglichkeit, wie diese Proteine an die Zelloberfläche gelangen könnten, ist die, dass sie durch eine so genannte „altruistische Lyse" eines Teils der Bakterienpopulation freigesetzt werden. Die so in die Umgebung abgegebenen Proteine könnten sich dann passiv an die Außenseite intakter Bakterien anlagern. Einige experimentelle Ergebnisse sprechen dafür, dass ein solcher Mechanismus bei H. pylori existiert, sind aber noch umstritten.

H. pylori setzt eine Reihe von Enzymen frei, von denen einige (insbesondere Phospholipasen) als Virulenzfaktoren diskutiert werden, ohne dass dies bisher bewiesen wäre. Wie viele andere Bakterien auch, produziert H. pylori Proteasen (z. B. eine oder mehrere Metalloproteasen, von denen eine in der Lage sein soll, Immunglobuline zu spalten). Die Existenz eines Gens für eine Muzinase mit großer Homologie zu einer Vibrio-cholerae-Muzinase ist beschrieben worden, konnte jedoch von mehreren Arbeitsgruppen nicht bestätigt werden. Das „Muzinase-Gen" ist auch in beiden Genomsequenzen nicht zu finden und muss heute als experimenteller Artefakt angesehen werden. H. pylori bildet die Phospholipasen A1, A2 und C. Dies könnte erklären, wie H. pylori die phospholipidreiche Schutzschicht der Magenmukosa durchdringt. Außerdem könnten Abbauprodukte von Phospholipiden (Lysolipide)

eine Rolle in der H. pylori assoziierten Karzinogenese spielen. H. pylori bildet ein seltenes Enzym, das es ihm ermöglicht, N-alpha-Methyl-Histamin zu bilden. N-alpha-Methyl-Histamin ist ein potenter Agonist der H_3-Rezeptoren des Magens. Die Stimulierung dieser Rezeptoren durch einen Metaboliten des Histamins der nur von H. pylori gebildet wird, könnte die im Verlauf der Infektion beobachtete Gastrinspiegelerhöhung und die erniedrigten Spiegel von Serotonin erklären. H. pylori produziert außerdem Alkoholdehydrogenase. Bei hohen Alkoholspiegeln in der Umgebung der Bakterien kann der toxische Metabolit Acetaldehyd gebildet werden. Dies wird als eine Möglichkeit diskutiert, wie die Alkoholdehydrogenase in die Pathogenese der Infektion involviert sein könnte.

1.2.6   Zusammenfassung

■ Die Erforschung der Virulenzfaktoren von H. pylori hat in den letzten 10 Jahren große Fortschritte gemacht. Die Intensität des Interesses an diesem Erreger lässt sich nicht nur daran messen, dass zur Zeit über kaum ein anderes Bakterium mehr Publikationen (in der wissenschaftlichen Literatur ebenso wie in der Laienpresse) erscheinen, sondern auch daran, dass obwohl H. pylori zu den zuletzt entdeckten wichtigen Krankheitserregern gehört, H. pylori zu den ersten Bakterien zählte, deren Genom vollständig sequenziert wurde.

Von einem vollständigen Verständnis der Pathogenese sind wir trotz aller Fortschritte noch weit entfernt. Es besteht weiterhin eine Diskrepanz zwischen der Zahl der postulierten Virulenzfaktoren und der Zahl derer, für die (tier-) experimentelle Befunde vorliegen, die ihre Bedeutung als Virulenzfaktor belegen. Ein Gebiet, das in letzter Zeit große Beachtung gefunden hat, ist die Interaktion zwischen H. pylori und den Wirtszellen. Der Kontakt mit H. pylori löst in den betroffenen Zellen komplexe Reaktionen aus (s. o.), es gibt aber auch umgekehrt Hinweise darauf, dass der Kontakt mit Wirtszellen beim Bakterium regulatorische Veränderungen bewirkt. Die Forschung über pathogene Bakterien wird wesentlich von technologischen Entwicklungen beeinflusst. Eine solche Entwicklung, von der die H. pylori Forschung entscheidende Impulse bekommen hat, ist die Verfügbarkeit kompletter Genomsequenzen für 2 H. pylori Stämme und eine Vielzahl anderer pathogener und apathogener Bakterien. Eine neue technologische Entwicklung, die wahrscheinlich in den nächsten 5 Jahren entscheidende Fortschritte ermöglichen wird, ist die DNA-Chiptechnologie (DNA-Mikroarrayhybridisierungstechnik). ■

Literatur

Alm RA, Ling L-SL, Moir DT, King BL, Brown ED, Doig PC, Smith DR, Noonan B, Guild BC, deJonge BL, Carmel G, Tummino PJ, Caruso A, Uria-Nickelsen M, Mills DM, Ives C, Gibson R, Merberg D, Mills SD, Jiang Q, Taylor DE, Vovis GF, Trust TJ. Genomic-sequence comparison of two unrelated isolates of the human gastric pathogen Helicobacter pylori. Nature 1999; 397: 176–180

Fox JG, Lee A. The role of Helicobacter species in newly recognized gastrointestinal tract diseases of animals. Lab Anim Sci 1997; 47: 222–255

Ilver D, Arnqvist A, Ogren J, Frick IM, Kersulyte D, Incecik ET, Berg DE, Covacci A, Engstrand L, Boren T. Helicobacter pylori adhesin binding fucosylated histo-blood group antigens revealed by retagging. Science 1998; 279: 373–377

Josenhans, C, Labigne, A, Suerbaum S. Comparative ultrastructural and functional studies of Helicobacter pylori and Helicobacter mustelae flagellin mutants: Both flagellin subunits, FlaA and FlaB, are necessary for full motility in Helicobacter species. J Bacteriol 1995; 177: 3010–3020

Josenhans, C, Suerbaum S. Motility and chemotaxis. In: Achtman M, Suerbaum S. (Hrsg.). Helicobacter pylori: Molecular and Cellular Biology. Wymondham: Horizon Press, 2000

Marais A, Mendz GL, Hazell SL, Megraud F. Metabolism and genetics of Helicobacter pylori: the genome era. Microbiol Mol Biol Rev. 1999; 63; 642–674

Moran AP. Helicobacter pylori lipopolysaccharides. In: Achtman M, Suerbaum S. (Hrsg.). Helicobacter pylori: Molecular and Cellular Biology. Wymondham: Horizon Press 2000

Suerbaum S, Blaser MJ. Helicobacter pylori. In: Lederberg J (Hrsg.). Encyclopedia of Microbiology. New York: Academic Press, 2000

Suerbaum S, Josenhans SC. Virulence factors of Helicobacter pylori: implications for vaccine development. Mol Med Today 1999; 5: 32–39

Suerbaum S, Maynard Smith J, Bapumia K, Morelli G, Smith NH, Kunstmann E, Dyrek I, Achtman M. Free recombination with Helicobacter pylori. Proc-Natl Acad Sci USA 1998; 95: 12619–12624

Tomb J-F, White O, Kerlavage AR, Clayton RA, Sutton GG, Fleischmann RD, Ketchum KA, Klenk HP, Gill S, Dougherty BA, Nelson K, Quackenbush J, Zhou L, Kirkness EF, Peterson S, Loftus B, Richardson D, Dodson R, Khalak HG, Glodek A, McKenney K, Fitzegerald LM, Lee N, Adams MD, Hickey EK, Berg DE, Gocayne JD, Utterback TR, Peterson JD, Kelley JM, Cotton MD, Weidman JM, Fujii C, Bowman C, Watthey L, Wallin E, Hayes WS, Borodovsky M, Karp PD, Smith HO, Fraser CM, Venter JC. The complete genome sequence of the gastric pathogen Helicobacter pylori. Nature 1997; 388: 539–547

1.3 Neue Helicobacter Spezies und verwandte Bakterien

U. Bohr, K. Wolle

Aufgrund ihrer besonderen Eigenschaften wurden 1989 die bis dahin als Campylobacter Spezies eingeordneten Campylobacter pylori und Campylobacter mustelae in ein neu geschaffenes Genus Helicobacter eingeordnet. Etwas später wurden weitere bisher anders bezeichnete Spezies als Helicobacter Spezies erkannt und umgruppiert. Darunter die bereits 1984 entdeckten Helicobacter cinaedi und Helicobacter fennelliae, welche bis dahin als Campylobacter ähnliche Organismen (CLO) bezeichnet worden waren. Bis heute werden ständig neue Helicobacter Spezies entdeckt und so bildet das Genus Helicobacter mit inzwischen mehr als 30 bekannten Spezies derzeit die größte Gattung der zur rRNA Superfamilie IV gehörenden Proteobacteria.

1.3.1 Die rRNA Superfamilie IV

❗ Die Gattungen Helicobacter, Wolinella, Campylobacter und Arcobacter bilden die rRNA Superfamilie VI der Proteobacteria. Alle Bakterien dieser Superfamilie sind gramnegative, gebogene bis spiralige Stäbchen, die sich mit Hilfe von Flagellen fortbewegen können.

Aufgrund von genetischen Verwandtschaftsbeziehungen und funktionell-morphologischen Besonderheiten wird die rRNA Superfamilie VI in die rRNA Gruppen I, II und III unterteilt. Diese Aufteilung kann anhand des in Abb. 1.5 gezeigten phylogenetischen Stammbaumes leicht nachvollzogen werden:
– Gruppe I: Campylobacter Spezies
– Gruppe II: Arcobacter Spezies
– Gruppe III: Helicobacter und Wolinella Spezies.

Campylobacter Spezies sind mikroaerophil und capnophil, das heißt sie benötigen sauerstoffreduzierte und kohlendioxidangereicherte Umgebungsbedingungen. Sie besitzen eine einzelne, bewegliche, nicht ummantelte Flagelle und sind nonfermentativ und nonoxidativ. Alle Campylobacter Spezies sind Urease-negativ. Campylobacter Spezies sind in der Lage, verschiedenste Lebensräume und ökologische Nischen zu besetzen. Die meisten Spezies werden bei Tieren gefunden, wo sie z.B. Infertilität und Aborte verursachen. Campylobacter jejuni wurde erstmals 1931 bei Rindern mit Dysenterie beschrieben. 1957 gelang die Isolation aus Blut bei Kindern mit akuter Diarrhö. Etwa bei 4–35% der Patienten mit akuten Durchfallerkrankungen werden Campylobacter Infektionen nachgewiesen. In der Regel handelt es sich um Campylobacter jejuni. In 5–10% der Campylobacter assoziierten Diarrhöen findet man Campylobacter coli. Wegen der weiten Verbreitung dieser Campylobacter Spezies bei Hühnchen, Truthähnen und Wasservögeln gelten diese Tiere als mögliche Infektionsquelle. Campylobacter sputorum konnte aus dem humanen Respirationstrakt isoliert werden, wo jedoch keine erkennbaren pathologischen Veränderungen nachgewiesen wurden.

Arcobacter Spezies sind in der Lage sich unter atmosphärischen Sauerstoffbedingungen zu vermehren, sie wurden deshalb früher auch als aerotolerante Campylobacter bezeichnet. Arcobacter butzleri wurde aus Blut, Peritonealflüssigkeit und Stuhl bei Durchfallerkrankungen isoliert.

Wolinella succinogenes gilt heute als einziger bekannter Vertreter der Gattung Wolinella. Obwohl Wolinella succinogenes genetisch eng mit den Vertretern des Genus Helicobacter verwandt ist, wurde bisher die Einordnung als eine weitere Helicobacter Spezies nicht vorgenommen. Ein wichtiger Grund hierfür war die Beschaffenheit ihrer Flagelle. Helicobacter Spezies besitzen ummantelte Flagellen, W. succinogenes nur eine einzelne nicht ummantelte Flagelle. Inzwischen sind jedoch 2 weitere Helicobacter Spezies mit nicht ummantelten Flagellen bekannt, H. pullorum und H. rodentium. Der Lebensraum von W. succinogenes ist der Rinderpansen. Die Anzüchtung

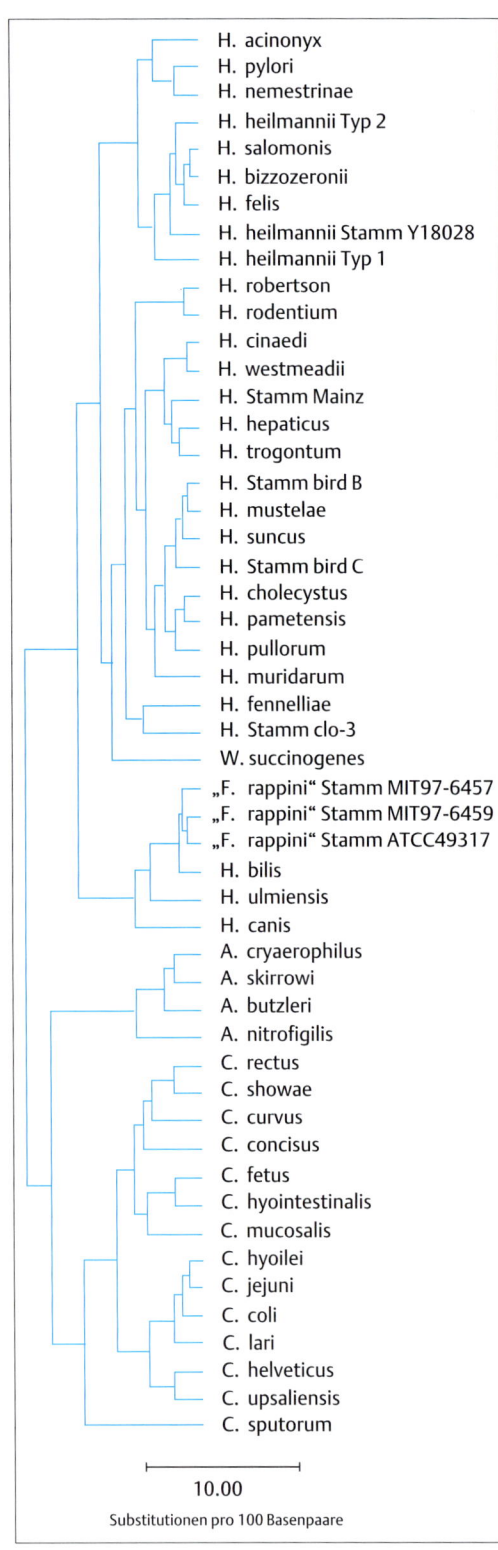

H. acinonyx
H. pylori
H. nemestrinae
H. heilmannii Typ 2
H. salomonis
H. bizzozeronii
H. felis
H. heilmannii Stamm Y18028
H. heilmannii Typ 1
H. robertson
H. rodentium
H. cinaedi
H. westmeadii
H. Stamm Mainz
H. hepaticus
H. trogontum
H. Stamm bird B
H. mustelae
H. suncus
H. Stamm bird C
H. cholecystus
H. pametensis
H. pullorum
H. muridarum
H. fennelliae
H. Stamm clo-3
W. succinogenes
„F. rappini" Stamm MIT97-6457
„F. rappini" Stamm MIT97-6459
„F. rappini" Stamm ATCC49317
H. bilis
H. ulmiensis
H. canis
A. cryaerophilus
A. skirrowi
A. butzleri
A. nitrofigilis
C. rectus
C. showae
C. curvus
C. concisus
C. fetus
C. hyointestinalis
C. mucosalis
C. hyoilei
C. jejuni
C. coli
C. lari
C. helveticus
C. upsaliensis
C. sputorum

10.00

Substitutionen pro 100 Basenpaare

gelingt in vitro nur unter strikt anaeroben Bedingungen.

Die meisten **Helicobacter Spezies** wachsen unter mikroaerophilen Bedingungen. Sie besitzen in der Regel mehrere ummantelte Flagellen mit unterschiedlicher Anordnung. Möglicherweise als Ausdruck der Anpassung der einzelnen Spezies an ihre ökologische Nische zeigen sich Unterschiede in Zahl und Anordnung der Flagellen. So sind zum Beispiel bei H. pylori 4–6 Flagellen unipolar angeordnet. Viele andere Helicobacter Spezies zeigen eine bipolare Anordnung der Flagellen. Für das Überleben im sauren Milieu ist die Möglichkeit zur schnellen Produktion von Ammoniak durch Spaltung von Harnstoff wichtig. Als Ausdruck der Anpassung an verschiedene ökologische Nischen sind jedoch nicht alle Helicobacter Spezies Urease-positiv. Weitere biochemische Eigenschaften der zu den Gattungen Helicobacter und Wolinella zugehörigen Taxa können aus Tab. 1.6 entnommen werden. Durch ihre Beweglichkeit sind die Keime hervorragend an das Leben an Schleimhautoberflächen angepasst. Durch chemotaktische Steuerungsmechanismen ist zum Beispiel H. pylori in der Lage sich entgegengesetzt der Strömung des gastralen Mukus zu bewegen und kann so einem Auswaschen des Keimes durch die nach aboral und lumenwärts gerichtete Strömung entgegenwirken. Die eher langsamen Bewegungen der Flagellen sind besonders für die Bewegung im zähen Schleim optimiert. Für Helicobacter pylori sind zahlreiche weitere Mechanismen bekannt, durch die er perfekt an seine ökologische Nische im gastralen Mukus des Menschen angepasst ist. Im Gegensatz hierzu sind die speziellen Eigenschaften der zahlreichen anderen Helicobacter Spezies bisher noch weitgehend unerforscht. Helicobacter Spe-

◄ Abb. 1.5 Phylogenetischer Stammbaum der rRNA Superfamilie VI. Diese Darstellung der Verwandtschaftsbeziehungen von Bakterien basiert auf den Sequenzen der 16S-ribosomalen RNA. Die Länge der horizontalen Verbindungslinien spiegelt den Grad der genetischen Unterschiede zwischen den einzelnen Bakterien wider. Das Genus Campylobacter (C.) stellt die Gruppe I der rRNA-Superfamilie VI dar, Arcobacter (A.) werden der Gruppe II zugeordnet. Wolinella (W.) und Helicobacter (H.) bilden gemeinsam die Gruppe III. Mit Flexispira (F.) rappini werden mehrere biochemisch identische, eng verwandte Spezies zusammengefasst. Da es sich um eine vorläufige Bezeichnung handelt, ist der Name in Anführungszeichen gesetzt.

Tab. 1.6 Biochemische und morphologische Eigenschaften der wichtigsten Helicobacter Spezies

Taxon	Catalase-produktion	Oxidase	Urease	Nitrat-reduktion	alkalische Phosphatase-hydrolyse	Indoxyl-acetat-hydrolyse	Gamma-glutamyl-transpeptidase-aktivität	Wachstum bei 42°C	Wachstum mit 1% Glycin	Empfindlichkeit Nalidixinsäure 30 µg Disk	Empfindlichkeit Cephalothin 30 µg Disk	Zahl der Flagellen	Verteilung der Flagellen
H. acinonyx	+	+	+	–	+	–	+	–	–	R	S	2–5	unipolar
H. bilis	+	ND	+	+	ND	–	ND	+	+	R	R	3–14	bipolar
H. bizzozeronii	+	+	+	+	+	+	+	+	ND	R	S	10–20	bipolar
H. canis	–	+	–	–	+	+/–	ND	+	ND	S	I	2	bipolar
H. cholecystus	+	+	–	+	+	–	–	+	+	–	R	1	unipolar
H. cinaedi	+	+	–	+	–	–	–	–	+	S	I	1–2	bipolar
H. felis	+	+	+	–	+	+	+	+	–	R	S	10–20	bipolar
H. fennelliae	+	+	–	+	+	–	–	–	+	S	S	2	bipolar
H. helmannii	+	+	+	+	+	ND	ND	ND	ND	R	S	10–20	bipolar
H. hepaticus	+	ND	+	+	ND	+	ND	–	+	R	R	2	bipolar
H. nemestrinae	+	+	+	–	+	–	+	–	–	R	S	4–8	bipolar
H. muridarum	+	+	+	–	+	+	+	–	–	R	R	10–14	bipolar
H. mustelae	+	+	+	+	+	+	+	+	–	S	R	4–8	lateral
H. pametensis	+	ND	–	+	+	–	–	+	+	S	S	2	bipolar
H. pullorum	+	+	–	+	–	–	ND	+	+	R	R	1	unipolar
H. pylori	+	+	+	–	+	–	+	–	–	R	S	4–6	unipolar
„F. rappini"	+	+	+	–	+	ND	+	+	+	R	R	10–20	bipolar
H. rodentium	+	ND	–	+	+	–	–	+	ND	R	R	2	bipolar
H. suncus	+	+	+	+	–	ND	ND	ND	ND	R	R	2	bipolar
H. trogontum	+	ND	+	+	—	ND	+	+	ND	S	R	5–7	bipolar
H. westmeadii	+	+	–	+	+	ND	ND	–	–	R	R	1	unipolar
W. succinogenes	–	+	–	+	–	ND	–	(+)	–	R	R	1	unipolar

+ = Eigenschaft vorhanden; – = Eigenschaft nicht vorhanden; NC = nicht kultivierbar; ND = nicht definiert; S = sensibel; R = resistent; I = intermediär zies können eine Vielzahl von ökologischen Nischen besetzen und konnten außer im Magen auch im Intestinum, hepatobiliären System, Gelenken, Blut und Pankreas nachgewiesen werden.

1.3.2 Gastrale Helicobacter Infektionen

⚠ Beim Menschen ist H. pylori die häufigste im Magen vorkommende Helicobacter Spezies. H. pylori Infektionen gehören zu den wichtigsten Ursachen von chronischer Gastritis und Ulkuskrankheit. Darüber hinaus besteht im Laufe der chronischen Infektionen ein erhöhtes Risiko für die Entstehung von Adenokarzinomen und Lymphomen des Magens.

Neben H. pylori wurden im menschlichen Magen noch andere Spiralbakterien gefunden. Diese wurden zunächst in ein neues Genus gruppiert und deshalb als Gastrospirillum hominis bezeichnet. Später erfolgte die Zuordnung zum Genus Helicobacter. Es erfolgte die Umbenennung von Gastrospirillum hominis zu Helicobacter heilmannii. Heute ist bekannt, dass mit Helicobacter heilmannii zumindest 2 verschiedene Helicobacter Spezies bezeichnet werden. Da H. heilmannii lange Zeit nicht kultivierbar war, konnte mit herkömmlichen Methoden nicht zwischen Helicobacter heilmannii Typ 1, Typ 2 und Stamm AF53 unterschieden werden. Erst der Einsatz von molekularbiologischen Methoden, in diesem Fall die Sequenzierung der Gene der 16 S-ribosomalen-RNA machten deutlich, dass es sich um mehrere, mit konventionellen Methoden nicht unterscheidbare, Organismen handelte.

Abhängig von Nachweismethode und geografischer Lokalisation kann bei 0,5 – 6,2 % der untersuchten Patienten H. heilmannii nachgewiesen werden. Auch gemischte Infektionen mit H. pylori und H. heilmannii können vorkommen. H. heilmannii oder H. pylori führen nicht bei jedem Individuum zu klinisch manifesten Erkrankungen. Neben bakteriellen Pathogenitätsfaktoren spielen prädisponierende Faktoren des Wirtsorganismus und Umweltfaktoren eine Rolle bei der Entstehung von klinisch manifesten Erkrankungen. Ähnlich wie H. pylori kann H. heilmannii bei Besiedelung der gastralen Mukosa zur chronischen Gastritis und zur Ulkusentstehung führen. Im Vergleich zur H. pylori Infektion wurde für H. heilmannii eine erhöhte Inzidenz für MALT-Lymphome bei eher geringerem Risiko für die Entstehung von Erosionen und Ulzerationen beschrieben. Auch H. heilmannii assoziierte Ulze-

rationen sind durch eine Eradikationstherapie heilbar.

H. heilmannii besiedelt mit vergleichsweise niedriger Keimdichte und inselartigem Verteilungsmuster den Magen, bevorzugt das Antrum. Durch bestimmte Wachstumsbedingungen kann sich die Morphologie von H. pylori so verändern, dass das Bakterium lichtmikroskopisch nicht mehr von H. heilmannii zu differenzieren ist. H. heilmannii ist ebenso wie H. pylori Urease-positiv. Die Gene ureA und ureB zeigen eine hohe Homologie, die zu Kreuzreaktionen im Western Blot und damit zu Fehldiagnosen führen können. Für eine exakte Differenzierung zwischen H. pylori und H. heilmannii reichen daher lichtmikroskopische Techniken oder auf dem Urease-Nachweis basierende Tests nicht aus. Es ist empfehlenswert molekularbiologische Techniken für die Differenzierung einzusetzen. Für die klinische Praxis spielen solche Überlegungen jedoch derzeit keine wesentliche Rolle.

Helicobacter pylori ist wenig wirtsspezifisch. Natürlicherweise kommen H. pylori Infektionen auch bei Primaten wie zum Beispiel dem Rhesusaffen und bei Makakken vor. Durch Verfütterung von Mukosa oder Bakteriensuspensionen an Mäuse, Frettchen oder Schweine können H. pylori Infektionen artifiziell auch bei diesen Arten etabliert werden. Studien mit solchen Tiermodellen zeigten jedoch Unterschiede bezüglich Infektiosität und Krankheitswert bei den jeweiligen Wirtsorganismen. Weitere andere Helicobacter Spezies kommen natürlicherweise bei Säugetieren und Vögeln vor. Eine Übersicht über die wichtigsten heute bekannten Helicobacter Spezies und deren Wirtsorganismen gibt Tab. 1.7. Einige dieser Helicobacter Arten besiedeln den Magen und sind in der Regel mit einer chronischen Gastritis assoziiert. Sowohl Wildtiere als auch Haus- und Nutztiere sind von gastralen Helicobacter Infektionen betroffen. Wie beim Menschen sind auch bei Tieren Koinfektionen eines Individuums mit verschiedenen Helicobacter Spezies möglich. Bei Hunden werden abhängig von geografischer Lokalisation und angewandten Methoden Prävalenzen von 43 – 100 % für Infektionen mit gastralen Helicobacter Spezies beschrieben. Bisher wurden H. bizzozeronii, H. salomonis, H. felis, „F. rappini", H. bilis, H. heilmannii und weitere bisher noch uncharakterisierte Helicobacter Stämme nachgewiesen. Durch die Infektion von Hunden mit H. felis kann entsprechend der Kochschen Postulate eine Gastritis verursacht werden. Bei Katzen finden sich Infek-

Tab. 1.**7** Isolationsort, Wirtsorganismus und assoziierte Erkrankung verschiedener Helicobacter Spezies. Nicht bei allen assoziierten Erkrankungen ist der kausale Zusammenhang zur Helicobacter Infektion nachgewiesen

Helicobacter Spezies	Wirt	Ort des Keim-nachweises	gesichert oder mutmaßlich assoziierte Erkrankung
H. acinonyx	Gepard	Magenschleimhaut	Gastritis
	Tiger	Magenschleimhaut	Gastritis
H. bilis	Maus	Galle, Leber	chronische Hepatitis
	Ratte	Intestinum	entzündliche Darmerkrankung
	Mensch	Galle/Gallenblase	chron. Cholezystitis, Gallenblasen-karzinom
H. bizzozeronii	Hund	Magenschleimhaut	Gastritis
H. canis	Hund	Intestinum	Diarrhö
	Katze	Leber	multifokale nekrotisierende Hepatitis
	Mensch	Intestinum	Diarrhö
		Fäces	Gastroenteritis
H. cholecystus	Hamster	Gallenblase	Cholangiofibrose, Pankreatitis
H. cinaedi	Mensch	Rektalabstriche	Enteritis
	Hamster	Blut	AIDS/Fieber, chronische Diarrhö
		Blut, Liquor	Sepsis, Meningitis
		Intestinum	pathogenes Potenzial unbekannt
H. felis	Katze, Hund	Magenschleimhaut	Gastritis
H. fennelliae	Mensch	Blut, Rektalabstrich	Enteritis
H. heilmannii Typ 1	Mensch	Magenschleimhaut	Gastritis
H. heilmannii Typ 2	Hund, Katze	Magenschleimhaut	Gastritis
H. heilmannii Stamm AF53 (Gastrospirillum hominis)	Schwein	Magenschleimhaut	Gastritis
H. hepaticus	Maus	Leber, Intestinum	entzündliche Darmerkrankung, Rektumprolaps, Chron. aktive Hepatitis, Leberzellkarzinom
H. muridarum	Ratte, Maus	Intestinum, Magenschleimhaut	Gastritis
H. mustelae	Frettchen	Magenschleimhaut	Gastritis
H. nemestrinae	Affe	Magenschleimhaut	Gastritis
H. pametensis	Vögel, Schwein	Fäces	pathogenes Potenzial unbekannt
H. pullorum	Geflügel	Intestinum, Leber	asymptomatische Hepatitis
	Mensch	Fäces, Galle	Enteritis
		Galle/Gallenblase	chron. Cholezystitis, Gallenblasen-karzinom
H. pylori	Mensch	Magenschleimhaut	Gastritis, Ulkuskrankheit, Magen-karzinom, MALT-Lymphome
	Affe	Magenschleimhaut	Gastritis
„Flexispira rappini" (mehrere Helicobacter Spezies)	Maus	Intestinum	–
	Schaf	Leber	fokale Lebernekrose, Abort
	Schwein	Fetus	Abort
	Hund	Magenschleimhaut	Gastritis
	Mensch	Fäces	Gastroenteritis
		Galle/Gallenblase	chron. Cholezystitis, Gallenblasen-karzinom
H. rodentium	Maus	Intestinum	pathogenes Potenzial unbekannt
H. suncus	Spitzmaus	Magenschleimhaut	chronische Gastritis
H. salmonis	Hund	Magenschleimhaut	chronische Gastritis
H. sp. Stain CLO-3	Mensch	Rektumabstrich	Enteritis
H. sp. Strain Mainz	Humans	Kniegelenk, Blut	AIDS/Fieber, septische Arthritis
H. trogontum	Ratte	Intestinum	pathogenes Potenzial unbekannt
H. westmedii	Mensch	Blut	AIDS/Fieber
W. succinogenes	Rind	Rumen	pathogenes Potenzial unbekannt
	Mensch	Gingiva	Gingivitis

tionsraten zwischen 39–85% der Fälle. H. felis, Helicobacter heilmannii und H. pametensis wurden beschrieben. Auch bei Wildtieren kommen Helicobacter Infektionen vor. So wurde bei Geparden und Tigern mit chronischer Gastritis H. acinonyx isoliert. Eine Untersuchung von in deutschen Zoos lebenden Raubtieren ergab bei Tigern, Löwen, Pumas, Serval, Hyänen und Wölfen helicobacterähnliche Bakterien in Mägen mit chronischer Gastritis. H. mustelae wurde bei Frettchen (Mustela putorius furo) mit Gastritis und Ulzerationen nachgewiesen. H. suncus wurde aus dem Magen von Spitzmäusen mit chronischer Gastritis isoliert. Auch bei wildlebenden Ratten wurden helicobacterähnliche Bakterien im Magen nachgewiesen. Beim Makakken (Macaca nemestrinae) wurden sowohl H. pylori als auch H. nemestrinae nachgewiesen, wobei H. nemestrinae keine erkennbare Morbidität im infizierten Individuum zeigte.

1.3.3   Extragastrale Helicobacter Infektionen

Mit zunehmender Verbesserung der Methoden gelingt es inzwischen immer häufiger, Helicobacter Spezies auch außerhalb des Magens nachzuweisen. Bei Nagetieren besteht insbesondere eine Assoziation mit chronisch entzündlichen Darmerkrankungen, welche zum Teil mit Hepatitiden einher gehen.

H. hepaticus ist die in dieser Hinsicht am besten erforschte Spezies. Bei verschiedenen Mauslinien entwickelt sich bei Kolonisation des Darmes mit H. hepaticus eine chronisch entzündliche Darmerkrankung, die zum Teil mit einer progressiven chronisch aktiven Hepatitis einher geht. Bei der progressiven Zerstörung der Leber spielen Immunprozesse eine wichtige Rolle. Mittels Hybridisierung konnte Helicobacter DNA auch in Lebergewebe nachgewiesen werden. Auf dem Boden einer chronisch proliferativen Hepatitis kommt es zu einem stark erhöhten Risiko für die Entstehung von hepatozellulären und cholangiozellulären Karzinomen.

H. bilis führt zu entzündlichen Darmerkrankungen bei athymischen Nacktratten. Eine weitere neue intestinale Helicobacter Spezies wurde 1999 bei Saguinus oedipus gefunden. Diese zu den Primaten gehörende Neuweltaffenart entwickelt in Gefangenschaft häufig ein der Colitis ulcerosa ähnliches Krankheitsbild, welches klinisch durch blutige Diarrhö und Gewichtsverlust auffällt. Therapeutisch sind Sulfasalazine und

Steroide wirksam. Ähnlich dem Verlauf der Colitis ulcerosa beim Menschen, kommt es bei Tieren mit chronisch aktiver Colitis zur Entstehung von Adenokarzinomen des Kolons.

Bei Durchfallerkrankungen im weiteren Sinne wurden Helicobacter Spezies bei Mensch und Tier nachgewiesen. Bereits 1984 wurden erstmals intestinale Helicobacter Infektionen des Menschen nachgewiesen. Fennell et al. untersuchten damals Rektumabstriche von 233 Patienten. Mit speziellen kulturellen Techniken gelang ihnen die Entdeckung von 3 verschiedenen Campylobacter ähnlichen Organismen (CLO), welche später als Helicobacter Spezies eingeordnet wurden: H. cinaedi, H. fennelliae und H. strain CLO-3. In dieser Arbeit wurden Helicobacter Infektionen signifikant häufiger bei Patienten mit Diarrhöen nachgewiesen. Weitere Helicobacter Arten, die verdächtigt werden Durchfallserkrankungen beim Menschen hervorzurufen, sind H. canis, H. pullorum und Flexispira rappini. Da einige dieser Keime auch bei Tieren nachgewiesen werden können, muss man die Möglichkeit einer Übertragung vom Tier auf den Menschen in Betracht ziehen.

⚠ Außer der Darmmukosa können einige Helicobacter Spezies auch die Gallenwege besiedeln und scheinen für einige Krankheitsbilder des hepatobiliären Systems wichtige ätiologische Faktoren zu sein. Bei H. hepaticus, H. felis, H. acinonyx, H. pylori und H. mustelae wurden zytotoxische Faktoren beschrieben, die selbst in einer Verdünnung von bis zu 1:1000 in der Lage sind, Leberzellen zu schädigen.

Außer bei Mäusen und Ratten, wo vor allem H. hepaticus und H. bilis wie bereits oben beschrieben zu Leberschäden führen, können auch der Mensch und andere Säugetiere infiziert werden. H. bilis, H. pullorum und H. rappini wurden bei chilenischen Patienten mit chronischer Cholezystitis in Gallenblasengewebe und Galle nachgewiesen. Eine Verbindung dieser Helicobacter Infektionen mit dem etwa 30fach erhöhten Risiko einer Entstehung von cholangiozellulären Karzinomen in Chile wird vermutet. H. canis kann bei Hunden zu einer multifokalen nekrotisierenden Hepatitis führen. Eine Cholangiofibrose und Pankreatitis durch H. cholecystus wurde bei syrischen Hamstern beschrieben. F. rappini wurde bei Schafen mit Leberschädigung beschrieben. Bei Schafen und Schweinen wurden Infektionen mit F. rappini außerdem auch im Zusammenhang mit Aborten beobachtet.

⚠ Beim Menschen werden Helicobacter Infektionen auch im Zusammenhang mit Immunsuppression beobachtet. Bei AIDS wurden Bakteriämien mit H. cinaedi, H. strain Mainz, H. westmeadii nachgewiesen. Auch Gelenkinfektionen mit H. cinaedi und H. strain Mainz können vorkommen. Darüber hinaus wurden Helicobacter Infektionen bei Patienten mit anderen Ursachen der Immunsuppression wie Hämodialyse, Chemotherapie oder Antikörpermangelsyndromen beschrieben. H. cinaedi wurde sogar bei einem Neugeborenen mit Sepsis und Meningitis in Blut und Liquor nachgewiesen.

Da die Methoden, wie sie heute zur Routinediagnostik von bakteriellen Infektionen eingesetzt werden, zum Nachweis von Helicobacter Infektionen eher ungeeignet sind, kann man davon ausgehen, dass die heute bekannten Helicobacter assoziierten Erkrankungen nur der Spitze eines Eisberges entsprechen. Der zunehmende Einsatz von optimierten diagnostischen Methoden lässt in Zukunft weitere wichtige Erkenntnisse auf dem Gebiet der nonpylori Helicobacter Infektionen erwarten.

Literatur

Goodwin CS, Armstrong JA, Chilvers T, et al. Transfer of Campylobacter pylori and Campylobacter mustelae to Helicobacter gen. nov. as Helicobacter pylori comb. nov. and Helicobacter mustelae comb. nov., Respectively. Int J Syst Bacteriol 1989; 39: 397 – 405

Fennell CL, Totten PA, Quinn TC, Patton DL, Holmes KK, Stamm WE. Characterization of Campylobacter-like organisms isolated from homosexual men. J Infect Dis 1984; 149: 58 – 66

McNulty CA, Dent JC, Curry A, et al. New spiral bacterium in gastric mucosa. J Clin Pathol 1989; 42: 585 – 591

Stolte M, Wellens E, Bethke B, Ritter M, Eidt H. Helicobacter heilmannii (formerly Gastrospirillum hominis) gastritis: an infection transmitted by animals? Scand J Gastroenterol 1994; 29: 1061 – 1064

Eaton KA, Dewhirst FE, Paster BJ, et al. Prevalence and varieties of Helicobacter species in dogs from random sources and pet dogs: animal and public health implications. J Clin Microbiol 1996; 34: 3165 – 3170

Hanninen ML, Happonen I, Saari S, Jalava K. Culture and characteristics of Helicobacter bizzozeronii, a new canine gastric Helicobacter sp. Int J Syst Bacteriol 1996; 46: 160 – 166

Eaton KA, Dewhirst FE, Radin MJ, et al. Helicobacter acinonyx sp. nov., isolated from cheetahs with gastritis. Int J Syst Bacteriol 1993; 43: 99 – 106

Bronsdon MA, Goodwin CS, Sly LI, Chilvers T, Schoenknecht FD. Helicobacter nemestrinae sp. nov., a spiral bacterium found in the stomach of a pigtailed macaque (Macaca nemestrina). Int J Syst Bacteriol 1991; 41: 148 – 153

Ward JM, Anver MR, Haines DC, et al. Inflammatory large bowel disease in immunodeficient mice naturally infected with Helicobacter hepaticus. Lab Anim Sci 1996; 46: 15 – 20

Canella KA, Diwan BA, Gorelick PL, et al. Liver tumorigenesis by Helicobacter hepaticus: considerations of mechanism. In Vivo 1996; 10: 285 – 292

Burnens AP, Stanley J, Schaad UB, Nicolet J. Novel Campylobacter-like organism resembling Helicobacter fennelliae isolated from a boy with gastroenteritis and from dogs. J Clin Microbiol 1993; 31: 1916 – 1917

Stanley J, Linton D, Burnens AP, et al. Helicobacter pullorum sp. nov.-genotype and phenotype of a new species isolated from poultry and from human patients with gastroenteritis. Microbiology 1994; 140: 3441 – 3449

Franklin CL, Beckwith CS, Livingston RS, et al. Isolation of a novel Helicobacter species, Helicobacter cholecystus sp. nov., from the gallbladders of Syrian hamsters with cholangiofibrosis and centrilobular pancreatitis. J Clin Microbiol 1996; 34: 2952 – 2958

Kiehlbauch JA, Tauxe RV, Baker CN, Wachsmuth IK. Helicobacter cinaedi-associated bacteremia and cellulitis in immunocompromised patients. Ann Intern Med 1994; 121: 90 – 93

Trivett-Moore NL, Rawlinson WD, Yuen M, Gilbert GL. Helicobacter westmeadii sp. nov., a new species isolated from blood cultures of two AIDS patients. J Clin Microbiol 1997; 35: 1144 – 1150

Orlicek SL, Welch DF, Kuhls TL. Septicemia and meningitis caused by Helicobacter cinaedi in a neonate. J Clin Microbiol 1993; 31: 569 – 571

1.4 Pathogenese und immune Reaktionen

M. Nilius, P. Malfertheiner

Die klinische Manifestation einer H. pylori Infektion ist ein Resultat des komplexen Zusammenspiels von Wirt, Bakterien und Umweltfaktoren.

Obwohl die H. pylori Infektion der kritische Faktor für die Entstehung der Entzündung ist, konnte bisher weder ein einzelner, noch die Komplexität mehrerer mikrobiologischer Faktoren für die unterschiedlichen Krankheitsmanifestationen verantwortlich gemacht werden (s. Tab. 1.**8**).

Der pathogene Effekt von H. pylori erfolgt exklusiv an der Magenschleimhaut und ist geprägt durch die Auseinandersetzung zwischen keimspezifischen Virulenzfaktoren und der Entzündungs- und Immunantwort des Wirtes. Außerhalb des Magens kann der pathogene Effekt nur dort wirksam werden, wo aufgrund einer gastralen Metaplasie die Voraussetzung für eine H. pylori Besiedelung gegeben ist.

Wirtsfaktoren sind mitentscheidend, wie der Einzelne auf eine H. pylori Infektion reagiert, und welche Krankheit letztendlich daraus entsteht.

Idealerweise sollte die Immunantwort des Wirts in einer vollständigen Beseitigung der Infektion und in einem dauerhaften Schutz vor Reinfektion resultieren, ohne den Wirtsorganismus durch eine übersteigerte Entzündungsreaktion zu schädigen.

Die besondere Form der Infektion der Magenschleimhaut mit H. pylori führt zu einer chronischen Persistenz des Erregers, Ausprägung einer chronischen Gastritis und daraus resultierend zu einer klinisch manifesten Erkrankung bei etwa 10–20% der Infizierten.

Nachfolgend werden die Komponenten der Pathogenese,
1. Besiedelung der Magenschleimhaut
2. Virulenzfaktoren
3. Entzündungs- und Immunreaktion der Magenschleimhaut
abgehandelt.

1.4.1 Kolonisierung der Magenschleimhaut

Die Schritte, die zur Besiedelung der Magenschleimhaut durch H. pylori führen, sind sehr gut untersucht und sind analog zu anderen pathogenen Bakterien wie z. B. E. coli (Tab. 1.**9** und Abb. 1.**6**).

Im direkten Kontakt mit der Zelloberfläche findet H. pylori nicht nur optimale Wachstumsbedingungen (günstigen pH, ausreichend Harnstoff), sondern kann dort auch seine gewebsschädigende Wirkung entfalten (Abb. 1.**7**).

Nach Eintritt des Keims in den Magen helfen dem Bakterium verschiedene Faktoren, sich in der Magenschleimhaut zu etablieren. Dazu zählt zunächst die Urease, ein Hauptenzym des Keims, das ihm erlaubt, Harnstoff in Ammonium und CO_2 zu spalten. In eine „Ammoniak-Wolke" ein-

Tab. 1.**8** Risikofaktoren für eine H. pylori assoziierte Erkrankung

- Virulenzfaktoren von H. pylori
- Umweltfaktoren (sozioökonomische Bedingungen der Kindheit, Wasserknappheit, ernährungsbedingte Faktoren)
- genetische Disposition des Wirts (HLA-Genotyp, Blutgruppenantigene, Magensäurephysiologie des Wirts)

Tab. 1.**9** Die Besiedelung der Magenschleimhaut durch H. pylori verläuft in folgenden Schritten:

- chemotaktische Orientierung von H. pylori in Richtung Mukusgel
- Eindringen der Keime in den Mukus
- Adhärenz an die Rezeptoren des Mukus und der mukosaassoziierten Schichten
- Adhärenz an die Epithelzellen
- Vermehrung der mukosaassoziierten Keime

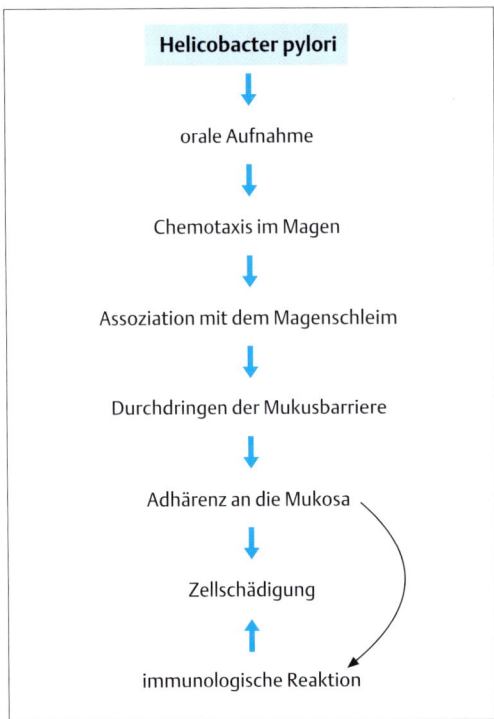

Helicobacter pylori

↓

orale Aufnahme

↓

Chemotaxis im Magen

↓

Assoziation mit dem Magenschleim

↓

Durchdringen der Mukusbarriere

↓

Adhärenz an die Mukosa

↓

Zellschädigung

↑

immunologische Reaktion

Abb. 1.6   Infektionsweg von Helicobacter pylori.

gehüllt, vermag Helicobacter sich vor der Magensäure für kurze Zeit zu schützen. Fehlt die Urease, wie bei Urease-negativen Mutanten im Tierversuchsmodell gezeigt wurde, ist H. pylori nicht zu einer Kolonisierung der Magenschleimhaut fähig.

Die besondere Beweglichkeit des Keims ist ein weiterer Faktor. Durch die Flagellen und die spiralförmige Morphologie ist Helicobacter pylori in der Lage, den Magenschleim zu durchdringen. Die Chemotaxis der Bakterien und die Motilität ihrer Flagellen wird jüngsten Untersuchungen zufolge von 2 Regulatorsystemen, CheY1 (Chemotaxis Y1) und CheY2, gesteuert. CheY1/Y2-defiziente Mutanten zeigen Mucin gegenüber eine deutlich verminderte Chemotaxis. Isogene H. pylori Mutanten, denen die Flagellen fehlen, oder CheY1/Y2-defiziente Mutanten sind nicht in der Lage, gnotobiotische Schweinchen zu kolonisieren, während eine entsprechende Induktion des für die Flagellen codierenden flaA-Gens zu einer verstärkten Kolonisierung führt.

Zur Durchdringung der Mukusschicht und der dem Magenepithel aufliegenden Phospholipidschicht trägt auch eine Reihe von Enzymen bei.

Die Phospholipase C von H. pylori ermöglicht dem Keim, die dem Magenepithel aufliegende Phospholipidschicht zu überwinden und spezifisch an die Mukosa zu binden.

Dieser Adhäsionsvorgang scheint an aktinvermittelte Zytoskelettveränderungen und die Thyrosinphosphorilierung von Zellproteinen gekoppelt zu sein.

H. pylori besitzt eine ausgesprochene Spezifität für die Adhärenz an die Oberflächenepithelzellen der Magenschleimhaut. Adhäsine, wie die Hämagglutinine oder das Lewis-Blutgruppenantigen bindende Adhesin sowie verschiedene Wirtszellrezeptoren vermitteln den Keim-Magenepithelzell-Kontakt.

Bei Patienten mit chronischer Gastritis gibt es einen engen Zusammenhang zwischen Lewis-Blutgruppenantigen-Expression des Magenepithels und der Kolonisierungsdichte von H. pylori. Weitere Gene sind zwischenzeitlich identifiziert (alpA und alpB), die für spezifische Membranproteine von H. pylori codieren und ebenfalls für eine spezifische Zelladhärenz notwendig sind.

Andere Faktoren wie bakterielle Proteine zur Eisenaufnahme oder auch Proteine zur Erhaltung der Keim-Integrität während Stressperioden wie z.B. die „Heat-Shock"-Proteine (HspA + B), sind möglicherweise in den Kolonisierungsprozess miteingeschaltet. H. pylori Thioredoxin, ein erst kürzlich beschriebenes „Stress"-Protein, ist in der Lage, durch seine Redox-Aktivität Proteine zu reduzieren, was dazu beitragen mag, die oligomeren Strukturen des Magenschleims fokal zu beeinflussen und die Kolonisierung zu fördern.

1.4.2   Bakterielle Faktoren, die zur Schleimhautschädigung beitragen

Für die direkte oder indirekte Schädigung der Magenschleimhaut werden verschiedene Faktoren verantwortlich gemacht, die im Kapitel über die Bakterienphysiologie abgehandelt sind.

An dieser Stelle soll kurz auf die Wirkung einzelner Faktoren auf die Magenschleimhaut eingegangen werden.

1.4.2.1   Enzyme

An der Schädigung der Magenmukosa durch Enzyme sind vor allem die Urease und die Phospholipasen beteiligt. So bewirkt die bakterielle Urease die zellschädigende Aktivierung des „oxidative burst" in Phagozyten.

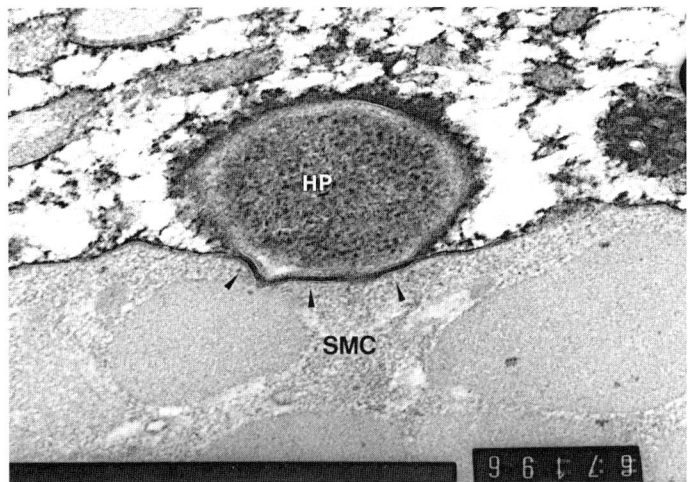

Abb. 1.**7** Adhäsion von H. pylori an die Magenepithelzelle.

Ob die beobachtete Desintegration des Magenmukus durch die Ureaseaktivität oder eher durch lipolytische Enzyme von H. pylori bewirkt wird, ist noch nicht endgültig geklärt. In-vitro-Untersuchungen haben jedoch gezeigt, dass die für die Hydrophobizität der Mukosa wichtige Phospholipidschicht durch die Phospholipaseaktivität von H. pylori zerstört werden kann. Ob andere, im Magensaft vorhandene Phospholipasen ebenfalls dazu beitragen, ist noch nicht geklärt.

Im Tiermodell vermindert die Infektion mit H. felis die Hydrophobizität der Magenschleimhaut, bis hin zu einem säuresensitiven, hydrophilen Status.

Eine H. pylori Muzinase ist nach neueren Untersuchungen nicht vorhanden. Eine proteolytische Schädigung der Magenmukosa ist deshalb eher durch eine übermäßige Sezernierung zellulärer Proteasen aus Entzündungszellen zu erwarten.

1.4.2.2 Adhärenzfaktoren

Die enge Kontaktaufnahme zwischen Bakterien und ihren „Zielzellen", den Magenepithelzellen, ist entscheidend, damit die Keime ihre optimalen Lebensbedingungen finden.

Eine ganze Reihe möglicher Zellrezeptoren und bakterieller Liganden, wie z.B. Lewis-Blutgruppenantigene, HopZ-Bakterien-Membranproteine, HpaA-Hämagglutinin und der LPS-Rezeptor CD14 sind beschrieben. Die Bedeutung der Adhärenzmechanismen während der verschiedenen Stadien der Infektion ist noch nicht geklärt.

Für die Signaltransduktion und Transkription von zellulären Genen scheint jedoch die direkte Adhärenz der Keime an die Magenepithelzellen wichtig zu sein und In-vitro-Experimente belegen, dass die entzündungsinduzierende Interleukin 8-(IL-8)-Sekretion der Magenepithelzellen signifikant höher ist, wenn die Bakterien in direkten Kontakt mit der Membran treten.

1.4.2.3 VacA und CagA

Das für die Zellvakuolisierung verantwortliche **Zytotoxin VacA** ist sehr eingehend untersucht worden. Dieses Protein ist nach seiner Säureaktivierung im Magen sehr widerstandsfähig gegen proteolytischen Abbau was seine Anpassung an den Wirkungsort belegt.

Die Analyse des vacA Gens von H. pylori ergab drei unterschiedliche Signalsequenzen, s1a, s1b, s2 und zwei Allele aus der mittleren Region, m1 und m2, wobei die s1m1-Allelkombination die Bildung von Proteinen mit einer erhöhten zytotoxischen Aktivität beinhaltet und häufiger mit dem peptischen Geschwür assoziiert ist.

Allerdings gibt es auch Patienten mit Magengeschwür, die mit einem toxinnegativen Stamm infiziert sind. Dies zeigt, dass die Entstehung eines Geschwürs nicht ausschließlich von diesem Toxin abhängt.

Das **CagA-Protein** ist das bekannteste serologische Markerprotein für die so genannte „Pathogenitätsinsel" (PAI) von H. pylori. In dieser Region der DNA sind mehr als 40 Gene codiert, die mit einer erhöhten „Virulenz" der H. pylori Stämme assoziiert werden. Generell sind CagA-positive Stämme häufiger von Patienten zu isolieren, die an Ulcus duodeni, gastraler Atrophie, intestinaler Metaplasie, Magenkarzinom und MALT-Lymphomen leiden.

Dies gilt vor allem für die Industrieländer in Europa und Amerika. In China und Japan wird jedoch eine gleichmäßige Verteilung der CagA-positiven Stämme bei Patienten mit peptischem Geschwür oder Magenkarzinom und Infizierten ohne klinische Manifestationen beschrieben.

Sicher muss für das Verständnis der Wirkungsweise einzelner Gene aus der PAI zukünftig noch weiter differenziert werden. Während H. pylori Stämme mit mehr als drei Repeat-Regionen in der 3′-Region des cagA-Gens mit einer starken histologischen Schädigung und einem reduzierten Überleben der Keime in saurem Milieu assoziiert sind, führt die Inaktivierung von cag-PAI-Genen dagegen zur Aufhebung der schleimhautschädigenden Effekte.

1.4.2.4 Andere bakterielle Faktoren

Das Lipopolysaccharid (LPS/Endotoxin) von H. pylori spielt eine zentrale Rolle in der Induktion der Gastritis und der Zellapoptose, wie Experimente an Rattenmagenmukosa gezeigt haben.

Die Struktur des LPS einiger H. pylori Stämme enthält Lewis x und Lewis y Blutgruppenantigenen ähnliche Komponenten, so dass es in manchen Fällen zur Schädigung der Magenschleimhaut durch die Induktion von Autoantikörpern kommen kann. Andererseits können diese Lewis-Antigene auch zur Tarnung des Keims gegen die Immunantwort des Wirts führen. Bei Patienten mit Ulkus war eine Le_x-Expression der kolonisierenden Stämme signifikant mit dem Grad der neutrophilen Infiltration in der Magenschleimhaut korreliert.

1.4.3 Umweltfaktoren

Die H. pylori Infektion kommt in Entwicklungsländern weit häufiger vor als in Industriestaaten. Personenkreise mit niedrigem sozioökonomischen Status und unterdurchschnittlichen sanitären und hygienischen Bedingungen sind am häufigsten betroffen. Entscheidend sind diese Bedingungen vor allem im Kindesalter, bedeutend mehr als in späteren Jahren.

Welche Rolle ernährungsbedingte Faktoren spielen, ist bisher nicht geklärt. Die wenigen Studien zu dieser Frage deuten auf einen Zusammenhang zwischen Prävalenz der Infektion, Atrophierisiko, Ulcus duodeni und der Aufnahme von Antioxidantien bei der Nahrung hin. Ernährungsfaktoren allein bestimmen jedoch nicht die Ausprägung von H. pylori assoziierten Erkrankungen.

1.4.4 Genetische Faktoren

H. pylori führt immer zu einer chronisch aktiven Gastritis, bei etwa 80 % der Betroffenen ohne Begleitsymptome. Die genetische Disposition des Wirtes entscheidet über die individuelle Reaktion auf die direkten und indirekten Einflüsse der Infektion und schließlich darüber ob es zu einer Erkrankung kommt. Zu den spezifischen Wirtskonstellationen, die eine H. pylori Infektion begünstigen oder zu einer bestimmten Krankheitsmanifestation führen können, zählen das Geschlecht, der HLA-Genotyp, die Blutgruppen sowie die individuelle Magensäurephysiologie.

Sowohl das Geschwürleiden als auch der Magenkrebs zeigen eine familiäre Häufung. Obwohl diese Tatsache mit entsprechender Verbreitung besonders virulenter H. pylori Stämme innerhalb der betroffenen Familien erklärt werden könnte, ist dies eine allein nicht ausreichende Erklärung. Dies gilt auch für die H. pylori Prävalenz zwischen den Geschlechtern, die wegen der erhöhten Rate an peptischem Ulkus und Magenkrebs bei Männern höher sein müsste. Unabhängig von der Infektion müssen deshalb andere genetische Faktoren für familiäre Häufungen verantwortlich sein.

Viele Immunreaktionen werden durch den Haupthistokompatibilitätskomplex (MHC), der die HLA-Gene umfasst, kontrolliert. Die genetische Konstellation dieser Gene beeinflusst die individuelle Reaktion gegenüber infektiösen, malignen und autoimmunen Erkrankungen. Bisherige Studien zu dieser Fragestellung haben gezeigt, dass die Häufigkeit verschiedener HLA-Loci durchaus mit bestimmten H. pylori assoziierten Erkrankungen korreliert. So waren bestimmte Allelfrequenzen des HLA-DQA1-, HLA-DQ5- und HLA-DQB1-Locus häufiger mit der Entwicklung einer atrophischen Gastritis, H. pylori positiven Ulzera und Magenkrebs assoziiert.

Ob Blutgruppenantigene zum Risiko einer H. pylori Infektion oder zur Krankheitsmanifestation beitragen, ist bisher unzureichend geklärt. Die bisher bekannten Studien zu diesem Thema sind meist sehr widersprüchlich. So wird aus dem Befund, der das Lewis^b-Blutgruppenantigen als einen Zellrezeptor für die H. pylori Adhärenz nachwies, eine erhöhte Rate H. pylori assoziierter Erkrankungen abgeleitet. Andererseits konnte keine unterschiedliche Prävalenz dieses Antigens zwischen H. pylori positiven und negativen Patienten mit Blutgruppe 0 gefunden werden. Dasselbe gilt auch für den Secretor-Status, der zwar mit gastrointestinaler Erkrankung, jedoch nicht mit einem positiven H. pylori Status korrelierte.

Der Effekt einer H. pylori Infektion auf die Säuresekretion scheint von verschiedenen Variablen abzuhängen. Die Unterschiede zwischen den Patienten scheinen groß zu sein. So erhöht eine H. pylori Infektion die Säuresekretion in Ulcus duodeni-Patienten, während bei Magenkrebspatienten die Säuresekretion erniedrigt ist. Warum dieselbe Infektion so verschiedene Muster der Säuresekretion – gebunden an die unterschiedliche topografische Expression – produziert, ist bisher nicht geklärt.

Verschiedene Hypothesen werden jedoch diskutiert:
1. Unterschiedliche Bakterienstämme
   Hierfür gibt es bisher keine Beweise. CagA-Antikörper finden sich z. B. sowohl bei Patienten mit Atrophie und Magenkarzinom – Erkrankungen, die mit einer niedrigen Säuresekretion assoziiert werden – als auch bei Patienten mit Ulcus duodeni, das mit einer hohen Säuresekretion verbunden ist.
2. Antikanalikuläre Antikörper (akAK)
   Die basale sowie die maximale Säuresekretion waren bei H. pylori positiven NUD-Patienten mit akAK signifikant erniedrigt, nicht jedoch bei Ulkuspatienten. Das würde bedeuten, dass bei NUD-Patienten ein Zusammenhang zwischen akAK und einer gestörten Säuresekretion besteht, bei Ulkuspatienten jedoch andere Mechanismen der Säuresekretion wichtiger sind.
3. Parietalzell-Autoantikörper (H$^+$, K$^+$-ATPase-Autoantikörper)
   Diese Autoantikörper wurden in einer Studie bei 73 % aller H. pylori Infizierten nachgewiesen. 60 % der Patienten mit akAK und anti H$^+$, K$^+$-ATPase-Autoantikörpern wiesen eine Atrophie der Korpusschleimhaut auf, im Vergleich zu nur 13 % der Hp-Infizierten ohne Autoantikörper. Diese Ergebnisse zeigen, dass bei einer nicht unerheblichen Zahl von H. pylori positiven Patienten eine autoimmune Reaktion auftritt, die zu einer atrophischen Gastritis führen kann.

1.4.5 Immunologische Reaktionen bei H. pylori Infektion

Es ist bekannt, dass die H. pylori Infektion eine chronisch-aktive Entzündung auslöst, bei der die angeborenen, unspezifischen immunologischen Reaktionen und die spezifischen, erworbenen Immunreaktionen ineinandergreifen. Die durch diese verschiedenen, entzündlichen Immunreaktionen ausgelöste Schädigung der Magen- und Duodenalschleimhaut ist die Grundlage für ein erhöhtes Risiko, an einem peptischen Ulkus zu leiden. In dessen Gefolge kann es dann zu einer Störung der epithelialen Reparaturmechanismen kommen, die wir als Atrophie oder Metaplasie kennen.

1.4.5.1 Aktivierung der akuten, unspezifischen entzündlichen Reaktion

Die Infektion der Magenschleimhaut mit H. pylori löst über unspezifische Immunreaktionen zunächst eine akute Gastritis aus. Über die daran beteiligten Mechanismen ist nicht allzuviel bekannt, da eine konsequente klinische Dokumentation der akuten Gastritis beim Menschen fehlt.

Aufgrund fehlender Selbstheilung folgt in der Regel die chronische Gastritis mit persistierender H. pylori Infektion. Dass eine Gastritis auch ohne spezifische Immunreaktionen (T- und B-Zellaktivierung) auftreten kann, zeigen Tierversuche mit Helicobacter felis infizierten Mäusen. Dies deutet darauf, dass ein Teil der mukosalen Veränderungen auch beim H. pylori infizierten Menschen von unspezifischen entzündlichen Prozessen ausgelöst wird.

Der Beginn der immunologischen Reaktion gegen eine H. pylori Infektion ist durch eine deutliche neutrophile Infiltration der Magenschleimhaut, möglicherweise abhängig von der kolonisierenden Bakterienmenge, gekennzeichnet.

Obwohl Helicobacter pylori ein nicht-invasives Bakterium ist, produziert der Keim eine Anzahl von Faktoren, die die Neutrophilen direkt aktivieren.

Die Adhärenz von Neutrophilen an endotheliale Zellen wird durch die vermehrte Expression spezifischer, zur Familie der Integrine gehörender Adhäsionsmoleküle (CD11b/CD18) auf Neutrophilen vermittelt. Einerseits wird die neutrophile Adhärenz an das Endothel und der Austritt der Neutrophilen ins Gewebe über spezifische, Integrine bindende Rezeptoren (ICAM-1 = CD54)

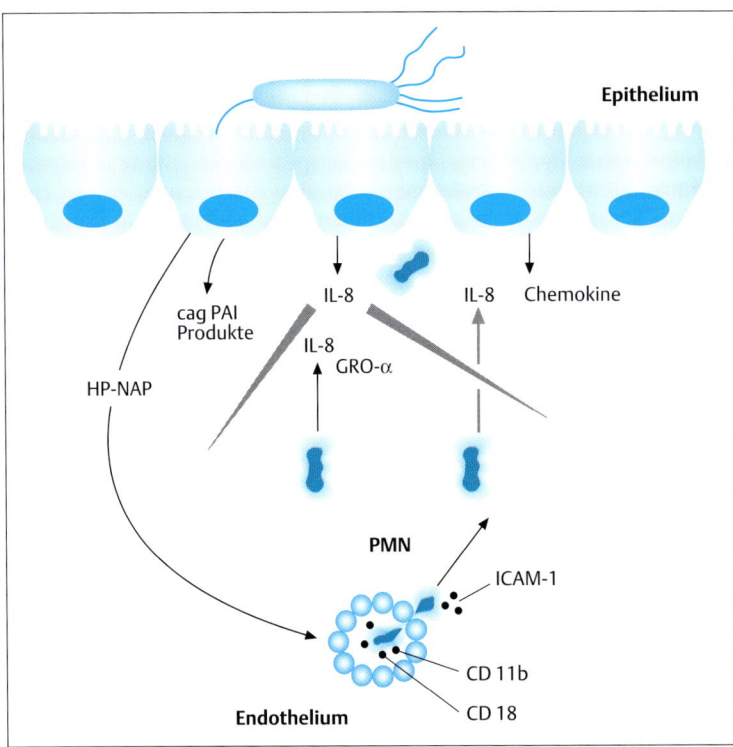

Abb. 1.**8**   Stimulierung von IL-8 und PMN durch H. pylori.
Bakterielle Faktoren
– induzieren IL-8-Aus-schüttung durch Epithel-zellen und PMN
– induzieren GRO-α in Ausschüttung durch PMN
– induzieren Adhäsions-moleküle (CD11b/CD18) auf PMN und
– erleichtern die Adhäsion von PMN an ICAM1 der Endothelzellen.
Dies hat den Austritt von PMN ins Gewebe zur Folge.

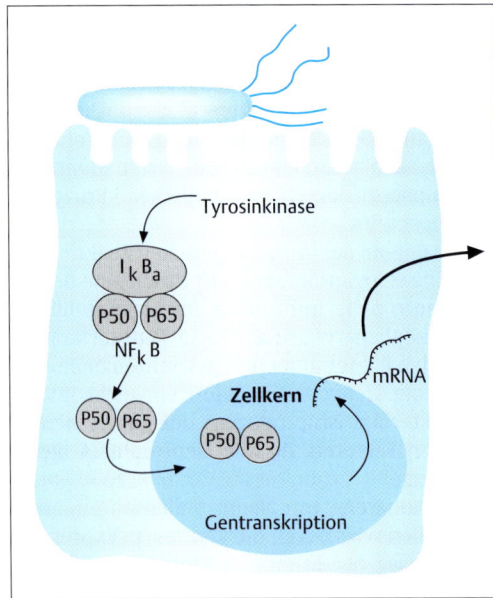

Abb. 1.**9**   Stimulierung der Transkription durch H. py-lori. HP aktiviert über Tyrosinkinase den $I_k B_a$ P50/P65-Komplex. $NF_k B$ (≡ Hetero dimer P50/P65) transloziert zum Zellkern und stimuliert die Gentranskription.

auf der Endothelzelle erleichtert, andererseits können diese Rezeptoren NFκB-vermittelt auch von den Epithelzellen nach Aktivierung durch cag-PAI⁺ H. pylori Stämme exprimiert werden. Dadurch binden Makrophagen, Monozyten und Neutrophile an diese infizierten Epithelzellen häufiger als an nicht infizierte Zellen (s. Abb. 1.8 und 1.9).

Ein weiterer Faktor für die bakteriell stimulier-te neutrophile Adhärenz der in Studien an Ratten zu Veränderungen in der vaskulären Permeabi-lität, Mastzelldegranulation und Thrombozyten-aggregation führt, wurde als ein 150-kD-Protein von H. pylori, das so genannte „neutrophil acti-vating protein (HP-NAP)", beschrieben. Es ist bis-her ungeklärt, ob das menschliche Magenepithel permeabel für diesen Faktor ist.

Verschiedene andere bakterielle Faktoren kommen als Induktoren einer intensiven, von Neutrophilen und Makrophagen getragenen Im-munantwort und für die deutlichen degenerati-ven Epithelveränderungen während der akuten Phase der H. pylori Infektion infrage (Abb. 1.10).

Entzündungsmodulatoren des Wirts sind je-doch für die leukozytäre Infiltration des Magen-

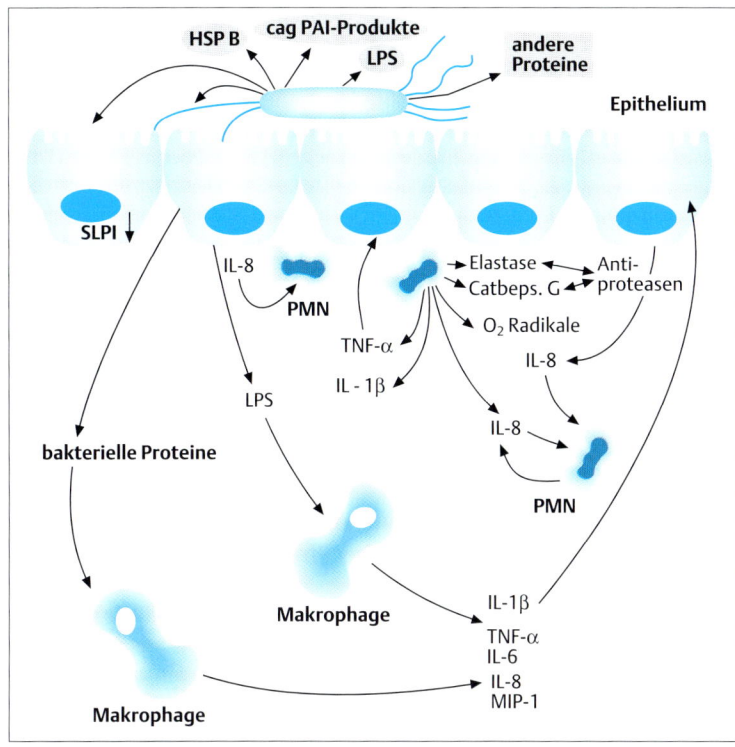

Abb. 1.**10** Stimulierung der PMN und Makrophagen.
Bakterielle Faktoren (z. B. VacA, LPS, andere HP-Proteine) induzieren:
– IL-8- und TNFα-Freisetzung aus Makrophagen und
– IL-8-, IL-1β- und TNFα-Freisetzung aus PMN
– Protease- und Radikal-Freisetzung aus PMN
– Inhibieren Antiproteasen (z. B. SLPI)
PMN und Makrophagen ihrerseits induzieren IL-8-Freisetzung aus Epithelzellen.

gewebes ebenso wichtig. Außerdem besitzt das Magenepithel selbst die Fähigkeit, über die Ausschüttung verschiedener Zytokine (Interleukine, Interferone) sowohl die angeborenen, unspezifischen als auch die erworbenen, spezifischen Immunreaktionen zu regulieren.

Als ein Hauptfaktor für die neutrophile Infiltration gilt Interleukin 8 (IL-8), das von den Magenepithelzellen nach Kontakt mit H. pylori gebildet wird.

Interleukin 8 und „growth-related oncogen (GRO)-α" gehören zu einer Gruppe chemotaktischer Zytokine, die als Chemokine bezeichnet werden, und die als Schlüsselmoleküle der Rekrutierung von Immunzellen gelten.

Diese Chemokin-Superfamilie wird anhand ihrer chemotaktischen Aktivität und der Aminosäurehomologie in 2 Hauptgruppen unterteilt: C-X-C- und C-C-Chemokine. IL-8, ENA-78 und GRO-α gehören zu den C-X-C-Chemokinen, die primär chemotaktisch auf Neutrophile wirken. C-C-Chemokine wie z.B. RANTES (regulated on activation, normal T-cell expressed and secreted) oder MIP-1 (monocyte chemotactic protein-1)

sind dagegen Monozyten- bzw. Lymphozytenspezifisch.

Chemokine der C-X-C-Familie spielen in der Regulation der entzündlichen Reaktion eine wesentliche Rolle.

Die Adhärenz von H. pylori an Magenepithelzellen induziert intrazelluläre Veränderungen. So reorganisiert sich z. B. das Actin im Zytoskelett und das IL-8-Gen wird vermehrt exprimiert.

Während die IL-8-Sekretion im Epithelium bei einer nicht infizierten, histologisch normalen Magenschleimhaut schwach ist, lässt sich bei chronischer Gastritis eine drastische Erhöhung nachweisen.

Die Sekretion von IL-8 durch die Magenepithelzellen zeigt, dass das Epithel einen aktiven Beitrag zur Regulation der mukosalen, zellulären Immunantwort leistet.

Die Aktivierung dieses Faktors scheint durch Produkte von Genen aus der Pathogenitätsinsel (cag PAI), z.B. des cacA-, vacA- oder picB-Gens zu erfolgen. H. pylori Mutanten, denen diese Gene fehlen, konnten allesamt keine IL-8-Induktion bewirken.

Cag-Positivität ist hierbei im Sinne des Vorhandenseins aller cag-PAI-Gene zu verstehen, da das Fehlen von cagA oder vacA allein die Induktion von IL-8 noch nicht verhindert. Es kann deshalb angenommen werden, dass eine Infektion mit cag PAI-positiven Stämmen mit einer erhöhten Produktion von C-X-C-Chemokinen und damit auch mit einer deutlich erhöhten polymorphonukleären Infiltration einhergeht.

Sind Neutrophile einmal am Infektionsort der Magenschleimhaut eingetroffen, sind sie selbst Quelle von entzündungsfördernden Faktoren wie Proteasen (Neutrophile Elastase, Cathepsin G) und oxidativen Metaboliten (Oxidative burst).

So wird bei Patienten mit peptischem Ulkus ein stärkerer und schnellerer „Oxidative burst", eine sehr starke Zunahme des oxidativen Stoffwechsels von Neutrophilen, nachgewiesen. Die IL-8-Expression der Magenepithelzelle wird möglicherweise auch von Enzymen, wie z.B. der neutrophilen Elastase zusätzlich induziert, wie dies am Bronchialepithel bei Patienten mit zystischer Fibrose gezeigt werden konnte.

Eine vermehrte Ausschüttung der neutrophilen Proteasen-Elastase und Cathepsin G wird im balancierten Fall von den in der Leber gebildeten, und auf dem Blutwege ins Gewebe transportierten Antiproteasen α_1-Antitrypsin und α_2-Makroglobulin neutralisiert. Dies führt zu einer nachweisbaren Vermehrung an Protease-Antiprotease-Komplexen, kann aber im Falle des Ungleichgewichts auch zur Zerstörung des Gewebes und Inaktivierung der Antiproteasen selbst durch nicht-komplexierte Proteasen führen.

Ein weiterer wichtiger, vom Magenepithel synthetisierter und sezernierter Protease Inhibitor, der so genannte „Secretory leukocyte protease inhibitor (SLPI)" mit dem Ziel des Schleimhautschutzes, wird durch die H. pylori Infektion sehr stark inhibiert. Dies führt zu einer Schwächung der mukosalen Abwehr und trägt bei einer Erhöhung freier Proteasekonzentrationen zur Schädigung des Magenepithels bei.

Die Bedeutung der Antiproteasen werden auch durch eine Untersuchung an Patienten mit einer erblichen α_1-Antitrypsin-Defizienz (PiZ) unterstützt, bei der die PiZ-defizienten Patienten zu einem hohen Prozentsatz ein H. pylori infiziertes Ulcus duodeni entwickelt hatten.

Zusätzlich zur direkten bakteriellen Stimulierung der epithelialen IL-8 Produktion wird IL-8 zusammen mit Il-1, Il-6, TNFα und MIP-1 auch durch aktivierte Monozyten/Makrophagen und Fibroblasten produziert und bestimmt das „Zytokin-Milieu" während der H. pylori Infektion mit.

In-vitro-Studien haben nachweisen können, dass sowohl LPS als auch LPS-freie Oberflächenkomponenten von H. pylori – möglicherweise die immunologisch aktiven Porine – die Zytokinsekretion aus peripheren Monozyten induzieren.

In der akuten Infektionsphase wird die Aufnahme bakterieller Produkte und dadurch die Induktion der Zytokinsekretion von Makrophagen der Mukosa durch die Infiltration mit Neutrophilen und durch das vakuolisierende Zytotoxin begünstigt.

In einer Untersuchung an Primaten (Rhesusaffen) konnte nachgewiesen werden, dass die Zytokinexpression (IL-1β, IL-6 und TNFα) von mukosalen Monozyten/Makrophagen bei H. pylori infizierten Tieren auch nach 6 Jahren noch erhöht ist und mit einer Progression der H. pylori Gastritis einhergeht.

Als Antwort auf eine bakterielle Infektion wird von Neutrophilen und Monozyten IL-12, und von NK-Zellen Interferon γ produziert.

Sowohl Interferon γ als auch IL-12 werden als entscheidende Faktoren für das Zustandekommen der zellvermittelten Immunabwehr gegen ein infektiöses Agens wie z.B. H. pylori betrachtet, da sie die Differenzierung von CD4$^+$-T-Zellen zu Th1-ähnlichen Zellen induzieren.

Die Abhängigkeit der Zytokin-Expression von der H. pylori Infektion wird auch eindrucksvoll durch die Eradikationstherapie bestätigt, die zeigt, dass die Eradikation von Helicobacter zu einem deutlichen Rückgang der Entzündung mit all ihren begleitenden und modulierenden Faktoren führt.

1.4.5.2 T- und B-Zellaktivierung (spezifische Immunreaktionen)

T-Zellen: Nach den angeborenen unspezifischen Abwehrmechanismen folgt aufgrund der kontinuierlichen Exposition der Magenmukosa mit H. Pylori Antigenen eine spezifische Immunantwort. Die Tatsache, dass eine solche Immunreaktion gegenüber einem nichtinvasiven Organismus in der Abwesenheit von Peyerschen Plaques und M-Zellen im Magen in Gang kommt, deutet darauf hin, dass bakterielle Antigene durch eine passive Absorption, direkte, aktive epitheliale Endozytose oder durch die Passage durch zerstörte „tight junctions" des gastralen Epithels aufgenommen werden. Die Antigen-

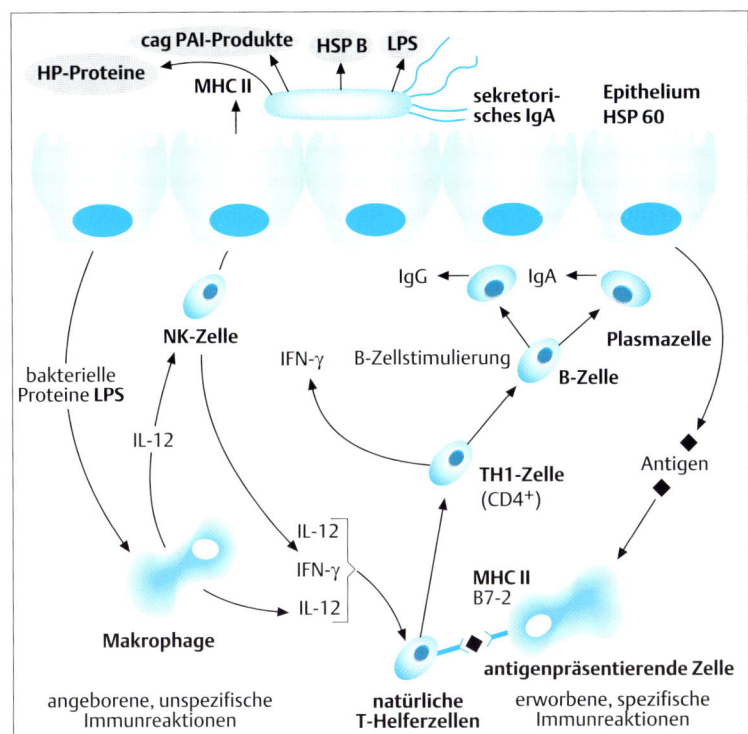

Abb. 1.11 Zelluläre Immunantwort auf die H. pylori Infektion.

Bakterielle Faktoren (LPS, VacA, Urease, HSP und andere HP-Proteine) stimulieren einerseits die Makrophagen zur IL-12-Sekretion und die NK-Zellen zur Sekretion von IFNγ (linke Bildseite), andererseits kommt es zur Antigenpräsentation durch Makrophagen, und es kommt dadurch zur Interaktion mit T-Helferzellen, die sich zu IFNγ-sezernierenden TH-Zellen differenzie- ren. Die T-Zellen induzieren über die Zytokinsekretion und durch Kontakt die B-Zellen zur Reifung. Reife Plasmazellen sezernieren spezifische Antikörper, aber möglicherweise auch kreuzreagierende Autoantikörper (z.B. HspB/HSP60AK) (rechte Bildseite). Die lokale Sekretion von IFNγ aus NK- und T-Zellen ist wichtig für die Expression von MHC-II-Molekülen im Epithel.

aufnahme in den Darm während des Transits von bakteriellem Antigen und/oder Bakterien ist ebenfalls denkbar. Die deutlich ausgeprägten Veränderungen im Magenepithel während der akuten Infektion, die durch IFNγ und TNFα induziert werden, können die Antigenaufnahme und die Entwicklung von spezifischen Reaktionen in neuinfizierten Patienten begünstigen (Abb. 1.11).

Die Absorption der bakteriellen Urease durch die Magenmukosa konnte z.B. immunhistologisch nachgewiesen werden.

Die Bedingungen wie sie im entzündeten Magen vorkommen – dazu zählt vor allem auch das „Zytokin-Milieu" infolge der akuten Immunantwort – begünstigen die Aktivierung von T-Helferzellen vom Th1-Typ.

T-Helferzellen können in zwei Klassen unterteilt werden; Th1-Zellen und Th2-Zellen. Diese beiden Subklassen unterscheiden sich in ihrem Zytokinmuster.

CD4+-T-Helferzellen (Th) können funktionell in IFNγ-sekretorische (Th1) oder IL-4-, IL-5-, IL-10- und IL-13-sekretorische (Th2) unterschieden werden. T-Zellen, die beide Zytokinmuster exprimieren, werden als TH0-T-Zellen bezeichnet.

Aus Versuchen an Affen (Rhesus-Makaken) ist mittlerweile bekannt, dass es schon sehr frühzeitig während der akuten H. pylori Infektion zu einem Anstieg der CD4+-Zellen in der Magenmukosa mit einer Th1 (IL-12, IFNγ) und proinflammatorischen (TNFα, MIP-1β) Immunantwort kommt.

Th1-Zellen stärken die zellvermittelte Immunität durch eine antigenunabhängige starke Makrophagenaktivierung und fördern sowohl die protektiven T-Zell-Reaktionen vom Th1-Typ als auch die Bildung von opsonisierenden Antikörpern in B-Zellen, während Th2-Zellen an der humoralen Antwort beteiligt sind und die Aktivierung und Rekrutierung von Eosinophilen und Mastzellen bewirken.

Obwohl das normale Magenepithel keine HLA-DR-Antigene exprimiert, ist die Expression dieser Antigene bei chronischer Gastritis – und dort vornehmlich bei H. pylori infizierter Mukosa – vorhanden. Dasselbe gilt für das die T-Zell-aktivierung ko-stimulierende Antigen B7-2.

Daraus lässt sich folgern, dass die Epithelzellen möglicherweise in der Lage sind, als antigenpräsentierende Zellen, ähnlich den Makrophagen, zu fungieren und auf diesem Wege zur T-Zell-Aktivierung beizutragen. Dass diese epitheliale de novo Synthese von HLA-DR und deren ko-stimulierenden Antigenen H. pylori abhängig ist, beweist eine Studie die zeigen konnte, dass eine Eradikationstherapie zur Abnahme dieser zuvor stimulierten Antigene führt.

Im Verlauf der Primärantwort produziert die Mukosa auch IL-12, ein Th1-stimulierendes Zytokin, das NK-Zellen aktiviert, IFNγ zu produzieren. Zusammen mit dem von T-Zellen gebildeten IFNγ und mit von H. pylori sezernierten Proteinen, wie z. B. Urease, wird die Expression dieser HLA-Antigene auch auf Monozyten induziert.

Verglichen zur normalen Mukosa, ist die Anzahl CD3$^+$CD4$^+$-T-Helferzellen erhöht. Die Zunahme von CD4$^+$, jedoch nicht von CD8$^+$-T-Zellen, korreliert mit einem zunehmenden Grad von Gastritis, Aktivität und der Dichte der kolonisierenden Bakterien. Diese Zunahme wird bei nicht-infizierter Mukosa von Dyspepsiepatienten unklarer Ätiologie nicht gefunden.

Das zeigt, dass die Magenmukosa zu differenzierten Immunreaktionen fähig ist. Im Gegensatz zur H. pylori positiven Gastritis ist die chronische Gastritis, die mit der Sprue assoziiert ist, durch eine starke Infiltration des Magenepithels mit CD8+ T-Zellen charakterisiert, während bei der mit einer perniziösen Anämie assoziierten Gastritis B-Zell-Infiltrate dominieren und keine Veränderung der CD4 : CD8-Ratio festzustellen ist. Das T-Zell-Infiltrat sowohl in der Lamina propria als auch im Magenepithel der infizierten Magenmukosa scheint vom T-Zell-Rezeptor (TCR) Typ $\alpha\beta$ zu sein, während es keinen Anhalt dafür gibt, dass eine Zunahme der TCR-$\gamma\delta$+ T-Zellen spezifisch für eine H. pylori Infektion ist, da diese Zellen auch in H. pylori negativen Patienten mit Gastritis vorkommen. Die T-Zellen in der Lamina propria infizierter Patienten mit peptischem Ulkus zeigen eine vermehrte CD45RO+ und IL-2R+ Expression. Durch Eradikation von H. pylori werden diese Marker der T-Zell-Aktivierung wieder rückläufig. Die Proliferation eines MALT-Lymphoms scheint ebenfalls durch H. pylori spezifische T-Zellen vom Typ CD4+CD45RO+ vermittelt zu sein.

Th1- und Th2-Zellen inhibieren einander, was zu der Annahme führt, dass eine H. pylori Infektion prädominant eine Th1-Antwort auslöst, die normalerweise durch eine moderate Th2-Antwort kontrolliert wird. Kommt es zu einer Störung der inhibitorischen Th2-Antwort, führt dies zur Überproduktion von IFNγ, was wiederum zu einer vermehrten Aktivierung von Makrophagen, Neutrophilen und Eosinophilen und dadurch zur Schädigung des Magenepithels über die entsprechenden zellschädigenden Produkte dieser Zellen (O$_2$-Radikale, NO, Proteasen) führt. Diese Hypothese wird auch durch Befunde im Tiermodell unterstützt.

Im Mausmodell wurde untersucht, wie sich eine Helicobacter felis Infektion in immunisierten und nicht immunisierten Tieren auswirkt, die genetisch defizient für das Th2-typische IL-4-Gen waren. Die Ergebnisse aus dieser Studie zeigen, dass alleinige Th1-Antwort mit einer Entzündung der Magenschleimhaut und einer entsprechenden Erkrankung assoziiert war. Konnte dagegen eine Th1/Th2-Kombination als Immunantwort ausgelöst werden, wurde die unbalancierte proinflammatorische Th1-Antwort reduziert und die bakterielle Kolonisierung vermindert.

B-Zellen: Alle Patienten mit einer chronischen Gastritis reagieren auf die Infektion mit H. pylori mit der Bildung von spezifischen IgG-, IgA- und IgM-Antikörpern, die lokal im Magengewebe und systemisch im Blut nachweisbar sind.

IgM-Sekretion wird generell nur in der akuten Phase der Infektion nachgewiesen.

Spezifisches Serum-IgG ist ein sehr zuverlässiger Marker der Infektion (> 90 % Sensitivität und Spezifität), ein Abfallen der Serumtiter zeigt eine erfolgreiche Eradikation der Infektion an.

Die Höhe der IgA-Titer scheint zur Kontrolle der Bakterienbesiedlung beizutragen. In einer Studie mit asymptomatischen Personen waren die H. pylori Dichte, der Aktivitätsgrad der Erkrankung und die Rate an peptischem Ulkus mit einem niedrigen IgA-Titer korreliert. In einer weiteren Studie konnte gezeigt werden, dass IgA-defiziente Individuen ein erhöhtes Risiko für maligne Erkrankungen des Magens haben, obwohl sie nicht empfänglicher für eine H. pylori Infektion sind. Dies könnte Folge einer nicht durch IgA kontrollierten Vermehrung von H. pylori sein.

In vitro aktiviert die Opsonisierung von H. pylori durch IgG und IgM die Phagozytose und die Abtötung der Bakterien durch Neutrophile, und die Pathogenität der Bakterien kann durch spezifische Antikörper, die gegen entsprechende Virulenzfaktoren gerichtet sind, neutralisiert werden.

Andererseits können spezifische Antikörper auch zur Pathogenese der Infektion beitragen. Die Anwesenheit kreuzreagierender Antikörper gegen ähnliche Epitope von H. pylori und der Magenmukosa wird als potenzieller Mechanismus einer immunologisch vermittelten Schädigung diskutiert.

In vitro konnte gezeigt werden, dass spezifische mukosale H. pylori IgG-Antikörper in Kombination mit bakteriellem Antigen zu einer erhöhten Zytotoxizität von Neutrophilen führt.

H. pylori spezifische Antikörper können direkt gegen Protein-Epitope auf Parietalzellen des Magens oder gegen den für die Vitamin-B-Aufnahme wichtigen „Intrinsic Factor" gerichtet sein und werden bei Autoimmungastritis nachgewiesen.

Andere Untersuchungen weisen Autoimmunantikörper vermehrt bei Patienten mit MALT-Lymphom nach. Diese Antikörper reagieren sowohl mit epithelialem Hsp60 als auch bakteriellem HspB. Demzufolge könnten Immunreaktionen, die durch solche kreuzreagierenden Antikörper in Gang kommen, an der Entstehung des MALT-Lymphoms beteiligt sein. Andere Untersucher bestreiten einen derartigen Zusammenhang mit der Manifestation einer bestimmten Erkrankung.

Über H. pylori spezifische IgE-Antikörper gibt es bisher wenig Studien. IgE-Plasmazellen sind jedoch in der gastroduodenalen Mukosa, vor allem in der Ulkusregion von H. pylori Patienten präsent. Im Tiermodell induzieren IgE-Reaktionen gegen Nahrungsproteine, Mastzelldegranulation, Histaminausschüttung und erhöhte gastrale Säuresekretion. In vitro können H. pylori Antigene einen Histaminausstoß von basophilen Granulozyten Infizierter bewirken. Ob eine spezifische IgE-abhängige Histaminausschüttung durch Mastzellen auch in der humanen Magenmukosa vorkommt, ist momentan unklar. Die Histaminkonzentration der Magenschleimhaut infizierter Kinder ist jedoch vermindert. Mastzellen sind auch die Quelle von verschiedenen Entzündungsmediatoren und Zytokinen, die zur Aktivierung und Rekrutierung anderer immunkompetenter Zellen in der Mukosa beitragen.

1.4.6 Möglichkeiten zur Stimulierung der Infektionsabwehr

Trotz der Stimulierung der angeborenen und antigeninduzierten Immunabwehr der Magenmukosa ist H. pylori in der Lage, zu persistieren und eine chronische Infektion zu unterhalten.

Die entzündliche Reaktion könnte auch eine wichtige Voraussetzung für das Überleben der Bakterien sein, weil sie die Verfügbarkeit von Nährstoffen aus der Mukosa erhöht. Trotzdem ist eine fortwährende Antigenstimulierung auf Dauer nicht vorteilhaft für den Wirt. Ob es eine direkte „down"-Regulierung von T-Zellen des Wirtes durch H. pylori gibt, ist unklar. Es wird eine durch die Bakterien induzierte Modulation der Wirtsantwort diskutiert, die eine effektive Immunantwort mit Elimination der Infektion verhindert.

Ein zytoplasmatisches Protein von H. pylori, das die Proliferation von peripheren Monozyten inhibiert, ist bereits beschrieben. Dieser Faktor vermindert in vitro die CD14- und CD25-Expression auf peripheren Monozyten und T-Zellen. Ob diese Mechanismen auch in vivo wirksam werden, ist nicht bekannt. Die bakteriell induzierte Beeinflussung der Immunmodulation führt einerseits zur Reduktion der mukosalen Schädigung und andererseits zur Persistenz der Infektion.

Mit der Entschlüsselung des H. pylori Genoms wird es möglich sein, die Funktion spezifischer Gene besser zu untersuchen und daraus ableitend auch neue therapeutische Substanzen zu entwickeln, um eine H. pylori Infektion zu behandeln oder zu verhindern.

Die Helicobacter Spezies zeigt eine ungewöhnlich starke genetische Variabilität, die für eine Impfstoffentwicklung ein Problem schaffen kann. Viele verschiedene molekulare „Fingerprinting"-Techniken haben ergeben, dass offensichtlich jeder H. pylori Stamm im einzelnen Individuum eine gewisse Einzigartigkeit besitzt.

Diese starke Unterschiedlichkeit zwischen den Stämmen kommt durch häufige DNA-Rekombination zustande, wenn Patienten mit mehreren verschiedenen H. pylori Stämmen infiziert sind.

Die H. pylori Infektion induziert eine Vielzahl von Mechanismen, die zur Schädigung der Magenmukosa führt und dadurch zu Erkrankungen führen oder deren Entstehung begünstigen kann. Diese Forschung bleibt weiter von großem Interesse, um herauszufinden, welche Mechanismen in welchem Stadium der Erkrankung von Bedeutung sind, und über eine Stärkung der mukosalen Abwehr (z. B. Antiproteasen) mittels protektiver Zytokine oder über eine entsprechende Impfung neue Wege und Ansätze in der Immuntherapie der chronischen H. pylori Infektion zu finden.

Literatur

Appelmelk BJ, Faller G, Claeys D, et al. Bugs on trial: the case of Helicobacter pylori and autoimmunity. Immunol Today 1998; 19: 296–299

Atherton JC, Coa P, Peek PM, Tummuru MKR, Blaser MJ, Cover TL. Mosaicism in vacuolating cytotoxin alleles of Helicobacter pylori, association of specific vacA types with cytotoxin production and peptic ulceration. J Biol Chem 1995; 270: 17771–17777

Azuma T, Konishi J, Tanaka Y, Hirai M, Ito S, Kato T, Kohli Y. Contribution of HLA-DQA gene to host's response against Helicobacter pylori. Lancet 1994; 343: 542–543

Bamford KB, Fan X, Crowe SE, Leary JF, Gourley WK, Luthra GK et al. Lymphocytes in the human gastric mucosa during Helicobacter pylori infection have a T helper cell 1 phenotype. Gastroenterology 1998; 114: 482–492

Censini S et al. Cag, a pathogenicity island of Helicobacter pylori, encodes type I-specific and disease-associated virulence factors. Proc Natl Acad Sci USA 1996; 93: 14648–14653

D'Elios MM, Andersen LP, Del Prete G. Imflammation and host response. Curr Opin Gastroenterol 1998; 15 (Suppl 1): S15–S19

Faller G, Winter M, Steininger H, et al. Antigastric autoantibodies and gastric secretory function in Helicobacter pylori infected patients with duodenal ulcer and non-ulcer dyspepsia. Scand J Gastroenterol 1998; 33: 276–282

Foynes S, Dorrell N, Ward SJ, Stabler RA, McColm AA, Rycroft AN, Wren BW. Helicobacter pylori possesses two CheY response regulators and a histidine kinase sensor, CheA, which are essential for chemotaxis and colonization of the gastric mucosa. Infect Immun 2000; 68: 2016–2023

Freter R. Mechanisms of association of bacteria with mucosal surface. In: Adhesion and microorganism pathogenicity. Pitman Medical Tunbridge Wells. CIBA Foundation symposium 1981; 89: 36–55

Go MF. What are the host factors that place an individual at risk for Helicobacter pylori associated disease? Gastroenterology 1997; 113: S15–S20

Kodama K, Ito A, Nishizono A, Fujioka T, Nasu M, Yahiro K, Hirayama T, Uemura N. Divergence of virulence factors of Helicobacter pylori among clinical isolates does not correlate with disease specificity. J Gastroenterol 1999; 34 (Suppl 11): 6–9

Logan RPH. Adherence of Helicobacter pylori. Aliment Pharmacol Ther 1996; 10 (Suppl. 1): 3–15

Mankowski R, Hoepf T, Krakowka S, Eaton KA. FlaAmRNA transcription level correlates with Helicobacter pylori colonisation efficiency in gnotobiotic piglets. J Med Microbiol 1999; 48: 395–399

McConnell RB. Peptic ulcer: early genetic evidence-families, twins, and markers. In: Rotter JI, Samloff IM, Rimoin DL (eds). The genetics and heterogeneity of common gastrointestinal disorders. New York: Academic, 1980; 31–41

Mori N, Wada A, Hirayama T, Parks TP, Stratowa C, Yamamoto N. Activation of intercellular adhesion molecule 1 expression by Helicobacter pylori is regulated by NF-kappaB in gastric epithelial cells. Infect Immun 2000; 68: 1806–1814

Mosmann TR, Sad S. The expanding universe of T-cell subsets: Th1-Th2 and more. Immunol Today 1996; 17: 138–146

Neale KR, Logan RPH. The epidemiology and transmission of Helicobacter pylori infection in children. Aliment Pharmacol Ther 1995; (Suppl. 2): 77–84

Nilius M, Vahldieck T, Repper I, Sokolowski A, Janowitz P, Malfertheiner P. Protease-Proteaseinhibitor balance in the gastric mucosa – Influence of Helicobacter pylori infection. In: Langner J, Ansorge S (eds). Cellular peptidases in immune functions and diseases (2). New York: Plenum Publishers, 2000. ISDBN 0-306-46383-0

O'Garra A, Murphy K. Role of cytokines in determining T-lymphocyte function. Curr Opin Immunol 1994; 64: 458–466

Scott P, Trinchieri G. The role of natural killer cells in host-parasite interactions. Curr Opin Immunol 1995; 7: 34–40

Smoot DT. How does Helicobacter pylori cause mucosal damage? Direct mechanisms. Gastroenterology 1997; 113: S31–S34

Sonnenberg A. The US temporal and geographic variations of diseases related to Helicobacter pylori. Am J Public health 1993; 83: 1006 – 1010

Suerbaum S, Josenhans C. Virulence factors of Helicobacter pylori: implications for vaccine development. Mol Med Today 1999; 5: 32 – 39

Walker MM, Crabtree JE. Helicobacter pylori infection and the pathogenesis of duodenal ulceration. Ann NY Acad Sci 1998; 859: 96 – 111

Yoshida N, Granger DN, Evans DJ, Evans DG, Graham DY, Anderson DC et al. Mechanisms involved in Helicobacter pylori induced inflammation. Gastroenterol 1993; 105: 1431 – 1440

2 Pathomorphologie und Pathophysiologie

2.1 Morphologie der Helicobacter pylori Gastritis

M. Stolte

2.1.1 Einleitung

Die Wiederentdeckung des Helicobacter pylori – im Folgenden H. pylori abgekürzt – hat zu einer explosionsartigen Evolution unseres Wissens über die gastroduodenalen Erkrankungen geführt. Die vielen neuen Erkenntnisse haben Änderungen in der Klassifikation dieser Krankheiten und Verbesserungen in der Diagnostik und Therapie ermöglicht: Erstmals in der Geschichte der Medizin wurde eine ätiopathogenetische Klassifikation der Gastritiden möglich, erstmals auch eine erfolgreiche kausale Therapie der häufigsten Gastritis, der H. pylori Gastritis. Sie ist eine der häufigsten Infektionskrankheiten in der Humanmedizin, eine nicht spontan heilende, lebenslänglich chronische, zugleich akut aktiv gewebsschädigende Krankheit in einem der größten menschlichen Hohlorgane, mit häufigen lebensbedrohlichen Folgeleiden. Erstmals in der Geschichte der Medizin lässt sich das so genannte peptische Ulkusleiden, das sich als H. pylori Gastritis Folgekrankheit herausgestellt hat, auf Dauer heilen. Die H. pylori Gastritis ist auch eine präneoplastische Kondition, der Helicobacter pylori ist von der WHO als definitives Karzinogen eingestuft worden. Am Horizont der zukünftigen Möglichkeiten steht die Prophylaxe der H. pylori Gastritis, die Prophylaxe des Ulkusleidens und auch die Prophylaxe der MALT-Lymphome des Magens sowie des größten Teils der Magenkarzinome. Auch die Regression von niedrig malignen MALT-Frühlymphomen ist möglich geworden. Die endoskopisch-bioptische histologische Diagnostik der Gastritiden und ihrer Folgekrankheiten ist deshalb so wichtig geworden wie nie zuvor! Mit der Diagnose des Pathologen werden wichtige Weichen für die weitere Diagnostik und Therapie gestellt.

2.1.2 Gastritisklassifikation und Graduierung

2.1.2.1 Historische Entwicklung

Vor der Wiederentdeckung des H. pylori existierten weltweit mehrere Gastritisklassifikationen, die in Tab. 2.1 zusammengefasst sind. Die meisten dieser älteren Klassifikationen gehen auf die Arbeiten von Schindler zurück, der die akute und chronische Gastritis unterschied und die Begriffe „chronische Oberflächengastritis" und „chronisch atrophische Gastritis" einführte. In Deutschland wurde überwiegend die Gastritis-Klassifikation von Elster benutzt.

1973 unterschieden Strickland und MacKay zwei Hauptformen der Gastritiden: Typ A und Typ B. Die Typ-A-Gastritis ist in der Fundus- und Korpusschleimhaut lokalisiert und durch die Atrophie des säureproduzierenden Drüsenkörpers gekennzeichnet. Der Schwerpunkt der Typ-B-Gastritis ist nach dieser Klassifikation das Antrum, Grad und Aktivität der Gastritis nehmen in oraler Richtung ab. Die A-Gastritis ist eine Autoimmunerkrankung mit serologischem Antikörper-Nachweis gegen Parietalzellen und/oder Antikörper-Nachweis gegen den Intrinsic-Faktor. Die Ursache der B-Gastritis blieb bis zur Wiederentdeckung des H. pylori unklar, angenommen wurde z.B. ein pathologischer duodeno-gastraler Reflux. Den ersten Versuch einer ätiopathogenetischen Klassifikation der Gastritiden machte vor der Entdeckung des H. pylori Correa. Die A-Gastritis stufte er ebenfalls als Autoimmunerkrankung ein und meinte, dass die B-Gastritis auf eine gesteigerte Sekretion von Magensäure und Pepsin zurückgeführt werden müsste („hypersekretorische Gastritis"). Als neue ätiopathogenetische Gastritis führte Correa die „environmental chronic gastritis" ein. Die Prädilektionsstelle dieser Gastritis sei die Korpus-Antrum-Grenze. Morphologisch klassifizierte Correa diese Gastritis als „multifokale atrophi-

Tab. 2.**1**   Die wichtigsten Schritte zur Klassifikation und Graduierung der Gastritis

Jahr	Autoren	Einteilung
1947	Schindler	– akute Gastritis – chronische Gastritis: chron. Oberflächengastritis chron.-atroph. Gastritis
1968	Elster	Oberflächengastritis Oberflächengastritis m. beginn. Atrophie atrophische Gastritis
1972	Whitehead	– Oberflächengastritis – atrophische Gastritis – akute Gastritis (akuter Mukosaschaden) chron. Oberflächengastritis chronisch-ruhende Gastritis chronisch-aktive Gastritis atrophische Gastritis
1973	Strickland u. Mackay	– Typ-A-Gastritis: Ätiologie: Autoimmunerkrankung – Typ-B-Gastritis: Ätiologie: unklar, evtl. alimentär
1980	Correa	– A-Gastritis: Autoimmunerkrankung – B-Gastritis: hypersekretorische und umwelt- bedingte Gastritis
1979/83	Warren u. Marshall	– Wiederentdeckung der Bakterien im Magen, mikrobiologische Anzüchtung
1989	Goodwin et al.	– Umbenennung in „Helicobacter pylori"
1988/89	Heilmann, Stolte et al., Wyatt u. Dixon	– A-Gastritis: Autoimmungastritis – B-Gastritis: bakteriell-infektiöse Gastritis – C-Gastritis: chemisch-induzierte Gastritis – sonstige Sonderformen von Gastritiden
1990	Misiewicz et al., Price	„Sydney-System": Neue weltweite endoskopische und histolo- gische Klassifikation der Gastritis mit Graduierungssystem, Berücksichtigung der Topographie der Gastritis und – erstmals in der Geschichte der Medizin – ätiopathogenetischer Gastritis- diagnose

sche Gastritis". Zur Ätiopathogenese wurde eine salzreiche Ernährung angenommen.

Nach der Wiederentdeckung des H. pylori und der Erkenntnis, dass dieser Keim die Hauptursache der B-Gastritis ist, wurde erstmals eine ätiopathogenetische Klassifikation der Gastritiden möglich.

2.1.2.2 „ABC" der Gastritiden

Die ersten Vorschläge für eine ätiopathogenetisch orientierte Gastritis-Klassifikation stammen von Wyatt und Dixon und von der Arbeitsgemeinschaft für gastroenterologische Pathologie in der Deutschen Gesellschaft für Pathologie. Danach werden 3 Hauptgruppen der Gastritiden unterschieden:

– A-Gastritis = **A**utoimmungastritis
– B-Gastritis = **b**akteriell-infektiöse Gastritis
   und
– C-Gastritis = **c**hemisch induzierte Gastritis.

Alle anderen seltenen Gastritiden werden unter „Sonderformen" zusammengefasst. Diese beiden Klassifikationsvorschläge waren die Basis für das Sydney-System.

2.1.2.3 „Sydney-System"

Die auf dem Weltkongress für Gastroenterologie in Sydney 1990 unter dem Namen „Sydney-System" vorgeschlagene Gastritis-Klassifikation setzt sich aus einem endoskopischen und einem histologischen Teil zusammen (s. Abb. 2.**1**).

Das „Sydney-System"

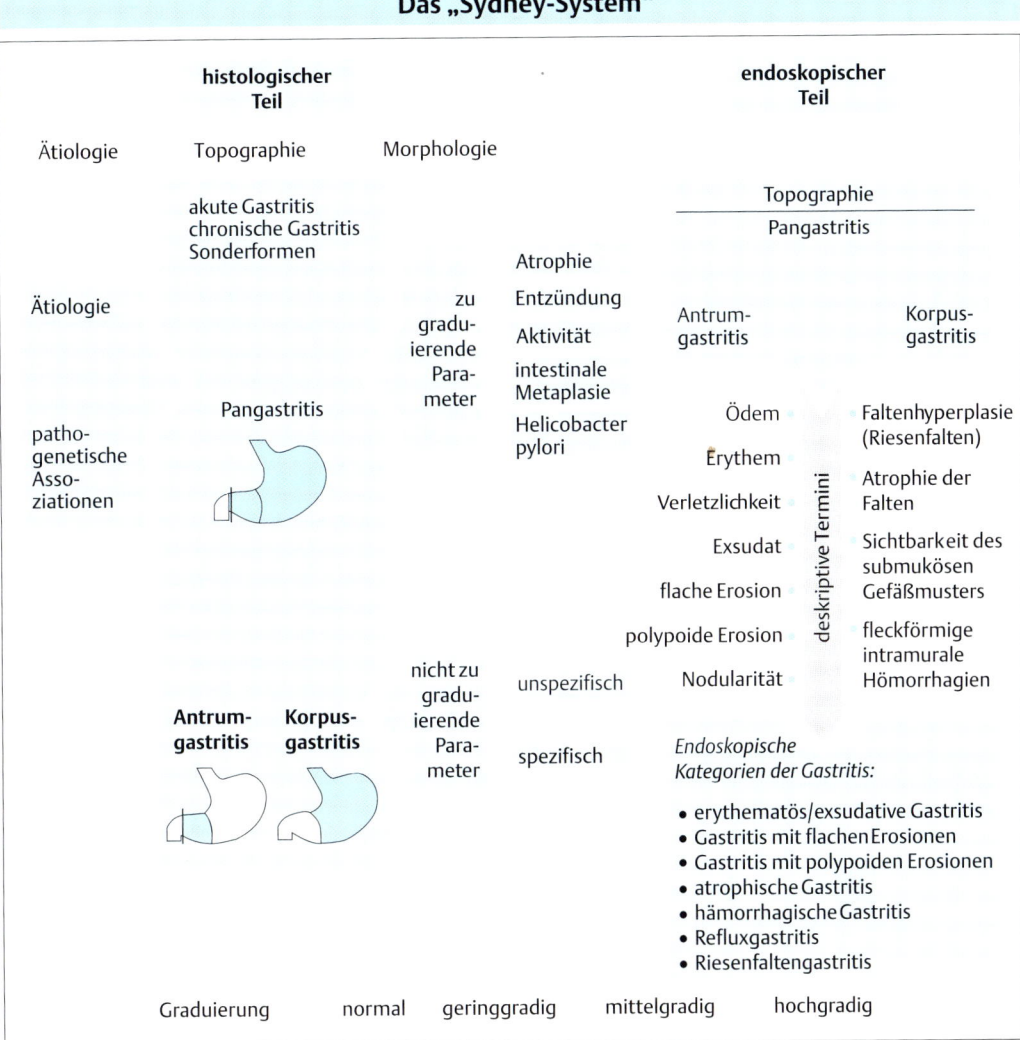

Abb. 2.**1** Das „Sydney-System" zur endoskopischen und histologischen Klassifikation und Graduierung der Gastritiden.

Die histologische Klassifikation ist eine Kombination von Ätiologie, Topographie und Morphologie der Gastritis. Die zu graduierenden morphologischen Parameter sind:
1. die chronische Entzündung, also die Dichte der Infiltration der Tunica propria der Magenschleimhaut mit Lymphozyten und Plasmazellen,
2. die Aktivität der Entzündung, also die Dichte der Infiltration der Magenschleimhaut mit neutrophilen Granulozyten,

3. die Atrophie des Drüsenkörpers,
4. die intestinale Metaplasie und
5. die Dichte der H. pylori Besiedlung.
Für diese morphologischen Parameter wurde eine Vierer-Graduierung vorgeschlagen: normal, geringgradig, mittelgradig und hochgradig.

Um die Gastritisklassifikation so einfach wie möglich zu machen, damit sie auch weltweit akzeptiert und anwendbar wird, wurde auf weitere

Tab. 2.**2**   Sydney-System-Vorschlag zur „schematischen Gastritisdiagnostik"

		Gastritis			
Antrum				**Korpus**	
		akut			
		chronisch			
		Sonderform			

	+	++	+++			+	++	+++
H. pylori					H. pylori			
Chron. Gastritis					Chron. Gastritis			
Grad der Entzündung					Grad der Entzündung			
Aktivität					Aktivität			
Atrophie					Atrophie			
Int. Metaplasie					Int. Metaplasie			
Kommentar					Kommentar			

Zusammenfassung

morphologische Parameter wie Epitheldegeneration, Schleimdepletion, foveoläre Hyperplasie, Ödem, Erosionen, Hämorrhagien, Fibrosierungen, Lymphfollikel u.a. verzichtet. Dies heißt aber nicht, dass diese für die Beurteilung einer Gastritis teilweise sehr wichtigen Parameter aus jeder Gastritisdiagnose zu verbannen sind. Der Vorschlag der Väter des Sydney-Systems ist als minimaler Anforderungskatalog gedacht, weitergehende morphologische Charakterisierungen der Gastritis sind also durchaus möglich und erwünscht. Tab. 2.**2** zeigt den im Sydney-System gemachten Vorschlag zur „schematischen" Gastritisdiagnostik.

Das wichtigste Glied im histologischen Teil des Sydney-Systems ist die diagnostische Aussage zur Ätiologie der Gastritis.

2.1.2.4 Das „updated" Sydney-System

Das Sydney-System war ausschließlich von europäischen Pathologen vorbereitet worden. Dies hat zu Kontroversen zwischen amerikanischen und europäischen Pathologen geführt, denn die „Entitäten" der amerikanischen Gastritis-Diagnostik waren im Sydney-System nicht mehr enthalten.

Um die Kontroverse zu beseitigen, hat sich eine größere Gruppe von Pathologen aus vielen Teilen der Welt im September 1994 in Houston zu einem Konsensus-Workshop getroffen. Das Ergebnis dieses Workshops ist das „updated" Sydney-System.

Die Prinzipien des Sydney-Systems sind erhalten geblieben, das System der Klassifikation und Graduierung der Gastritiden wurde nur geringgradig modifiziert. Die Terminologie wurde erweitert, um die älteren Begriffe aus der amerikanischen Gastritis-Klassifikation (s. Tab. 2.**3**). Zur Graduierung der Infiltration mit mononukleären Entzündungszellen, neutrophilen Granulozyten, der Kolonisation mit Helicobacter pylori, der Atrophie des Drüsenkörpers und der intestinalen Metaplasie wurde eine neue einfache visuelle Analogskala eingeführt. Die Empfehlungen zur Biopsie bei der Gastroskopie wurden erweitert: Zur suffizienten Gastritis-Diagnostik sollten 2 Partikel aus dem Antrum (2 – 3 cm präpylorisch kleine und große Kurvatur), 2 Partikel aus dem Korpus (ca. 8 cm aboral der Kardia kleine und große Kurvatur) und 1 Partikel aus der Incisura angularis entnommen werden.

2.1.2.5 Empfehlungen für die Gastritis-Diagnostik in Deutschland

Auch wenn die entsprechenden Abkürzungen aus dem deutschen Vorschlag der Gastritis-Klassifikation – dem „Vorläufer" des Sydney-Systems – nicht in das Sydney-System und das updated Sydney-System übernommen worden sind, lässt sich dieses didaktisch einprägsame und sinnvolle „ABC" der Gastritis durchaus weiterhin verwenden.

Das deutsche ABC-System der Gastritis-Klassifikation ist mit dem Sydney-System und dem updated Sydney-System durchaus kompatibel.

Der entscheidende Fortschritt in der internationalen Diskussion über die Gastritis-Klassifikation und -Graduierung ist, dass die früheren deskriptiven Klassifikationen der Gastritis durch die ätiopathogenetische Klassifikation abgelöst worden ist.

2.1.3 Häufigkeit der Gastritiden

Die H. pylori induzierte Gastritis ist mit 80 – 90 % aller Gastritiden die häufigste Gastritis weltweit. An zweiter Stelle steht die C-Gastritis mit ca. 7 – 15 %. Relativ selten ist dagegen die Autoimmungastritis der Fundus- und Korpusschleimhaut mit 3 – 6 %. Mit Mischformen dieser 3 Hauptypen der Gastritiden ist in ca. 3 % zu rechnen. Alle anderen „Sonderformen" sind mit insgesamt 3 – 5 % sehr selten (Tab. 2.**4**).

2.1.4 Histologische Charakteristika der H. pylori Gastritis

Die chronische Besiedlung der Magenschleimhaut mit H. pylori führt zu einer chronisch-aktiven Gastritis mit partiellem Ersatz des Oberflä-

Tab. 2.**3** Klassifikation der Gastritiden nach dem „updated" Sydney-System

Typ der Gastritis	ätiologische Faktoren
nicht-atrophisch	Helicobacter pylori
	? andere Faktoren
atrophisch	
autoimmun	Autoimmunität
multifokal atrophisch	Helicobacter pylori
	Ernährungsfaktoren
	? Umweltfaktoren
spezielle Formen	
chemisch	chemische Reizung
	– Galle
	– NSAR
	– ? andere Substanzen
radiogen	Strahlenschaden
lymphozytär	idiopathische? Immunmechanismen
	Gluten
	Medikamente (Ticlopidin)
	? Helicobacter pylori
nicht infektiös	M. Crohn
granulomatös	Sarkoidose
	M. Wegener und andere Vaskulitiden
	Fremdkörper
	idiopathisch
eosinophil	Nahrungsmittelsensitivität
	? andere Allergien
andere infektiöse Gastritiden	Bakterien
	Viren
	Pilze
	Parasiten

chenepithels durch Regeneratepithel, Schleimdepletion, Bildung von Lymphfollikeln und intestinalen Metaplasien und fokaler Atrophie. Die Unterschiede der entzündlichen Reaktion der Magenschleimhaut auf den H. pylori sind im Einzelfall abhängig von der Pathogenität des Keims und der Resistenz des infizierten „Wirts".

> ⚠ Die wichtigsten Faktoren, die die unterschiedliche Pathogenität verschiedener H. pylori Stämme bestimmen, sind die Motilität des Keims, die Hämagglutininproduktion, Adhärenzfaktoren, die Bildung von Proteasen mit partieller Zerstörung des schützenden Schleimfilms, die Abgabe von Zytotoxin mit Vakuolisierung des Oberflächenepithels bis hin zur Nekrose des Epithels, die Aktivität

Tab. 2.**4**   Häufigkeit, Ätiopathogenese und mögliche Komplikationen der 3 wichtigsten Gastritiden

Gastritistyp	Häufigkeit	Ätiopathogenese	Komplikationen
A-Gastritis	3–6 %	Autoimmunerkrankung mit Bildung von Parietalzellantikörpern (ca. 90 %) und/oder Autoantikörpern gegen den Intrinsic factor (ca. 50 %)	– Vitamin-B$_{12}$-Mangelzustände (z. B. neurologische u. psychische Störungen) bis hin zur perniziösen Anämie – mögliche Karzinoidentwicklung – präkanzeröse Kondition
B-Gastritis	80–90 %	Weit überwiegend H. pylori Infektion; sehr selten H. heilmannii Infektion (bis 0,3 %); extrem selten virale Gastritis (z. B. CMV) oder Gastritis durch invasive Bakterien	– Erosionen – Ulcus duodeni – Ulcus ventriculi – MALT-Lymphom – präkanzeröse Kondition
C-Gastritis	7–15 %	NSAR/ASS-Medikation, Gallereflux	– Erosionen – intestinale Metaplasie – Ulcus ventriculi

des H. pylori Enzyms Urease und die Menge des von der Urease produzierten Ammoniaks sowie die Bildung von Phospholipasen, Katalase, plättchenaggregierendem Faktor und Azetaldehyd.

Der H. pylori wirkt auf die Schleimhaut als Antigen und löst eine lokale Immunantwort aus, so kommt es zur chronischen aktiven Gastritis. Die Dichte der Kolonisation der Magenschleimhaut mit H. pylori bestimmt den Grad und die Aktivität der Gastritis. „Grad" der Gastritis bedeutet Dichte der Infiltration der Tunica propria mit Lymphozyten und Plasmazellen. „Aktivität" ist das Maß für die Dichte der Infiltration der Schleimhaut mit neutrophilen Granulozyten.

Die histologische Routinediagnostik beginnt also nicht mit der Suche nach dem H. pylori, sondern orientiert sich zunächst am charakteristischen histologischen Muster, der Immunantwort auf den H. pylori, die Infiltration der oberen Tunica propria mit Lymphozyten, Plasmazellen (Abb. 2.**2**, Farbtafel **I**) und neutrophilen Granulozyten (Abb. 2.**3**, Farbtafel **I**). Wenn dann auch noch das normale foveoläre Epithel mehr oder weniger durch ein Regeneratepithel ersetzt ist und so eine Schleimproduktionsverminderung entsteht (Abb. 2.**4**, Farbtafel **I**); so ist die Suche nach dem H. pylori im HE-Schnitt zumeist schnell erfolgreich. Nur bei unklaren Befunden sind Spezialfärbungen erforderlich. „Goldstandard" des histologischen Nachweises von Helicobacter pylori ist die Versilberung des Keims mit der Methode nach Warthin-Starry (Abb. 2.**5**, Farbtafel **II**). Auch immunhistochemische Metho-

den, die modifizierte Giemsa-Färbung und die Genta-Färbung eignen sich gut zur Darstellung des Keims. Eine routinemäßige Anwendung dieser Spezialmethoden ist aber aus Kostengründen abzulehnen und in der Diagnostik auch nicht erforderlich. Nur in wissenschaftlichen Studien und zur Kontrolle des Erfolgs einer Anti H. pylori Therapie sind Spezialfärbungen primär indiziert.

2.1.5   Praxis der Graduierung der Gastritis

2.1.5.1   Gastritisparameter

Bei der Graduierung der Gastritisparameter hat sich eine semiquantitative Beurteilung der 5 wichtigsten Gastritisparameter bewährt (Tab. 2.**5**). Um die manchmal – insbesondere nach Therapie – nur sehr spärlichen Veränderungen zu graduieren, haben wir die „minimale" Kategorie eingeführt. Im Sydney-System würde diese Kategorie zur Graduierung „geringgradig" gehören. Über das Sydney-System hinausgehend sollte in wissenschaftlichen Studien und zur Therapiebeurteilung auch eine Aussage über den Zustand der Oberflächenepithelien und der Schleimproduktion gemacht werden. Zur Gastritisbeurteilung gehört auch die Diagnostik der intestinalen Metaplasien, der basalen lymphatischen Aggregate und der Lymphfollikel.

2.1.5.2   Probleme der Atrophie-Graduierung

Im „updated" Sydney-System ist die alte amerikanische Gastritis-Diagnose „multifokale atrophische Gastritis" wieder aufgenommen worden.

Tab. 2.5 Vorschlag zur Graduierung der wichtigsten Gastritisparameter

Graduierung	Helicobacter pylori Kolonisation	Grad der Gastritis	Aktivität der Gastritis	Grad des Ersatzes des foveolären Epithels durch Regeneratepithel	Grad der Schleimdepletion
1 = minimal	nur minimal herdförmig nachweisbarer H. pylori	nur ganz vereinzelt verteilt liegende Lymphozyten und Plasmazellen in der oberen Tunica propria	ganz vereinzelt in der Tunica propria nachweisbare neutrophile Granulozyten	minimaler Ersatz (< 10%) des foveolären Epithels im unteren Drittel der Grübchen	minimale Reduktion der Schleimproduktion, begrenzt auf den Grübchengrund
2 = geringgradig	wenige gleichmäßig verteilt liegende H. pylori	gleichmäßige lockere Infiltration d. oberen Tunica propria mit Lymphozyten und Plasmazellen	wenige neutrophile Granulozyten in der Tunica propria ohne Leukopedese im Bereich der Grübchen und Leistenspitzen	geringgradiger Ersatz des foveolären Epithels (ca. 10–30%) im unteren Drittel der Grübchen	Reduktion der Schleimproduktion im unteren Drittel der Grübchen
3 = mittelmäßig	mäßig dichte Besiedlung mit H. pylori	mäßig dichte Infiltration der oberen Tunica propria mit Lymphozyten und Plasmazellen	mäßig viele neutrophile Granulozyten in der Tunica propria mit mäßiger Leukopedese im Bereich der Grübchen und Leistenspitzen	mittelgradiger Ersatz des foveolären Epithels im unteren und mittleren Drittel der Grübchen (30–60%)	Reduktion der Schleimproduktion im unteren und mittleren Drittel der Grübchen
4 = hochgradig	sehr dichte Besiedlung mit H. pylori	sehr dichte lymphoplasmazelluläre Infiltration der Tunica propria	reichlich neutrophile Granulozyten in der Tunica propria mit stark ausgeprägter Leukopedese und Ausbildung von Leukozytenpfröpfen in den Grübchen	nahezu völliger Ersatz des foveolären Epithels im unteren, mittleren und oberen Drittel der Grübchen (mehr als 60%)	Reduktion der Schleimproduktion in allen Abschnitten der Grübchen

Dies war mehr ein diplomatisches Entgegenkommen der europäischen Pathologen als eine sachliche Notwendigkeit. Bei nur je 2 Zangenbiopsaten aus Antrum und Korpus ist es nahezu unmöglich, eine multifokale atrophische Gastritis zu diagnostizieren.

Problematisch ist auch die Graduierung der Atrophie unter Berücksichtigung der Topografie und der ätiopathogenetischen Klassifikation der Gastritis. Probleme ergeben sich zunächst aus den Unterschieden der Atrophie bei der H. pylori Gastritis und bei der Autoimmungastritis. Bei der Autoimmungastritis mit Parietalzellantikörpern ist die Diagnose einfach, wenn der Drüsenkörper der Fundus- und Korpusschleimhaut keine Parietalzellen mehr enthält. Dann finden sich hier auch häufig herdförmige intestinale Metaplasien und mikronoduläre Hyperplasien der endokrinen Zellen an der Basis der Mukosa. In der Tunica propria liegen mäßig viele Lymphozyten und Plasmazellen. Im Antrum ist bei der atrophischen A-Gastritis nur selten ein Normalbefund zu finden. Hier liegt entweder das Bild einer Ex H. pylori Gastritis oder einer C-Gastritis vor. In diesem „ausgebrannten" atrophischen Stadium der A-Gastritis mit Achlorhydrie ist der Helicobacter pylori nur noch in wenigen Ausnahmefällen nachzuweisen.

Schwieriger ist die Diagnose der Autoimmungastritis in frühen Stadien ohne Atrophie der Parietalzellen. Hier ist eine lymphozytäre Infiltration der gesamten Tunica propria mit fokaler Destruktion einzelner Korpusdrüsen nachzuweisen. Da die Parietalzellantikörper wie die Protonenpumpeninhibitoren die Protonenpumpe der Parietalzelle blockieren, kommt es wie unter Protonenpumpenblockertherapie zu einer Hypertrophie der erhaltenen Parietalzellen. Dieser Befund der frühen A-Gastritis ist aber histologisch ohne zusätzliche serologische Untersuchungen nicht sicher von einer H. pylori Gastritis abzugrenzen, bei der der H. pylori Antikörper im Serum wie ein Parietalzellantikörper wirkt und gleichartige Entzündungsbilder hervorrufen kann. In diesen Fällen scheint es aber nicht zur Hypertrophie der Parietalzellen zu kommen. Bei diesen Patienten ist der Helicobacter nur noch spärlich fokal nachzuweisen, so dass ein negativer H. pylori Befund im Zangenbiopsiematerial eine H. pylori Infektion nicht sicher ausschließt. Zur Differenzialdiagnose der präatrophischen Autoimmungastritis und der seltenen Sonderform der zur Korpusatrophie führenden H. pylori Gastritis ist deshalb eine serologische Untersuchung auf Parietalzell-

antikörper und H. pylori Antikörper zu empfehlen. Ist der H. pylori Antikörpertiter stark positiv, wäre eine H. pylori Eradikationstherapie zu empfehlen, um so vielleicht den Prozess der Atrophie zum Stillstand bringen zu können. Wir haben sogar schon Fälle gesehen, bei denen sich der partiell atrophische Drüsenkörper der Korpusmukosa nach H. pylori Eradikation völlig normalisiert hat.

Eine Autoimmungastritis der Antrumschleimhaut existiert nicht. Die Atrophie der Antrummukosa findet sich deshalb fast ausschließlich bei der H. pylori Gastritis, ist dann aber nahezu immer fokal und nicht diffus und regelmäßig mit der intestinalen Metaplasie vergesellschaftet. Viele Pathologen diagnostizieren deshalb nur dann eine fokale Atrophie der Antrumschleimhaut, wenn sie eine intestinale Metaplasie nachweisen. An der Stelle, wo anstatt der normalen Regeneration die Stammzelle „umschaltet" und eine intestinale Metaplasie produziert, verlieren die basalen mukösen Drüsen den Anschluss und atrophieren. Andere Entstehungsmöglichkeiten der Atrophie sind die Druckatrophie durch benachbarte hyperplastische Lymphfollikel bei der H. pylori Gastritis, die z. B. ganz besonders stark beim IgA-Mangelsyndrom nachzuweisen sind und sogar zu einer totalen Atrophie auch der Korpusdrüsen mit daraus resultierender perniziöser Anämie führen können. Durch H. pylori Eradikation haben wir bei einer Patientin diesen Verlauf stoppen können, denn nach der H. pylori Eradikation bilden sich die Lymphfollikel innerhalb von 1 – 2 Jahren weitgehend zurück.

Fokale Atrophien können auch nach Abheilung von Ulzera und Erosionen entstehen. Diskutiert wird außerdem eine „Erschöpfung" der Regenerationskraft der Stammzellen durch die über Jahre hinweg gesteigerte Proliferation dieser Zellen durch die H. pylori Infektion.

Die Diagnostik und Graduierung der Atrophie der mukösen Antrumdrüsen in „geringgradig", „mittelgradig" und „hochgradig" ist ohne gleichzeitige intestinale Metaplasie problematisch, denn im Vergleich zur Korpusmukosa sind die Grübchen und Drüsen im Antrum unregelmäßiger angeordnet, im Zangenbiopsiematerial ist die Schnittführung auch nicht immer senkrecht, und die Muscularis mucosae ist nicht immer miterfasst worden. Hilfreich für die Graduierung der Atrophie der mukösen Antrumdrüsen soll nach dem updated Sydney-System sein, dass normalerweise im nicht-atrophischen Antrumdrüsenkörper 3 – 4 quergeschnittene Drüsen nachzuweisen sind, die bei der Atrophie auf 2 oder weniger Querschnitte reduziert sind.

Wie unsicher und subjektiv gerade die Atrophiegraduierung ist, haben die 20 Pathologen gezeigt, die sich in Houston zum Konsensus des updated Sydney-Systems getroffen haben. In ihrer Atrophiebewertung von 20 Gastritispräparaten war die Interobserver-Variabilität sehr groß, der kappa-Wert der Atrophie-Graduierung betrug nur 0,2.

Die Beachtung und Graduierung der Atrophie als Risikoindikator für die Entstehung eines Magenkarzinoms ist also – vor allem im Antrum – sehr problematisch. Wenn man nach Risikoindikatoren für eine mögliche H. pylori Eradikationstherapie als Magenkrebsprophylaxe sucht, muss man zusätzlich beachten, dass die Atrophie der Antrumschleimhaut – wie auch die intestinale Metaplasie – zumeist eine fokale Veränderung ist, der Nachweis also vom Zufall des „Treffers" bei den 2 Zangenbiopsaten abhängig ist. Besser als die Beachtung der fokalen Atrophie und intestinalen Metaplasie als möglicher Risikoindikator scheint die vergleichende Beurteilung des Grades und der Aktivität der Gastritis sowie des Ersatzes des normalen foveolären Epithels durch Regeneratepithel im Korpus und Antrum zu sein. In einer vergleichenden Studie konnten wir zeigen, dass bei Patienten mit Magenfrühkarzinomen die Korpusgastritis stärker ausgeprägt und aktiver ist als bei Vergleichspatienten mit H. pylori Gastritis ohne Karzinom.

2.1.6 Gastritisunterschiede im Antrum und Korpus

Der Grad und die Aktivität der H. pylori induzierten Gastritis sind im Antrum in der Regel stärker ausgeprägt als im Korpus. Dies führen wir darauf zurück, dass in der Korpusregion die Dichte der H. pylori Kolonisation etwas geringer ausgeprägt ist als im Antrum. Die Hauptursache für die geringere entzündliche Reaktion im Korpus ist aber wahrscheinlich, dass das vom H. pylori produzierte Ammoniak in der Korpusschleimhaut durch die hier sezernierte Salzsäure schneller abgepuffert wird, hier also nicht – wie im Antrum – als gastritisverstärkender Faktor wirken kann.

Die Dichte der H. pylori Kolonisation bestimmt auch die Qualität des Oberflächenepithels. Das normale schleimproduzierende Epithel wird durch die H. pylori induzierten Zellschäden degenerativ verändert. Der Zellumsatz in der Re-

generationszone – dem Drüsenhals – ist erhöht, so dass man charakteristischerweise bei der H. pylori Gastritis einen mehr oder weniger starken Ersatz des normalen foveolären Epithels durch Regeneratepithel findet, wodurch auch die Schleimhautproduktion eingeschränkt ist.

⚠️ All diese histologisch erfassbaren und graduierbaren morphologischen Parameter – die Dichte der Kolonisation mit H. pylori, der Grad der Gastritis, die Aktivität der Gastritis, der Grad des Ersatzes des foveolären Epithels und Regeneratepithel und der Grad der Schleimdepletion – korrelieren statistisch hochsignifikant miteinander. Deshalb lassen sich die Graduierungen dieser 5 wichtigsten Einzelparameter zu einem Summenscore der Gastritis zusammenfassen, was die histologische Beurteilung des Erfolgs einer Gastritistherapie objektiviert.

2.1.7 Sonderformen und Differenzialdiagnose der H. pylori Gastritis

2.1.7.1 Riesenfaltengastritis

Von der Regel, dass die H. pylori Gastritis im Antrum stärker und aktiver ist als im Korpus, gibt es eine seltene Ausnahme: die Riesenfaltengastritis im Korpus und Fundus. Bei wenigen Patienten kommt es aus noch ungeklärten Gründen zu einer besonders starken entzündlichen Reaktion auf den H. pylori in der säureproduzierenden Schleimhaut mit Ausbildung von lokalen oder generalisierten Riesenfalten im Korpus und Fundus, was in seltenen Fällen sogar das Bild eines Morbus Ménétrier erzeugen kann. Nach Eradikation des H. pylori verschwinden die Riesenfalten, und das histologische und endoskopische Bild normalisieren sich weitgehend.

Die H. pylori Eradikation bei endoskopischem Nachweis von Riesenfalten kann darüber hinaus in der Differenzialdiagnostik zur Abklärung der Ursachen der Riesenfalten wertvoll sein. Wenn trotz erfolgreicher Eradikation des H. pylori die Riesenfalten persistieren, kann die weitere Diagnostik z.B. ein diffus wachsendes Magenkarzinom oder ein Lymphom ergeben.

2.1.7.2 Lymphozytäre Gastritis

Die lymphozytäre Gastritis wird beim Nachweis von mehr als 25 intraepithelialen Lymphozyten pro 100 Epithelien der Foveolae und Leistenspitzen diagnostiziert. Diese Zunahme der intraepithelialen Lymphozyten, die CD 8-positive T-Lymphozyten (Suppressorzellen) sind, ist zumeist assoziiert mit einer ausgeprägten chronischen entzündlichen Infiltration der Tunica propria. Manchmal besteht aber nur eine minimale chronische entzündliche Infiltration. Diese seltene lymphozytäre Gastritis (1 – 4 % aller Gastritiden) kann endoskopisch unauffällig sein, kann aber auch zu Riesenfalten bis hin zum klinischen Bild des Morbus Ménétrier führen. Ganz charakteristisch ist aber auch das endoskopische Bild der varioliformen Gastritis mit multiplen erhabenen Erosionen auf den Kuppen der Falten der Korpusschleimhaut. Vereinzelt ist in diesen Fällen auch eine Sprue beschrieben worden.

Die Ätiopathogenese der lymphozytären Gastritis ist noch unklar. In mehreren Fällen haben wir trotz fehlenden histologischen Nachweises von Helicobacter pylori einen hohen positiven H. pylori Antikörper-Titer im Serum gefunden. In einzelnen dieser Fälle ist es nach H. pylori Eradikationstherapie zur Abheilung der lymphozytären Gastritis mit Abheilung der varioliformen Erosionen gekommen.

2.1.7.3 Eosinophile Gastritis

Die eosinophile Gastritis kann isoliert oder als Teilsubstrat einer eosinophilen Gastroenterokolitis mit von Patient zu Patient sehr unterschiedlichem Befallsmuster auftreten. Die Ätiopathogenese dieser seltenen Erkrankung ist immer noch unklar, bei etwa 50 % der Patienten finden sich Hinweise auf eine allergische Diathese, manchmal Nahrungsmittelallergien. Die Krankheit ist klinisch und morphologisch ein Chamäleon. Die wechselnden Symptome wie Bauchschmerzen, Diarrhöen, Übelkeit und Erbrechen kommen und gehen spontan und sind abhängig vom Grad und der Topografie des Befalls des Gastrointestinaltrakts. Die Befalls-Topografie ist sehr variabel – fokal, segmental bis hin zum generalisierten Befall.

❗ Morphologisch lässt sich die eosinophile Gastroenterokolitis noch wie folgt subklassifizieren:
1. nur Befall der Mukosa
2. nur Befall der Muscularis propria
3. nur Befall der Subserosa
4. Kombination von 1 bis 3

Am Biopsiematerial ist bei fokalem Nachweis von eosinophilen Granulozyten oft nur eine deskriptive Verdachtsdiagnose möglich, die dann durch Zusatzuntersuchungen abgeklärt werden sollte. Im peripheren Blut kann eine Hypereosinophilie bestehen, manchmal ist der IgE-Spiegel erhöht. Durch Panendoskopie und mit anderen bildgebenden Verfahren sollte nach verdickten Schleimhautfalten, Wandverdickungen, Motilitätsstörungen, Stenosen, Erosionen und Ulzera gesucht werden. Bei gleichzeitigem allergischen Asthma bronchiale wäre auch an das seltene Churg-Strauss-Syndrom zu denken. Therapeutisch sind manchmal gastrointestinal wirksame Antiallergika erfolgreich, ansonsten Kortison-Therapie.

2.1.7.4 Helicobacter heilmannii Gastritis

Auf der Suche nach dem gastritisverursachenden H. pylori wurde ein weiterer seltener Gastritiserreger entdeckt, der zunächst „Gastrospirillum hominis" genannt worden ist. Dieser Keim ist 2 – 3-mal so lang wie der H. pylori und korkenzieherartig gewunden. Er wird sehr wahrscheinlich von Haustieren übertragen. Durch bakteriologische Forschungen hat sich gezeigt, dass dieser Keim in die Helicobacter-Gruppe gehört. Da der 1990 verstorbene Pathologe Konrad Heilmann einer der Erstbeschreiber dieser Bakterien beim Menschen war, haben wir zusammen mit A. Lee vorgeschlagen, den Keim in Zukunft „Helicobacter heilmannii" zu nennen.

❗ Helicobacter heilmannii ist fast ausschließlich im Antrum zu finden. Er besiedelt nicht – wie Helicobacter pylori – diffus gleichmäßig die Oberfläche der Magenschleimhaut, sondern ist zumeist herdförmig innerhalb der Grübchen nachzuweisen. Die durch ihn ausgelöste Gastritis ist im Vergleich zur H. pylori Gastritis geringgradiger und sehr viel weniger aktiv. Das Oberflächenepithel bleibt in der Regel normal, so dass die Schleimproduktion nicht beeinträchtigt wird.

Die Helicobacter heilmannii Gastritis betrifft überwiegend Männer. Eine Doppelinfektion mit H. pylori ist nur sehr selten beschrieben worden, was dafür spricht, dass die Infektion mit Helicobacter heilmannii vor dem Angehen der Infektion mit Helicobacter pylori schützen könnte. Bei der Helicobacter heilmannii Gastritis finden sich fast nie Erosionen oder Ulzerationen. Unter 560 Fällen mit Helicobacter heilmannii Gastritis haben wir allerdings auch einen Fall mit Magenkarzinom und 8 Fälle mit MALT-Lymphom beobachtet. Immer wenn man in der HE-Färbung im Antrum eine geringgradige, nicht aktive Oberflächengastritis mit normalem schleimproduzierenden, foveolären Epithel sieht, sollte man grundsätzlich an die Möglichkeit der Helicobacter heilmannii Infektion denken und dann gezielt vor allem in der Tiefe der Grübchen nach fokalen Bakteriennestern suchen. Zumeist erkennt man schon an der HE-Färbung die klassische korkenzieherartige Struktur (Abb. 2.**6**, Farbtafel **II**). Zur Bestätigung lässt sich dann noch eine Warthin-Starry-Färbung anschließen. Falls Zweifel in der Differenzialdiagnose zwischen H. pylori und H. heilmannii bleiben sollten oder Verdacht auf eine sehr seltene Doppelbesiedlung besteht, lässt sich noch eine elektronenmikroskopische Untersuchung anschließen (Abb. 2.**7**, Farbtafel **II**).

2.1.7.5 Granulomatöse Gastritis

Bei Nachweis von Epitheloidzellgranulomen in der Magenschleimhaut, vielfach mit Riesenzellen, wird die deskriptive Diagnose „granulomatöse Gastritis" gestellt.

❗ Die Epitheloidzellgranulome der Magenschleimhaut lassen sich wie folgt unterteilen:
 1. Infektiöse Granulome: Tuberkulose (zumeist bei hämatogener Streuung), Syphilis im Spätstadium, parasitäre Granulome (z.B. Anisakiasis, Histoplasmose u.a.).
 2. Wahrscheinlich nichtinfektiöse Granulome bei „Granulomatosen": Morbus Crohn, Morbus Boeck, allergische Granulomatose, granulomatöse Vaskulitis.
 3. Fremdkörpergranulome: z.B. nach Eindringen von Fremdkörpern aus der Nahrung, Medikamentenbestandteile, Nahtmaterial usw.
 4. Endogene Granulome (z.B. Muzin-Granulome).
 5. Sarcoid-like-lesion im Randgebiet von Karzinomen.
 6. Idiopathische granulomatöse Gastritis.

In Deutschland liegt bei der granulomatösen Gastritis als Grundkrankheit zumeist ein Morbus Crohn vor (in unserem Material ca. 60% der Fälle mit granulomatöser Gastritis), gefolgt von der idiopathischen granulomatösen Gastritis (ca. 19%) und den Fremdkörpergranulomen (ca. 14%).

Alle anderen granulomatösen Gastritiden sind extreme Raritäten (im eigenen Material von 200 konsekutiven Fällen 5 × sarcoid-like-lesions, 4 × Morbus Boeck, 2 × Parasitosen und je 1 × Tuberkulose und Lues).

Beim Morbus Crohn ist die Existenz einer zusätzlichen diskontinuierlichen Crohn-Gastritis sehr hilfreich in der Diagnostik, wenn keine gleichzeitige H. pylori Gastritis vorliegt. Die Granulome sind meist klein und liegen in den tiefen Schichten der Mukosa.

Beim Morbus Boeck sind die Granulome größer, neigen zur Konfluenz, sind vielfach perigranulomatös fibrosiert und enthalten manchmal Riesenzellen mit Schaumannschen Körperchen.

Die endgültige diagnostische Einordnung einer granulomatösen Gastritis gelingt aber nur durch entsprechende klinische „Durchuntersuchung" inklusive der Ileokoloskopie mit Stufenbiopsie.

2.1.7.6 Crohn-Gastritis

Der Nachweis einer herdförmig-diskontinuierlichen entzündlichen Infiltration der Magenschleimhaut im Drüsenkörper und an der Basis einzelner Foveolae ist entweder Folge einer infektiösen Gastritis durch invasive Keime oder spricht für eine Gastritis bei Morbus Crohn, auch ohne zusätzliche Epitheloidzellgranulome oder Riesenzellen. Bei der invasiven infektiösen Gastritis bestehen die entzündlichen Infiltrate überwiegend aus Granulozyten, bei der Crohn Gastritis überwiegend aus Lymphozyten (T-Suppressorzellen) und einzelnen Histiozyten. Diese Crohn-typische Gastritis ist schon 1980 erstmals beschrieben worden. Wir weisen diese Crohn-typische Gastritis in 40–50% der Fälle mit im unteren Verdauungstrakt gesicherten Morbus Crohn nach. In Fällen mit schwieriger Differenzialdiagnose zwischen Colitis ulcerosa und Morbus Crohn hat sich die zusätzliche Biopsie aus Duodenum und Magen im Rahmen eines „Crohn-Staging" zur Verbesserung der Differenzialdiagnose der beiden chronischen entzündlichen Darmerkrankungen sehr bewährt.

2.1.7.7 Chemisch induzierte Gastritis

Ausgehend von Untersuchungen der Magenschleimhaut im Anastomosenbereich nach B-I- oder B-II-Magenresektion wurde zunächst eine Gastritis beschrieben, die auf den Gallereflux in den Restmagen zurückgeführt wurde. Bei der

	Antrum-Gastritis-Differenzialdiagnostik		
	H. pylori Gastritis	Ex H. pylori Gastritis	C-Gastritis
Plasmaz./Lymphoz.	$++\rightarrow+++$	$+\rightarrow++$	(+)
Granulozyten	$++\rightarrow+++$	–	–
Lymphfollikel	++	(+)	–
Regeneratepithel	++	–	–
Mukus-Depletion	$+\rightarrow++$	–	–
intest. Metaplasie	++	+	(+)
foveol. Schlängelung	–	–	++
apikales Ödem/Fibrose	–	–	+
aszend. Muskulatur ↑	–	–	$+\rightarrow++$
Atrophie	$+\rightarrow++$	+	–

Tab. 2.**6** Differenzial-diagnostisches Schema – Helicobacter pylori Gastritis/Ex H. pylori Gastritis/C-Gastritis

Anwendung der morphologischen Kriterien zur Diagnose dieser „Gallenreflux-Gastritis" im nichtoperierten Magen zeigte sich dann, dass gleichartige histologische Veränderungen im Antrum auch bei Einnahme von NSAR/ASS-Präparaten auftreten; deshalb wurde diese Gastritis „chemisch induzierte Gastritis" genannt.

❗ Diese C-Gastritis im Antrum ist charakterisiert durch:
1. nur geringgradige chronische nichtaktive Entzündungsinfiltrate in der oberen Tunica propria,
2. mäßiges apikales Ödem der Schleimhaut mit geringer Fibrose,
3. foveoläre Schlängelung,
4. Vermehrung der in der Tunica propria aszendierenden glatten Muskulatur.

Bei der C-Gastritis findet sich selten eine herdförmige intestinale Metaplasie. Lymphfollikel sind nicht nachzuweisen. Da nach Helicobacter pylori Eradikation auch minimale oberflächliche Infiltrate von Lymphozyten und Plasmazellen über lange Zeit persistieren können, ist im Einzelfall die Differenzialdiagnose zwischen der C-Gastritis und einer Ex H. pylori Gastritis schwierig oder ganz unmöglich. Die differenzialdiagnostischen Kriterien zur Abgrenzung der H. pylori Gastritis von der Ex H. pylori Gastritis und der C-Gastritis sind in Tab. 2.**6** zusammengefasst. Schwierig ist auch die Diagnose einer H. pylori C-Mischgastritis bei Patienten mit H. pylori Infektion, die gleichzeitig NSAR/ASS-Präparate einnehmen. Unter dieser Medikation kommt es im Antrum zur Verringerung der Zahl der Bakterien, damit zu einer Abnahme der Aktivität der Gastritis. Bei dem histologischen Bild einer mäßig starken, nicht oder kaum aktiven Antrumgastritis mit leichter apikaler Fibrose und Vermehrung der in der Tunica propria aszendierenden glatten Muskulatur ohne sicheren Nachweis von H. pylori ergibt sich die Verdachtsdiagnose einer H. pylori C-Mischgastritis, was dann durch den Nachweis der H. pylori Gastritis in den Biopsaten aus der Korpusschleimhaut gestützt werden kann, denn die NSAR/ASS-Einnahme führt in der Korpusmukosa nur selten zu dem Bild einer minimalen C-Gastritis.

2.1.7.8 Kollagene Gastritis

Bei der kollagenen Colitis kann in Einzelfällen auch eine kollagene Gastritis nachgewiesen werden (in unserem Material in 4 % der Fälle mit kollagener Colitis). Wie bei der kollagenen Colitis findet man unter der Basalmembran des Deckepithels der Magenschleimhaut bandartige Ablagerungen von Kollagen, manchmal auch abgesetzt von der Basalmembran des Deckepithels als parallel zur Oberfläche verlaufendes Band in Höhe des Grübchengrundes. Die Ätiopathogenese der kollagenen Gastritis ist ebenso unklar wie die der kollagenen Colitis. Eine aus diesem Befund der kollagenen Gastritis resultierende Symptomatik ist nicht bekannt.

2.1.8 Änderung der Helicobacter Gastritis durch Therapie

Die meisten der bisherigen Magentherapeutika – Antazida, Sucralfat, H2-Rezeptorenblocker und Prostaglandin-Analoga – haben keinen Einfluss auf die bestehende Dichte der H. pylori Kolonisation im Antrum und Korpus. Die Therapie mit Antazida, H2-Rezeptorenblockern und Protonenpumpen-Inhibitoren führt – genau wie die Vagotomie – zu einer Verstärkung der Gastritisparameter im Korpus. Wir führen dies darauf zurück, dass durch diese Therapie weniger Säure im Magenlumen vorhanden ist und die Kolonisation mit Helicobacter pylori in der Korpusschleimhaut dichter werden kann. Sehr wahrscheinlich wird durch die Säureverminderung auch weniger vom Helicobacter pylori produziertes Ammoniak abgepuffert, was die Gastritis im Korpus verschlechtern kann.

Die Monotherapie mit Protonenpumpenblockern führt zu einer Suppression des H. pylori. Dies gilt überwiegend für das Antrum, wodurch es hier zur temporären Verbesserung der Gastritis unter der laufenden Therapie kommt. Im Korpus hat die Säureblockade aber wiederum den Effekt der Zunahme der Gastritis-Parameter.

Vor einer Langzeittherapie der gastroösophagealen Refluxkrankheit mit Protonenpumpen-Inhibitoren sollte deshalb durch die histologische Untersuchung von je 2 Biopsaten aus Antrum und Korpus geprüft werden, ob bei dem Patienten gleichzeitig eine H. pylori Gastritis vorliegt. Bei Nachweis einer H. pylori Gastritis sollte wegen der ansonsten zu erwartenden Verschlimmerung der Gastritis unter der Protonenpumpenblocker-Langzeittherapie bis hin zu atrophischen Veränderungen im Korpus eine H. pylori Eradikationstherapie durchgeführt werden.

Die früher eingesetzte, heute obsolete Monotherapie mit Wismutsalzen führt zur Suppression des H. pylori. Diese Suppression ist im Antrum stärker und häufiger als im Korpus und Fundus. Je nach Ausmaß der Suppression bis hin zur Elimination (= Keimfreiheit am Ende der Therapie) des H. pylori kommt es zur temporären Besserung der Gastritisparameter im Antrum und Korpus. Eine Keimeradikation ist mit der Wismutmonotherapie nur in seltenen Ausnahmefällen zu erreichen, so dass nach Absetzen der Therapie der Keim nachwächst und die Ausgangsparameter der Gastritis im Antrum und Korpus schnell wieder erreicht werden.

⚠ Eine Eradikation des H. pylori ist definitionsgemäß dann erreicht, wenn frühestens 4 Wochen nach Therapieende kein H. pylori mehr nachzuweisen ist.

Die derzeit beste Methode zur Kontrolle der Eradikation ist neben dem ^{13}C-Atemtest die histologische Untersuchung. Bei Untersuchung von je 2 Biopsiepartikeln aus Antrum und Korpus und Anwendung der Silberfärbung ist die Qualität der histologischen Aussage dem ^{13}C-Atemtest ebenbürtig. Nach erfolgreicher Eradikation des H. pylori verschwinden die neutrophilen Granulozyten völlig, die foveolären Epithelien und deren Schleimproduktion normalisieren sich, und die Zahl der Lymphozyten und Plasmazellen nimmt stark ab. Ein totales Verschwinden auch der Lymphozyten und Plasmazellen, wie es in der Literatur mehrfach angegeben worden ist, haben wir bisher nach 5 – 7-jähriger Nachbeobachtung nicht nachweisen können. Auch die lymphatischen Aggregate und Lymphfollikel bilden sich langsam zurück. Eine Rückbildung der intestinalen Metaplasien und der möglichen fokalen Atrophie der Drüsen ist bisher nur vereinzelt beschrieben worden.

Literatur

Bayerdörffer E, Lehn N, Hatz R, Mannes GA, Oertel H, Sauerbruch T, Stolte M. Difference in expression in Helicobacter pylori gastritis in antrum and body. Gastroenterology 1992; 102: 1575 – 1582

Bayerdörffer E, Neubauer A, Rudolph B, Thiede C, Lehn M, Eidt S, Stolte M. Regression of primary gastric lymphoma of mucosa-associated lymphoid tissue type after cure of Helicobacter pylori infection. Lancet 1995; 345: 1591 – 1594

Dixon MFR, Genta M, Yardley JH, Correa P et al. Classification and grading of gastritis. The updated Sydney-System. Am J Surg Path 1996; 20: 1161 – 1181

Faller G, Steininger M, Eck M, Henser J, Halm EG, Kirchner T. Antigastric autoantibodies in Helicobacter pylori gastritis. Virch Arch 1996; 427: 483 – 486

Haot J, Hamichi L, Wallez L, Mainguet P. Lymphocytic gastritis: a newly described entity: retrospective endoscopic and histological study. Gut 1988; 29: 1258 – 1264

Kuipers EJ, Uyterlinde AM, Pena AS, Roosendaal R, Pals G, Nelis GF, Festen HPM, Meuwissen SGM. Long-term sequelae of Helicobacter pylori gastritis. Lancet 1995; 345: 1525 – 1528

Meining A, Stolte M, Müller P, Lehn N, Bayerdörffer E. Gastric carcinoma risk index in patients infected with Helicobacter pylori – an approach to preventive treatment? Virch Arch 1998; 432: 311 – 314

Morgner A, Bayerdörffer E, Neubauer A, Stolte M. Gastric MALT lymphoma and its relationship to Helicobacter pylori: management and pathogenesis of the disease. Microsc Res Techn 2000; 48: 349 – 356

Parsonett, J, Friedman GD, Vandersteen DP, Chan Y, Vogelman JH, Orentreich H, Sibley R. Helicobacter pylori infection and the risk of gastric carcinoma. New Engl J Med 1991, 325: 1127 – 1131

Stolte M. Helicobacter pylori Spektrum: von der Gastritis bis hin zum Malignom. Leber Magen Darm 1992; 22: 91 – 94

Stolte M, Baumann H, Bethke B, Lauer E, Ritter M. Active autoimmune gastritis without total atrophy of the glands. Z Gastroenterol 1992; 30: 729 – 735

Stolte M. Klassifikation und Graduierung der Gastritis: Was bringt das aktualisierte Sydney-System? Leber Magen Darm (Suppl 2) 1997; 29: 1 – 19

Wotherspoon AC, Doglioni C, Tiss DC, Pan L, Moschini A, de Boni M, Isaacson PG. Regression of primary low grade B-cell lymphoma of mucosa associated lymphoid tissue (MALT) type following eradication of Helicobacter pylori. Lancet 1993, 342: 575 – 577

2.2 Helicobacter pylori und gastroduodenale Physiologie

A. Hackelsberger, P. Malfertheiner

2.2.1 Einleitung

Die bedeutende Rolle des Helicobacter pylori (H. pylori) in der Pathogenese verschiedener gastroduodenaler Erkrankungen führt zu der Frage, wie sich diese Infektion auf die gastroduodenale Physiologie auswirkt. Zum besseren Verständnis werden einige Fakten zur gastralen Sekretionsphysiologie beim Gesunden und bei der peptischen Ulkuskrankheit rekapituliert. Danach werden die Erkenntnisse zum Effekt der H. pylori Gastritis auf die gastroduodenale Sekretion dargestellt.

Im Initialstadium der akuten Infektion kommt es zu einer temporären Achlorhydrie, die offenbar aus einer direkten Interaktion der H. pylori Gastritis mit den Parietalzellen resultiert. Im chronischen Verlauf der Infektion entsteht eine Hypergastrinämie, während der Gehalt von Somatostatin in der Magenschleimhaut abnimmt. Dabei kann die Infektion bei einem Teil der Patienten mit einer antrumbetonten Gastritis zur Zunahme der Säuresekretion mit der möglichen Folge eines Ulcus duodeni führen. Bei der Mehrzahl der Infizierten mit einer Pangastritis ist die Säuresekretion normal. Bei kräftiger Entzündung der Korpusschleimhaut kann sie dagegen reduziert sein; Folgekrankheiten sind hier das Ulcus ventriculi oder selten ein Magenkarzinom. Die bisherigen Erkenntnisse zum Einfluss der H. pylori Gastritis auf die gastrointestinale Motilität sind widersprüchlich. Sie belegen nicht, dass diese Infektion die motorischen Abläufe im oberen Gastrointestinaltrakt wesentlich verändert.

2.2.2 Physiologie der gastralen Sekretion

Die Sekretion von Magensäure wird durch die Protonenpumpe, die H^+/K^+-ATPase der Parietalzellen im Fundus und Corpus ventriculi, bewerkstelligt. 3 Rezeptoren in der Parietalzellmembran steuern die Säuresekretion:

– der Histaminrezeptor
– der Muskarinrezeptor
– der Gastrinrezeptor

Histamin wird von Gewebsmastzellen und den ECL-Zellen (Entero chromaffin like cells) vorwiegend im Magenfundus und Korpus gebildet. Der Muskarinrezeptor wird über vagale Impulse via Azetylcholin stimuliert. Der Gastrinrezeptor reagiert auf das endokrin sezernierte Hormon Gastrin aus den G-Zellen des Magenantrums, der pylorischen und der duodenalen Mukosa. Im Plasma werden „little" Gastrin-17 (17 AS) und „big" Gastrin-34 (34 AS) nachgewiesen. Beide Formen stimulieren die Säuresekretion in gleichem Ausmaß, aber G-34 hat eine längere Halbwertszeit und wird vorwiegend im Duodenum gebildet. Das antrale Gastrin besteht zu 90% aus G-17 und wird wesentlich durch die Nahrungsbestandteile stimuliert.

Die **basale** oder interdigestive **Säuresekretion** ist die ständige Sekretionsrate im unstimulierten Zustand, die einem typischen zirkadianen Muster folgt. Hohe Werte werden um Mitternacht, niedrige am Morgen gemessen. Die Summe der Säuremengen von 4 unstimulierten 15-Minuten-Portionen wird bei der Sekretionsanalyse als **BAO** (basal acid output) berechnet. Gastrin bzw. das Analogon Pentagastrin werden zur Stimulation der Parietalzellen injiziert, um den **maximalen Säureausstoß (MAO)** als Summe von vier 15-Minuten-Portionen nach Beginn der Stimulation zu berechnen. Die **Gipfelsekretion PAO** (peak acid output) ist die Summe der beiden höchsten aufeinanderfolgenden 15-Minuten-Säureportionen. Die vagalen Impulse auf die G-Zelle werden durch das endogene Neuropeptid GRP (Gastrin Releasing Peptide) vermittelt. Dieser kurzkettige Neurotransmitter (13 AS) wird in enteralen Nervenfasern gebildet und stellt den stärksten bekannten Stimulus der antralen Gastrinfreisetzung dar. GRP hat aber nicht nur stimulierende Effekte auf die G-Zelle. Als übergeordnetes Prin-

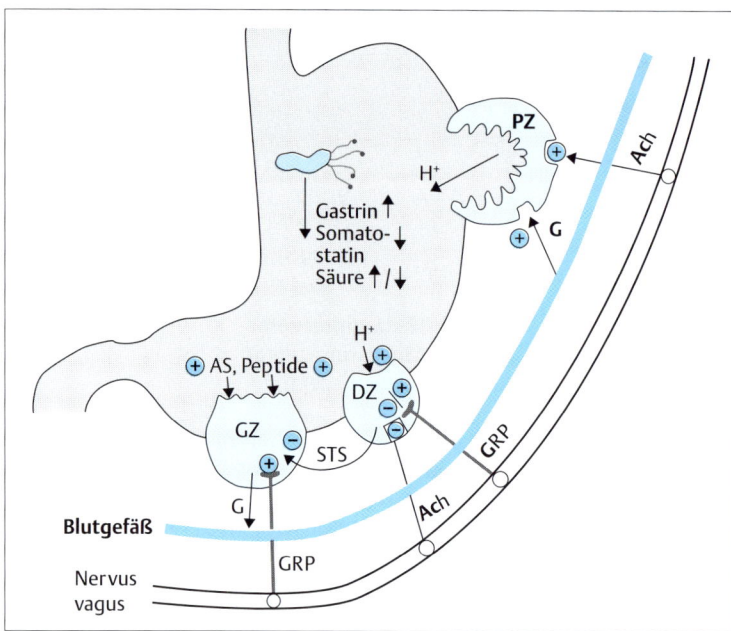

Abb. 2.**8** Interaktionen von G-Zelle, D-Zelle, Parietalzelle und N. vagus im Regelkreis der gastralen Säuresekretion (schematisch vereinfacht). Zusätzlich dargestellt ist der Einfluss von H. pylori auf G-, D- und PZ-Zelle.

Ach = Azetylcholin, AS = Aminosäuren, DZ = D-Zelle, STS = Somatostatin, GZ = G-Zelle, G = Gastrin, GRP = Gastrin Releasing Peptide, PZ = Parietalzelle, – = inhibiert, + = stimuliert.

zip regt GRP über vagale Fasern auch die Freisetzung von Somatostatin in antralen D-Zellen an, stimuliert Cholezystokinin und das „Gastric Inhibitory" Peptide (GIP). So bewirkt das GRP eine duale Feinabstimmung der postprandialen Säuresekretion: Anfangs wird diese via Gastrinausschüttung stimuliert; nach adäquatem Säureausstoß wird der Gastrineffekt dann aber bremsend moduliert. Über eine negative Rückkopplungsschleife inhibiert die postprandial gesteigerte Azidität wiederum die Gastrinausschüttung. Dieser Effekt wird größtenteils parakrin über Somatostatin vermittelt. Die D-Zelle ist im lumenseitigen apikalen Zellpol mit einem Rezeptor versehen, welcher den gastralen pH-Wert misst. Ein Anstieg der Azidität stimuliert die Freisetzung von Somatostatin, welches parakrin mit unmittelbar benachbarten G-Zellen in Kontakt tritt und so die Gastrinsekretion wieder hemmt (Abb. 2.**8**).

2.2.3 Sekretionsverhältnisse bei der peptischen Ulkuskrankheit

Bei Patienten mit Duodenalulkus wurde in der Prä H. pylori Ära eine, allerdings nicht für alle Patienten nachweisbare, Erhöhung des basalen (BAO) sowie des maximalen Säureausstoßes (MAO) nach Stimulation mit Histamin oder Pen-

tagastrin beschrieben. Dies wurde zum einen auf eine höhere Parietalzellmasse zurückgeführt, mit beträchtlicher Überlappung zu gesunden Probanden, zum anderen auch auf eine erhöhte Sensitivität der Parietalzellen auf Gastrin. Dabei bleibt ungeklärt, ob die höhere Parietalzellmasse des Ulkuspatienten kongenital bedingt oder im Sinne einer „Arbeitshypertrophie" des glandulären Gewebes erworben ist. Durch chronische Stimulation kann Gastrin als trophischer Faktor nämlich eine Parietalzellvermehrung bewirken.

Auch die postprandiale Säuresekretion ist beim Duodenalulkus erhöht, sie hält zudem länger an als bei Gesunden. Zudem ist die inhibitorische Wirkung eines aziden gastralen pH-Wertes auf die Säuresekretion und den Gastrinspiegel geringer als bei Individuen ohne Duodenalulkus.

Für das Ulcus ventriculi wurde von Johnson eine Klassifikation nach der Lokalisation und dem gleichzeitigen Vorliegen duodenaler Läsionen vorgeschlagen, die auch einen Rückschluss auf die Säuresekretion zulässt. Hier gilt der Aphorismus:

! „Je höher das Ulkus, desto geringer die Säure."
– Johnson I: Ulcus ventriculi ohne duodenale Läsion, meist minorseitig im Corpus gelegen, markiert die Grenze von säurebildender und nicht mehr sezernierender atro-

phischer Mukosa; es ist mit Hypoazidität vergesellschaftet.
– Johnson II und III: Ulzera mit gleichzeitig bestehenden duodenalen Läsionen und in prä- oder parapylorischer Lokalisation weisen demgegenüber ähnlich überhöhte Sekretionsverhältnisse wie das Ulcus duodeni auf.

Die Bedeutung der chronischen Antrumgastritis mit pylorokardialer Expansion, Umbau und Atrophie der sezernierenden Mukosa für die Entstehung des Ulcus ventriculi vom Typ I ist bereits lange vor der Entdeckung des H. pylori beschrieben worden.

2.2.4   Akute H. pylori Infektion

Initial führt die akute Infektion der gastralen Mukosa mit H. pylori zu einer mehr oder weniger vollständigen Achlorhydrie ohne Atrophie der Parietalzellen. Dieser Zustand, begleitet von Oberbauch- und Kopfschmerzen, Erbrechen und Übelkeit, charakterisiert die akute H. pylori Gastritis und hält bei manchen Individuen für Wochen bis Monate an. Diese Beobachtungen resultieren aus Selbstversuchen sowie einer Reihe von historischen, iatrogenen Infektionen mit H. pylori, bedingt offenbar durch unzureichend desinfizierte Sonden bei der Magensekretionsanalyse. Schon zu diesem frühen Zeitpunkt der Infektion ist eine lokale Immunantwort nachweisbar und es besteht eine ausgeprägte erosive, exsudative Gastritis bei Achlorhydrie. Eine temporäre Unterdrückung der gastralen Säuresekretion während einer akuten Infektionskrankheit ist allerdings nicht H. pylori spezifisch, sie wurde auch bei extragastralen Infektionen beschrieben. Bakterielle Lipopolysaccharide sollen pathogenetisch hierfür verantwortlich sein, wie bei Infektionen mit E. coli und Pseudomonas beschrieben. Der Mechanismus, über den H. pylori eine temporäre Achlorhydrie hervorrufen kann, ist nicht abschließend geklärt. Eine Hemmung der Säuresekretion durch intakte H. pylori Bakterien wie auch durch Keimsonicate ist in vitro an Parietalzellen nachweisbar. Sowohl bakterielle Fettsäuren, Bestandteile der H. pylori Zellmembran, als auch Proteine des Erregers, so genannte säureinhibierende Faktoren (AIF, acid inhibitory factors), können in vitro die Parietalzellfunktion hemmen. Aber auch die Entzündungsantwort des Wirtsorganismus auf die akute Infektion mit gesteigerter mukosaler Freisetzung der Zytokine

IL-1α, IL-8 und TNFγ könnte zur Hemmung der Parietalzellfunktion beitragen. Im Tierversuch blockiert die Injektion von IL-1 die Säuresekretion. Unabhängig vom verursachenden Mechanismus dürfte die initiale Achlorhydrie dem Bakterium die Kolonisation der antralen Mukosa erleichtern. Über einen ebenfalls spekulativen Mechanismus wird die Säuresekretion im weiteren Verlauf der Infektion dann wieder „angeschaltet" und die Erkrankung tritt in ihr chronisches Stadium.

2.2.5   Chronische H. pylori Gastritis und gastrale Sekretion

Da die akute H. pylori Infektion nur eine relativ kurze Episode betrifft, welche zudem selten diagnostisch erfasst wird, liegen ganz überwiegend Daten zur gastroduodenalen Physiologie unter dem Einfluss der chronischen H. pylori Gastritis vor.

2.2.5.1   Gastrinsekretion

Die erste Untersuchung über den Einfluss des H. pylori Status auf die Gastrinfreisetzung wurde 1989 vorgestellt. Dabei wurden bei infizierten Patienten mit Duodenalulkus höhere postprandiale Gastrinspiegel gefunden als bei gesunden Probanden. Die **Hypergastrinämie** war das Bindeglied („the gastrin link"), über welches die Infektion der Magenschleimhaut die Säuresekretion verstärken und das Duodenalulkus verursachen könne, wie die Autoren damals folgerten. Nachfolgend bestätigte eine Reihe von Studien, dass die H. pylori Infektion der Magenschleimhaut mit einer mäßig erhöhten basalen, und einer deutlich erhöhten mahlzeiten- und GRP-stimulierten Gastrinsekretion einhergeht. Bei Kindern und Erwachsenen, asymptomatischen Keimträgern und Patienten mit einer Ulkuskrankheit ist stets ein erhöhter Gastrinspiegel nachweisbar, wenn eine H. pylori Infektion vorliegt. Dabei ist vorwiegend das antral gebildete G-17 erhöht, welches physiologischerweise postprandial ansteigt. Die H. pylori assoziierte Hypergastrinämie hat aber nicht nur Effekte auf die gastrale Sekretionsphysiologie des Wirts. Gastrin stellt offenbar einen spezifischen Wachstumsfaktor für Kulturen von H. pylori dar und könnte so zum Überleben des Keims in seiner ökologischen Nische beitragen.

❗ Die Hypergastrinämie ist also ein Charakteristikum der H. pylori Infektion. Dies beweist auch der Effekt der Keimeradikation: Die Hypergastrinämie ist voll reversibel, nicht nur das basale Gastrin, auch die GRP- und mahlzeitenstimulierten G-17-Spiegel fallen ab, während G-34 gleich bleibt.

Viele Überlegungen wurden über den Mechanismus der H. pylori vermittelten Hypergastrinämie angestellt. Die Vorstellung, dass die Ureaseaktivität des Bakteriums durch ihre Produktion von alkalischem Ammoniak zur Anhebung des antralen pH-Wertes und damit zu einem reflektorischen Anstieg des Gastrinwertes führen könne, erschien zunächst einleuchtend. Dann müsste aber auch eine Steigerung der bakteriellen Ammoniakproduktion durch orale Verabreichung von Harnstoff zu einem weiteren Anstieg des Gastrins führen. Beide Hypothesen waren experimentell nicht zu bestätigen. Ebensowenig konnte eine Hemmung der bakteriellen Urease mit konsekutiver Reduktion der Ammoniakproduktion den Gastrinspiegel ändern. Die Summe dieser Untersuchungen zeigt, dass die H. pylori induzierte Hypergastrinämie nicht als Reaktion auf eine Verschiebung des luminalen pH-Wertes zu verstehen ist. Auch eine Zunahme der G-Zell-Dichte im Antrum wurde als mögliche Ursache der H. pylori assoziierten Hypergastrinämie ausgeschlossen. Weitere Untersuchungen zeigten in vitro, dass die mukosale Entzündung durch verschiedene Mediatoren (TNFα, IL-1β, IL-8 und IFNγ sowie PAF = platelet activating factor) die Gastrinfreisetzung steigern kann. Dabei wird der Zytokineffekt auf die Parietalzellkultur durch Zugabe eines H. pylori Keimlysates noch potenziert. Auch über Stimulation von H3-Rezeptoren durch das bakteriell produzierte Histaminanalogon N-α-Methylhistamin könnte die H. pylori Infektion zur Hypergastrinämie beitragen.

2.2.5.2   Pepsinogene

Simultan mit der Hypergastrinämie kommt es bei bestehender H. pylori Infektion auch zum Anstieg der Pepsinogene A und C im Serum. Auch diese Spiegel korrelieren mit dem Grad der mukosalen Entzündung; sie normalisieren sich ebenfalls nach der Eradikation.

2.2.5.3   Mukosales Somatostatin

Neben den oben genannten Zytokinen ist offenbar eine reduzierte Sekretion von Somatostatin der Grund für die Hypergastrinämie bei der H. pylori Gastritis. In Biopsiepartikeln infizierter Mukosa ist die Konzentration von Somatostatin reduziert und auch dies korreliert mit dem Ausmaß der chronischen Entzündungsreaktion. In infizierter Mukosa sind die Dichte der D-Zellen und der Gehalt an Somatostatin mRNA reduziert, beide nehmen nach Eradikation wieder zu. Bei infizierten Patienten besteht eine negative Korrelation zwischen dem basalen Gastrin und Somatostatin, was die inhibierende Rolle des Somatostatins unterstreicht. Im Tierexperiment reduziert TNFα die CCK vermittelte Freisetzung von Somatostatin. Dies spricht wiederum dafür, dass die Störungen der mukosalen Sekretion durch Ausschüttung von Entzündungsmediatoren bedingt sind.

2.2.5.4   H. pylori und Histaminfreisetzung

Histamin wird in den ECL-Zellen freigesetzt und stimuliert endokrin über den H2-Rezeptor die Parietalzelle. Obwohl die Histaminfreisetzung vorwiegend auf einen Gastrinreiz hin erfolgt, wurde die mukosale Histaminkonzentration bei H. pylori Infizierten erniedrigt gefunden. Dabei war die Aktivität des Syntheseenzyms Histamindecarboxylase reduziert. Auf den ECL-Zellen ist ein H3-Rezeptor exprimiert, über den die Histaminfreisetzung gehemmt werden kann. Das H. pylori Protein N-α-Methylhistamin ist ein potenter H3-Rezeptoragonist; so könnte die Infektion die Histaminfreisetzung aus ECL-Zellen hemmen. Auf der anderen Seite stimuliert bakterielles Lipopolysaccharid (LPS) die Histaminfreisetzung aus den ECL-Zellen, so dass zur Zeit eine abschließende Beurteilung des Zusammenhangs zwischen der H. pylori Gastritis und der Freisetzung von Histamin nicht möglich ist.

▪ Zusammenfassend modifiziert H. pylori im Zusammenspiel mit der resultierenden Entzündung die Freisetzung wesentlicher Mediatoren der gastralen Sekretion. Die Hypergastrinämie als Folge eines ineffizient gewordenen „Bremseffektes" von Somatostatin ist für alle H. pylori Infizierten gut dokumentiert und könnte zur Hyperazidität führen. Verschiedene Studien haben jedoch gezeigt, dass die H. pylori Infektion nicht zu einem einheitlichen Muster gestörter Säuresekretion führt, sondern die Sekretionskapazität verstärken, reduzieren oder relativ unbeeinflusst lassen kann. ■

2.2.6 Veränderte Säuresekretion unter der H. pylori Infektion

2.2.6.1 Hypersekretion

Die wichtigste Determinante der gastralen Säuresekretion stellt offenbar das Verteilungsmuster der H. pylori Entzündung im Magenantrum und -korpus dar. Die „antrumdominante" Gastritis der Patienten mit einem Ulcus duodeni bei nur geringgradiger Entzündung der Korpusschleimhaut ist seit langem bekannt. Es resultiert eine Hypersekretion von Gastrin und Säure (Abb. 2.**9**). Zum einen liegt oft eine große Parietalzellmasse vor, welche zudem bei gering entzündeter Korpusmukosa nicht durch Zytokine in ihrer Sekretionsleistung gestört wird. Zum anderen spielt hier eine „Entzügelung" der Sekretion durch Störung sekretionshemmender Mechanismen in der entzündeten Antrumschleimhaut eine wichtige Rolle. Bei H. pylori infizierten Patienten mit einem Ulcus duodeni sind die basale und stimulierte Sekretion signifikant erhöht, nach H. pylori Eradikation ist die Normalisierung gegenüber asymptomatisch Infizierten verzögert. Besonders eindrücklich ließen sich diese Anomalien der gastralen Sekretion demonstrieren, wenn GRP zur Stimulation verwendet wurde, um den physiologischen Effekt einer Mahlzeit auf die Säuresekretion zu imitieren: Die Säuresekretion bei den asymptomatischen H. pylori Infizierten war 3fach, bei Patienten mit Ulcus duodeni 6fach gegenüber nicht infizierten Probanden erhöht. Eine gleichsinnige Steigerung war auch für das Pepsin nachweisbar. Auffällige Unterschiede ergaben sich auch nach der H. pylori Eradikation: Während die Gastrinspiegel sich rasch normalisierten, fiel die Säuresekretion nur bei den asymptomatischen H. pylori Infizierten rasch in den Normbereich, während dies bei den Ulkusträgern bis zu einem Jahr dauerte. Die Ursache für den Anstieg der GRP-stimulierten Säuresekretion von Patienten mit Ulcus duodeni auf das Doppelte im Vergleich zu H. pylori infizierten Probanden ohne Ulkus bleibt zunächst unklar. Da die Gastrinspiegel beider Gruppen sich nicht unterscheiden, könnten die Parietalzellmasse und Parietalzellsensitivität hierfür verantwortlich sein: Die „alte" Hypothese, dass die größere Parietalzellmasse zum stärkeren Säureausstoß führt, dürfte

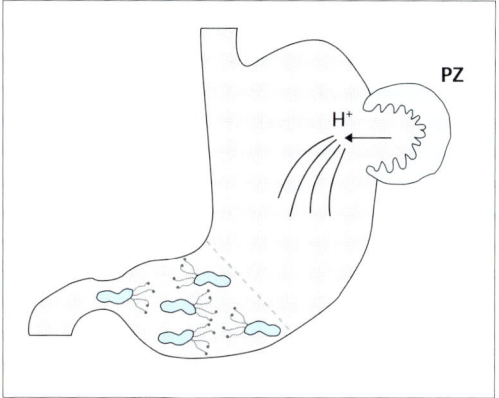

Abb. 2.**9** Antrumdominante Gastritis mit Hypersekretion von Säure. PZ = Parietalzelle, H^+ = Säure.

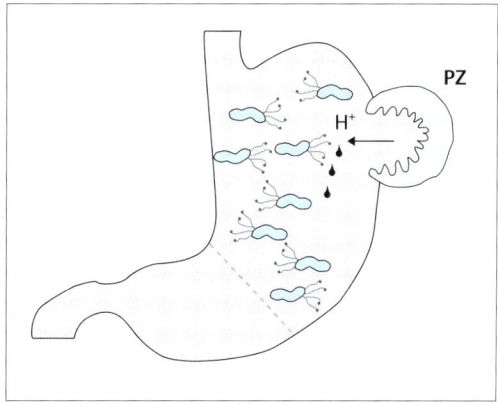

Abb. 2.**10** Korpusdominante Gastritis mit Hyposekretion von Säure. PZ = Parietalzelle, H^+ = Säure.

hier zutreffen. Auch die langsame Rückbildung der gesteigerten Sekretionsleistung binnen eines Jahres wäre dann als Korrelat der langen Lebensdauer der Parietalzellen verständlich. Diese werden erst nach Wegfall des trophischen Stimulus „Hypergastrinämie" wieder auf eine niedrigere Zellkinetik herabreguliert.

2.2.6.2 Hyposekretion

Wenn eine ausgeprägte, chronische H. pylori Gastritis überwiegend die Korpusschleimhaut mit ihrem Drüsenapparat betrifft, dann ist die Säuresekretion regelhaft bis hin zur Achlorhydrie reduziert (Abb. 2.**10**). Eine direkte Interaktion entweder des Keims selbst oder der Entzündungsmediatoren (IL-1β) mit den Parietalzellen dürfte hierfür verantwortlich sein. Möglicherweise sind die zugrunde liegenden Mechanismen ähnlich wie die in der akuten Phase der Infektion. Die Wiederholung der Sekretionsanalysen nach erfolgreicher Keimeradikation beweist auch bei diesen Patienten mit einer ausgeprägten Hypoazidität zumindest eine partielle Normalisierung der BAO und MAO, also eine Reversibilität der Sekretionsstörung. Im Langzeitverlauf einer ausgeprägten Entzündung der Korpusmukosa kommt es bei einigen Patienten aber schließlich zum Umbau der Schleimhaut: Eine Atrophie der Mukosa mit Verlust an Parietalzellen und Ersatz durch Areale von intestinaler Metaplasie kann folgen und hieraus resultiert dann eine bleibende Einschränkung der Säureproduktion.

2.2.6.3 Säuresekretion bei „Pangastritis"

Die große Mehrzahl der H. pylori Infizierten hat aber eine „Pangastritis" mit einer nur mäßig ausgeprägten Entzündung sowohl der Antrum- als auch der Korpusmukosa. Bei dieser Form der H. pylori Gastritis ist die Säuresekretion nicht wesentlich verändert. Modellhaft könnte man sich hier vorstellen, dass sich entzündungsbedingte sekretionsfördernde Effekte in der Antrummukosa und sekretionshemmende Einflüsse in der Korpusmukosa im Gleichgewicht halten. Eine Reihe von Studien untersuchte die gastrale Sekretion bei asymptomatisch H. pylori Infizierten und H. pylori negativen Probanden: Dabei fanden sich weder wesentliche Unterschiede bezüglich der basalen noch der stimulierten Säuresekretion.

Welchen Verlauf die gastrale Sekretion unter der Infektion mit H. pylori nimmt, dürfte auch ganz wesentlich durch **stammspezifische Eigenschaften** des Erregers mitbestimmt sein. Nicht alle Bakterienstämme verursachen in vitro einen ausgeprägten Suppressionseffekt auf die Parietalzellfunktion. Auch die immunologische Antwort des Wirts kann zur Ausbildung einer Schleimhautatrophie determinieren. Dieses Risiko wurde für Träger des HLA-Allels Typ DQ5 erhöht gefunden. Auch unterschiedliche **HLA-Konstellationen** können so zu verschiedenen Ausgängen der H. pylori Infektion prädestinieren.

■ Zusammenfassend kann die Infektion mit H. pylori die gastrale Sekretionskapazität also entweder erhöhen, supprimieren, oder nur unwesentlich beeinflussen. Die Ursachen für diese verschiedenen Verläufe der Infektion werden aus dem Muster der Gastritis zwar ansatzweise verstehbar, weniger klar sind aber der Einfluss verschiedener Bakterienstämme und die Rolle des immunologischen Wirtsstatus. Nur ungenügend erforscht ist letztlich auch der Einfluss exogener, im Rahmen der Nahrung zugeführter Stoffe auf die gastrale Sekretion. ■

2.2.7   H. pylori und gastroduodenale Motilität

Veränderungen der gastroduodenalen Motilität wie auch Änderungen der gastralen sensomotorischen Perzeption könnten physiologische Abläufe im oberen Verdauungstrakt beeinträchtigen, oder sogar Beschwerden auslösen. Konzeptionell ist hier die postprandiale Motilität, welche die Magenentleerung einschließt, von der interdigestiven Motilität im Nüchternzustand zu trennen. Vor allem bezüglich der nichtulzerösen Dyspepsie (NUD) ist es von großem Interesse, ob die H. pylori Gastritis Veränderungen der gastroduodenalen Motilität induziert oder die Wahrnehmungsschwelle für diese motorischen Abläufe verändert. Wie einige Untersuchungen zeigen, ist aber die Prävalenz subjektiver Symptome einer gastrointestinalen Motilitätsstörung bei H. pylori infizierten Patienten nicht signifikant anders als bei Nichtinfizierten.

2.2.7.1   Postprandiale Motilität

Normalerweise kommt es postprandial zu einer Ansäuerung und Dehnung des Magenantrums. Darauf folgend wird die Magenentleerung verzögert und die Sekretion von Gastrin und Magensäure werden gehemmt. Bei H. pylori Infizierten ist dieser physiologische „Bremsmechanismus" nach Ansäuerung des Antrums aufgehoben, die Magenentleerung ist beschleunigt, die postprandiale Magensäuresekretion gesteigert und verlängert. Dies kann zu einer gesteigerten Säurebelastung des Duodenums beitragen, wenn die duodenale Neutralisationskapazität überschritten wird. Nach Sanierung der Infektion normalisierte sich dieser Regelkreis vollständig. Die Mehrzahl der Studien fand an NUD-Patienten allerdings keinen Einfluss der H. pylori Infektion auf die Magenentleerung. In einer Barostat-Untersuchung mit graduierter Dehnung des Magens mittels eines Ballons standen weder die gastrale Compliance (Gradient Volumen/Druck) noch das Beschwerdebild der Patienten in Zusammenhang mit dem Bestehen einer H. pylori Infektion.

2.2.7.2 Interdigestive Motilität

Die interdigestive Motilität ist durch ein zyklisches Muster elektromechanischer Aktivität gekennzeichnet, die ihren Ausgangspunkt im Magenfundus hat. Einer Ruhephase (I) ohne kontraktile Aktivität folgen die Phasen II und III, die als migrierender Motorkomplex (MMC) bezeichnet werden. Verschiedene Gruppen haben manometrisch die interdigestive antroduodenale Motilität bei dyspeptischen Patienten mit und ohne bestehende H. pylori Gastritis untersucht und dabei in der Mehrzahl keine Unterschiede gefunden. Im Widerspruch dazu fanden andere Untersucher bei bestehender Infektion eine signifikante Reduktion kontraktiler Wellen in der Phase III des MMC.

Leider ist die Mehrzahl der vorliegenden Studien zum Zusammenhang zwischen der gastrointestinalen Motilität und dem Bestehen einer H. pylori Gastritis an Patienten mit NUD und nicht an asymptomatischen Gesunden durchgeführt worden. Eine abschließende Beurteilung der Ergebnisse ist daher nur eingeschränkt möglich.

■ Zusammenfassend ist es derzeit aber unwahrscheinlich, dass die H. pylori Infektion eine bedeutende Rolle in der Pathophysiologie von gastrointestinalen Motilitätsstörungen spielt. Wenn überhaupt vorhanden, dann ist der Einfluss dieser Infektion auf die gastroduodenale Motilität eher gering. ■

2.2.8 Zusammenfassung

■ Die chronische Infektion der Magenschleimhaut mit H. pylori kann die gastroduodenale Physiologie offenbar auf verschiedene Weise beeinflussen. Initial kommt es zu einer zeitlich limitierten Phase der Achlorhydrie, welche die Kolonisation des Keims begünstigen kann. Der genaue Mechanismus der Parietalzellhemmung in dieser Akutphase der Infektion ist bislang nicht geklärt. Im chronischen Verlauf kehrt die Säuresekretion zurück. Alle infizierten Individuen entwickeln dabei eine Hypergastrinämie, die auf einer ungebremsten Freisetzung von Gastrin aus den G-Zellen des Magenantrums beruht. Die Infektion blockiert offenbar verschiedene inhibitorische Mechanismen der gastralen Sekretion. Die Hypergastrinämie führt aber nur bei der Subgruppe von Patienten mit einer antrumbetonten Gastritis zu einer Steigerung der gastralen Säuresekretion. Sie ist nach Infektsanierung reversibel. Auch hierfür ist eine gestörte Effektivität physiologischer Bremsmechanismen der Säuresekretion verantwortlich. Bei den Patienten mit einer intensiven Entzündung der Korpusmukosa geht die Säuresekretion dagegen im Verlauf der Infektion zurück. Dies dürfte zum größeren Teil auf einem direkten Effekt der Entzündung auf die Parietalzellfunktion beruhen und auch diese Störung ist nach Keimeradikation reversibel. Bis jetzt gibt es keine schlüssigen Belege für wesentliche Veränderungen der gastroduodenalen Motilität im Rahmen der Infektion mit H. pylori. ■

Literatur

Levi S, Beardshall K, Haddad G, Playford R, Ghosh P, Calam J. Campylobacter pylori and duodenal ulcers: the gastrin link. Lancet 1989; I: 1167 – 1168

Peterson W, Barnett CC, Evans DJ, Feldman M, Carmody T, Richardson C, Walsh J, Graham DY. Acid secretion and serum gastrin in normal subjects and patients with duodenal ulcer: The role of Helicobacter pylori. Am J Gastroenterol 1993; 88: 2038 – 2043

Moss SF, Calam J. Acid secretion and sensitivity to gastrin in patients with duodenal ulcer: effect of eradication of Helicobacter pylori. Gut 1993; 34: 888 – 892

El-Omar E, Penman I, Ardill JE, Chittajallu RS, Howie C, McColl KE. Helicobacter pylori infection and abnormalities of acid secretion in patients with duodenal ulcer disease. Gastroenterology 1995; 109: 681 – 691

Olbe L, Hamlet A, Dalenbäck J, Fandricks L. A mechanism by which Helicobacter pylori infection of the antrum contributes to the development of duodenal ulcer. Gastroenterology 1996; 110: 1386 – 1394

El-Omar EM, Oien K, El-Nujumi A, Gillen D, Wirz A, Dahill S, Williams C, Ardil JES, McColl KEL. Helicobacter pylori infection and chronic gastric acid hyposecretion. Gastroenterology 1997; 113: 15 – 24

Beales ILP, Srinivasan S, Calam J, Perez-Perez GI, Yamada T, Scheiman J, Post L, Del Valle J. Effect of Helicobacter pylori products and recombinant cytokines on gastrine release from cultured canine G-cells. Gastroenterology 1997; 113: 465 – 471

Calam J, Gibbons A, Healey ZV, Bliss P, Arebi B. How does Helicobacter pylori cause mucosal damage? Ist effect on acid and gastrin physiology. Gastroenterology (Suppl 2) 1997; 113: 43 – 49

Manes G, Malfertheiner P. Relationship of Helicobacter pylori infection with gastrointestinal motility. Ital J Gastroenterol Hepatol 1999; 31: 705 – 712

Chowers MY, Keller N, Tal R, Barshack I, Lang R, Bar-Meir S, Cho Y. Human gastrin a Helicobacter pylori specific growth factor. Gastroenterology 1999; 117: 1113 – 1118

3 Krankheitsmanifestationen

3.1 Helicobacter pylori und funktionelle Dyspepsie

J. Hotz, A. Madisch, U. Peitz

3.1.1 Definitionen und Symptomatologie

Unter dem Begriff der Dyspepsie werden Beschwerden zusammengefasst, die durch Erkrankungen und Störungen des oberen Magen-Darm-Traktes verursacht werden. Typische dyspeptische Symptome sind epigastrische Schmerzen, Druck- und Völlegefühl, Übelkeit und frühzeitiges Sättigungsgefühl, Blähgefühl im Oberbauch, Luftaufstoßen sowie Übelkeit und gelegentliches Erbrechen.

So genannte Refluxsymptome wie Sodbrennen und saures Aufstoßen gehören nicht in das Beschwerdebild der Dyspepsie, können dieses jedoch begleiten. Alarmsymptome wie Blutung, Dysphagie und Gewichtsabnahme fallen nicht in die Kategorie der Dyspepsie.

Patienten mit Dyspepsie weisen bei der diagnostischen Abklärung ursächlich in bis zu 30–40% organische Erkrankungen auf. Eine funktionelle Dyspepsie (FD) liegt dann vor, wenn bei der diagnostischen Abklärung ursächlich keine strukturellen und biochemisch erfassbaren Abweichungen nachweisbar sind. Hierbei werden jedoch nach allgemeiner Übereinkunft die folgenden strukturellen Läsionen bzw. Abnormalitäten in die Diagnose FD eingeschlossen: Helicobacter pylori Gastritis, Cholezystolithiasis ohne typische Symptome, einzelne Schleimhauterosionen im Magen und Bulbus duodeni.

Nach den vor kurzem revidierten Rom-II-Kriterien (Talley, Stanghellini et al. 1999; ID: Talley 1999A) ist eine FD definiert durch:
1. Eine über mehr als 12 Wochen innerhalb der letzten 12 Monate anhaltend persistierende bzw. rezidivierende Dyspepsie.
2. Kein Nachweis einer organischen Ursache bei der endoskopischen Abklärung, die die Beschwerden erklären könnte.
3. Kein Hinweis, dass die Dyspepsie ausschließlich durch die Stuhlentleerung erleichtert wird oder eine Assoziation mit Stuhlunregelmäßigkeiten besteht.

Letzteres Kriterium wurde zum Ausschluss eines möglichen ursächlichen Reizdarmsyndroms für die Beschwerden eingeführt, gleichwohl ca. 30% aller Patienten mit FD gleichzeitig an einem Reizdarmsyndrom (RDS) leiden. Das RDS ist definiert durch über 12 Wochen innerhalb des letzten Jahres rezidivierende oder persistierende Bauchbeschwerden und Schmerzen, die durch die Defäkation erleichtert und/oder von einem Wechsel der Stuhlfrequenz und/oder Stuhlkonsistenz begleitet sind.

Der Begriff Non-Ulcer-Dyspepsie (NUD = nicht-ulzeröse Dyspepsie) sollte nach internationaler Übereinkunft der Rom-II-Kriterien nicht mehr verwandt werden, da
1. bei der FD auch andere nicht-ulkustypische Beschwerden auftreten und
2. das peptische Ulkus nicht die einzige organische Oberbaucherkrankung darstellt, die dyspeptische Symptome verursachen kann und ausgeschlossen werden muss, bevor die Diagnose einer FD gestellt werden kann (Abb. 3.**1**).

Die Unterscheidung der Dyspepsie in Untergruppen wird zur Zeit noch kontrovers diskutiert. Aus klinisch praktischen Erwägungen, die ggf. auch differenzialtherapeutische Konsequenzen nach sich ziehen können, wird jedoch allgemein die Unterscheidung in 3 Untergruppen befürwortet:
1. die ulkusähnliche Dyspepsie mit vorwiegenden Oberbauchschmerzen,
2. die dysmotilitätsbezogene Dyspepsie ohne wesentliche Oberbauchschmerzen,
3. die nicht-spezifische Dyspepsie, bei welcher die Kriterien der beiden ersten nicht zutreffen.

Eine Überlappung mit der gastroösophagealen Refluxkrankheit bzw. dem Reizdarmsyndrom ist typisch.

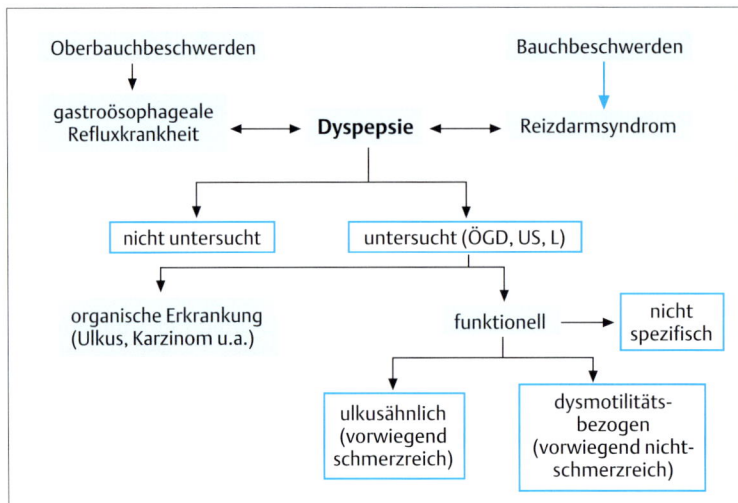

Abb. 3.**1**   Beziehungen zwischen Dyspepsie und Funktioneller Dyspepsie. ÖGD = Ösophagogastroduodenoskopie, US = Ultraschall, L = Laboruntersuchungen.

3.1.2   Epidemiologie und Sozioökonomie

Es wird angenommen, dass etwa 20 bis maximal 40 % der Bevölkerung in Deutschland an FD unterschiedlicher Intensität und Häufigkeit leidet, wobei nur etwa ¼ der Betroffenen ärztliche Hilfe in Anspruch nimmt. Die FD ist somit gegenüber dem peptischen Geschwürsleiden etwa 10-mal häufiger.

Die sozioökonomische Evaluation der FD in Deutschland ist erschwert durch ungenaue epidemiologische und nosologische Daten, die häufig auf Schätzungen und Hochrechnungen beruhen und zum Teil von ausländischen Studien auf deutsche Verhältnisse übertragen und extrapoliert werden. Es ist aber unumstritten, dass bei der Häufigkeit und dem oft hohen Leidensdruck die gesundheitsökonomische Bedeutung der FD relativ hoch einzuschätzen ist, bedingt durch direkte Kosten für oft umfangreiche Diagnostik und Therapie bei der Langzeitbetreuung von Patienten mit FD wie auch durch indirekte Kosten durch Arbeitsausfälle bzw. -unfähigkeit und Frühberentungen. Schätzungen zufolge werden für die FD in Deutschland jährlich fast 1 Mrd. DM für die ambulante Betreuung, 50 Mio. für die stationäre Betreuung und 290 Mio. für die Medikation ausgegeben, während die indirekten Kosten mit bis zu 12 Mrd. DM zu Buche schlagen. Somit betragen die indirekten Kosten 90 % der Gesamtkosten.

Aus den eben genannten Zahlen wird deutlich, dass Patienten mit FD somit enorme Kostenbewegungen verursachen. Aus diesem Grunde sind eine gezielte und rationale diagnostische Sicherung sowie Behandlungsstrategie notwendig, wie sie in zahlreichen internationalen Leitlinien zur FD definiert und erarbeitet wurden.

3.1.3   Diagnosesicherung

Die Diagnosesicherung der FD stützt sich:
1. Auf das typische Beschwerdebild und die Anamnese.
2. Den Ausschluss organischer Erkrankungen des oberen Magen-Darm-Traktes einschließlich der Oberbauchorgane, die mit ähnlichen dyspeptischen Beschwerden einhergehen können (Abb. 3.**2**).

Typische nicht gastrointestinale Begleitbeschwerden sind allgemeine vegetative Symptome wie Schwitzneigung, Kopfschmerzen, Schlafstörungen, Muskelverspannungen, funktionelle Herzbeschwerden und Reizblase. Typische anamnestische Merkmale sind lange wechselnde Anamnese, variable Beschwerden ohne wesentliche Progredienz, diffuse und wechselnde Schmerzlokalisation, fehlender Gewichtsverlust und Stressabhängigkeit der Beschwerden.

Für eine rationale apparative Ausschlussdiagnostik werden lediglich die ÖGD und die Ultraschalluntersuchung des Bauchraumes und bei überlagernden Reizdarmbeschwerden die endoskopische ggf. kombinierte radiologische Abklärung des Darmes für ausreichend erachtet, wenn

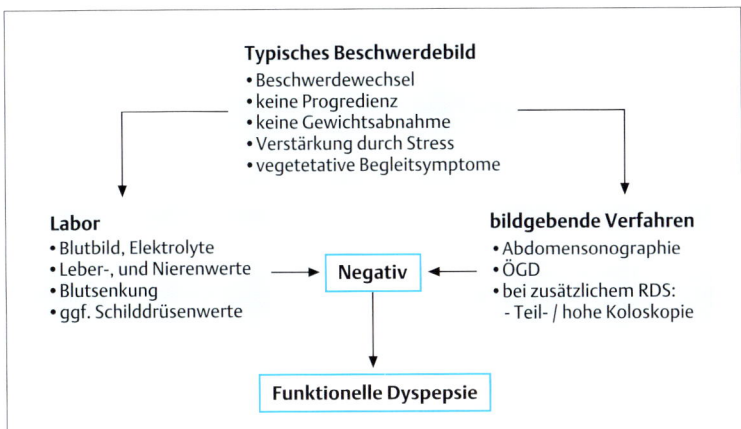

Abb. 3.**2** Diagnosesicherung der Funktionellen Dyspepsie.

typische Anamnese und Beschwerdebild vorliegen und die orientierenden Laboruntersuchungen wie Blutbild, Elektrolyte, Leber- und Nierenwerte sowie Blutsenkung und ggf. periphere Schilddrüsenparameter im Normbereich sind (Abb. 3.**3**).

3.1.4 Pathogenetische Vorstellungen

Die Pathogenese der FD ist bis heute nicht geklärt. Auch aus diesem Grunde steht keine kausale Therapie zur Verfügung. Während früher eher Störungen der Motilität im Mittelpunkt standen, wurde in letzter Zeit die **Säure** als ursächlicher Faktor bei einem Teil von Patienten mit FD vermutet. Diese pathogenetische Vorstellung wird durch Studienergebnisse gestützt, in denen die stärker säurehemmenden Protonenpumpeninhibitoren signifikant günstigere Ergebnisse im Vergleich zu Plazebo gezeigt haben. Hierbei besitzt die absolute Säuresekretionskapazität des Magens keine nachweisbare Bedeutung, sondern die Beschwerdeauslösung durch Säure wird auf eine erhöhte Empfindlichkeit für die normal gebildete Säure zurückgeführt. Diese erhöhte Empfindlichkeit im Sinne einer Perzeptionsstörung stellt einen wichtigen zusätzlichen pathogenetischen Faktor dar. Dabei hat man die modellartige Vorstellung, dass auslösende Faktoren, wie u.a. die Säure, Nahrungsbestandteile und in den Magen zurück fließende Galle bei erhöhter Sensibilität der in der Magenschleimhaut gelegenen Rezeptoren über afferente vegetative Nerven im gastrischen Nervensystem und im Rückenmark fehlverarbeitet und somit über die subkortikalen Zentren kortikal bewusst werden.

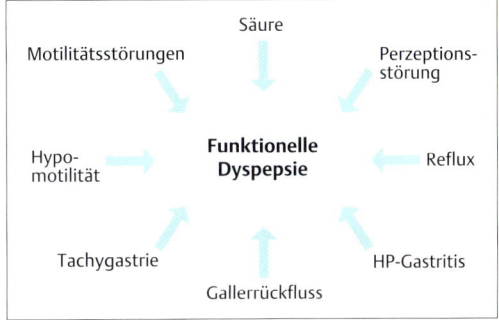

Abb. 3.**3** Mögliche Ursachen für die Entwicklung der Funktionellen Dyspepsie.

Störungen der Motilität des Magens und des Dünndarms sowie gestörte gastro-intestinale Reflexe sind in etwa 50% der Fälle mit einer FD assoziiert. Insbesondere finden sich eine **verzögerte Magenentleerung** mit antraler Hypomotilität und Störungen im Bereich des interdigestiven Motorkomplexes. Offensichtlich hat auch eine gestörte postprandiale Relaxation des Magenfundus eine Bedeutung. Auch Abnormitäten im Motilitätsablauf des oberen Dünndarms, insbesondere des Duodenums mit duodenogastralen Refluxepisoden wurden gehäuft bei FD-Patienten gefunden. Bisher ist jedoch nicht bekannt, ob all diesen Motilitätsstörungen eine kausale Rolle zukommt, zumal die gemessenen Motilitätsstörungen schlecht mit dem Typ oder dem Verlauf der Beschwerden unter verschiedenen motilitätsfördernden Maßnahmen korrelieren. Außerdem gibt es erste plausible Hinweise, dass die Motilitätsstörungen auch nur Folge eines anderen Pathomechanismus sein könnten, zum Beispiel einer gestörten viszeralen Perzeption für Säure.

Eine **gestörte viszerale Perzeption** ist ein ebenfalls häufiger und derzeit intensiv untersuchter pathophysiologischer Befund bei FD. Gemessen werden verminderte Schwellen für Wahrnehmung und Schmerzempfinden insbesondere auf Dehnungsreize im Magen und Duodenum. Es steht zu erwarten, dass die Weiterentwicklung der Funktionsdiagnostik des autonomen Nervensystems die Brücke zu den psychopathologischen Befunden bei FD bilden wird, und uns die Zusammenhänge von Entzündung und Schmerzwahrnehmung besser verstehen lassen wird.

Entzündungen ohne bisher definierten Krankheitswert, wie zum Beispiel geringe entzündliche Infiltrate in der Kolonmukosa bei postinfektiösem Reizdarmsyndrom, werden zunehmend als Ursache funktioneller Magen-Darm-Erkrankungen diskutiert. Die Erforschung der Rolle der Gastritis für die FD wurde durch die Entdeckung von H. pylori neu belebt.

3.1.5   Helicobacter pylori und FD

Die Frage, ob die H. pylori Infektion ein kausaler Faktor der FD ist, kann mit den Kriterien von Robert Koch für die Kausalität einer Infektionserkrankung nicht beantwortet werden. Die Koch'schen Postulate sind nicht erfüllt, da nur ein Teil der mit H. pylori infizierten Patienten unter dyspeptischen Beschwerden leidet.

❗ Geeigneter für die Bearbeitung des Kausalitätsproblems sind in diesem Fall die von Sir Austin Bradford Hill aufgestellten Kriterien für die Verursachung einer Erkrankung durch einen einwirkenden Faktor, in diesem Fall H. pylori Infektion: Stärke der Assoziation, Dosis-Wirkungs-Beziehung, Konsistenz der Assoziation, zeitlich korrekte Assoziation, Spezifität der Assoziation und biologische Plausibilität.

Den stärksten Hinweis für Kausalität geben letztlich dann Interventionsstudien. Die wissenschaftliche Datenlage zu den genannten Kriterien wird im Folgenden dargestellt.

3.1.5.1   Epidemiologie

Die persistierende Infektion mit H. pylori führt in aller Regel zu einer chronisch aktiven Gastritis. Die chronisch aktive Gastritis wie auch die FD sind für sich genommen häufige Phänomene. Somit ist auch das gleichzeitige Auftreten der beiden nach dem Zufallsprinzip häufig zu erwarten. Zahlreiche Fallkontrollstudien haben die Frage bearbeitet, inwieweit die Assoziation H. pylori und FD überzufällig häufig ist. In der Mehrzahl der Studien fand sich eine höhere Prävalenz der H. pylori Infektion bei FD verglichen mit Kontrollen. Diese Differenz der Prävalenz schwankt jedoch zwischen den Studien erheblich. Die FD wird auf sehr unterschiedliche, möglicherweise überlappende Pathomechanismen zurückgeführt, so dass bei Betrachtung von verschiedenen Patientengruppen Inhomogenitäten unvermeidbar sind. Es existieren unterschiedliche Definitionen der FD, die außerdem einem stetigen Wandel unterworfen sind. Dies führte zu unterschiedlichen Einschlusskriterien. Einflussfaktoren auf die Prävalenz der H. pylori Infektion wie Alter, geografische Herkunft und sozioökonomischer Status tragen zusätzlich zu der Variabilität zwischen den Studien bei. So ist zu erwarten, dass bei hoher H. pylori Prävalenz in der Gesamtbevölkerung, wie in weniger entwickelten Ländern, die Unterschiede geringer ausfallen. In epidemiologischen Studien wird häufig der H. pylori Status mittels Serologie bestimmt. Nicht immer sind die serologischen Verfahren ausreichend lokal validiert.

19 Fallkontrollstudien und populationsbasierte Prävalenzstudien in einer Metaanalyse zusammenfassend errechnete Armstrong eine Odds Ratio von 2,3 (95 % confidence, Intervall 1,9 – 2,7) für eine H. pylori Infektion bei FD verglichen mit Kontrollen. Eine H. pylori Infektion fand sich um 23 % (95 % Konfidenz-Intervall 13 – 32 %) häufiger bei funktionell dyspeptischen Patienten. Eine neuere Metaanalyse mit definierten Einschlusskriterien kam zu einer Odds Ratio von 1,6 (95 % Konfidenz-Intervall 1,4 – 1,8) bei Auswertung von 23 Studien. Die Differenz war signifikant. Auffallend ist, dass populationsbasierte Prävalenzstudien einen geringeren Unterschied finden mit einer Odds Ratio von 1,3 (95 % Konfidenz-Intervall 1,0 – 1,7) verglichen mit Fallkontrollstudien, Odds Ratio 2,5 (95 % Konfidenz-Intervall 1,7 – 2,5). Doch auch bei den Populationsstudien ergibt sich ein uneinheitliches Bild. 2 große Studien aus Skandinavien mit über 1000 Probanden aus

Zufallsstichproben kommen zu divergierenden Ergebnissen. Eine Populationsstudie aus Norwegen, in der über 600 Probanden sogar endoskopiert wurden, kam zum Ergebnis einer höheren Prävalenz von H. pylori bei FD. Weitere Populations-Studien mit fehlendem Unterschied wurden in Deutschland bei Blutspendern sowie in den Niederlanden, USA und in Deutschland bei definierten Berufsgruppen durchgeführt.

Nur wenige Studien konnten ein Symptom oder ein Symptomprofil der H. pylori assoziierten FD zuordnen. Die gefundenen Symptomkonstellationen unterschieden sich darüber hinaus zwischen den Studien. Eine höhere Bewertung von ulkusähnlichen Beschwerden und eine niedrigere für Motilitätsbeschwerden korrelierte in einzelnen Untersuchungen mit der H. pylori Infektion, ohne jedoch ausreichend H. pylori positive und H. pylori negative FD-Patienten zu diskriminieren.

Bezüglich des zeitlichen Zusammenhangs zwischen H. pylori Infektion und FD ist zwischen akuter und chronischer H. pylori Infektion zu unterscheiden. Die akute Infektion bleibt in der Regel klinisch unerkannt. Da die meisten Neuinfektionen in der Kindheit stattfinden, wäre zu vermuten, dass Episoden von Dyspepsie durch eine akute H. pylori Infektion ausgelöst werden können. Ähnlich wie bei Erwachsenen hat sich jedoch der Zusammenhang von Oberbauchschmerzen und H. pylori Infektion bei Kindern als sehr uneinheitlich erwiesen. Sicher ist, dass die artifiziell ausgelöste H. pylori Infektion, z. B. durch Selbstversuche mit Ingestion von H. pylori oder akzidentiell durch kontaminierte Magensonden, zu einem akuten dyspeptischen Beschwerdebild führt. Einen Hinweis, dass bei Erwachsenen die Neuinfektion zu Beschwerden, auch länger anhaltenden Beschwerden führen kann, lieferten Parsonnet et al. Sie untersuchten den Zusammenhang von dyspeptischen Beschwerden mit einer serologischen Konversion von H. pylori negativ zu positiv über einen Zeitraum von im Mittel 8,5 Jahren. Die Serokonversionsrate lag bei 0,5 % pro Jahr. Probanden mit Serokonversion hatten 4-mal so häufig dyspeptische Beschwerden als solche mit konstant H. pylori negativem oder positivem Status. Für die Mehrzahl der FD-Patienten kann jedoch angenommen werden, dass der Infektionsbeginn viele Jahre vorher stattgefunden hat, da der Häufigkeitsgipfel der FD zwischen dem 20. und 40. Lebensjahr liegt, und die H. pylori Infektion auch in entwickelten Ländern überwiegend in der Kindheit erworben wird.

3.1.5.2 Biologische Plausibilität

Die nach bisherigen Kenntnissen wichtigsten Pathomechanismen für die FD, Inflammation, gestörte Motilität und viszerale Perzeption, werden im Folgenden mit ihrem Bezug zur H. pylori Infektion dargestellt. Die Entzündung der Magenschleimhaut ist der nächstliegende Mechanismus, über den eine H. pylori Infektion zu Beschwerden führen kann. Es ist jedoch bereits aus der Vor- H. pylori Ära bekannt, dass nur eine geringe Korrelation zwischen Gastritis, insbesondere Oberflächengastritis, und Oberbauchschmerzen besteht. Bezüglich der Intensität der Gastritis, d. h. dem Grad sowie der Aktivität der H. pylori Gastritis, konnte bisher keine Korrelation zu dyspeptischen Beschwerden gefunden werden, die sich konsistent über verschiedene Studien bestätigt hätte. Bei einer Studie aus Hong-Kong mit 348 FD-Patienten war die Dichte von H. pylori im Magenantrum mit ulkusähnlichen Beschwerden korreliert. Mit diesem Beschwerdetyp, jedoch nicht mit dysmotilitäts-ähnlichen Beschwerden zeigte sich auch in einer italienischen Studie ein Zusammenhang zur H. pylori Dichte sowie der Aktivität der Antrumgastritis. Die Korrelation reicht jedoch nicht aus, um zu diskriminieren, welcher Patient von einer Eradikationstherapie profitieren wird. Auch die neueren Interventionsstudien, wie unten ausgeführt, haben kein differenziertes Vorgehen anhand der Gastritis-Parameter ableiten können. Noch gibt es auch zu wenig Langzeitlängsschnittstudien, die eine Aussage treffen, welcher Typ der Gastritis im weiteren Verlauf zu einer Ulkuserkrankung führen wird. Noch aus der Vor- H. pylori Ära sind zuverlässige Daten vorhanden, die die Entwicklung eines peptischen Ulkus mit einer Häufigkeit von 10 % innerhalb von 10 Jahren bei Erwachsenen mit Gastritis im Gegensatz zu einem Risiko von 0,6 % ohne Gastritis, beschreiben. Eine genauere Charakterisierung der Gastritis-Parameter hinsichtlich einer latenten Ulkuskrankheit wäre insofern wünschenswert, da bekannt ist, dass auch im ulkusfreien Intervall Beschwerden auftreten können.

Eng verknüpft mit der Intensität, aber insbesondere mit der Verteilung der Gastritis zwischen Antrum und Korpus, sind Änderungen der Magensäuresekretion. Die gastrale Hypersekretion bei einem großen Teil von Ulcus duodeni-Patienten ist korreliert mit einer antrumdominanten Gastritis, während eine Hyposekretion häufig mit einer korpusdominanten Gastritis einhergeht. Es ist nicht eindeutig geklärt, ob das Ausmaß der Säuresekretion die Verteilung der Gastritis bestimmt oder umgekehrt, die Verteilung der Gastritis die Säuresekretion.

Ohne Berücksichtigung der H. pylori Infektion misst man bei FD-Patienten im Durchschnitt eine normale Magensäuresekretion, jedoch mit breiter interindividueller Streuung. Bei Messungen des 24 h-pH-Profils oder der basalen sowie der gastrinstimulierten Säuresekretion fanden sich bisher keine Unterschiede zwischen H. pylori positiven und H. pylori negativen FD-Patienten. Dagegen bestimmten El-Omar et al. die GRP-stimulierte Säuresekretion, die am ehesten den Reiz einer Mahlzeit stimuliert. Es zeigte sich bei H. pylori positiven FD-Patienten eine gegenüber symptomlosen Kontrollen vermehrte Säuresekretion, die in ihrem Ausmaß zwischen den Kontrollen und den Ulcus duodeni-Patienten lag. Ob eine H. pylori induzierte Hypochlorhydrie zu dyspeptischen Beschwerden führen kann, ist nicht ausreichend untersucht. Allerdings dürfte der Anteil der Patienten mit Hypochlorhydrie in FD-Kollektiven, wenn überhaupt, recht klein sein.

⚠ Bezüglich des Zusammenhanges von Magensäure, FD und H. pylori kann zusammenfassend festgestellt werden, dass zwar H. pylori Infizierte generell einen erhöhten Gastrinwert haben, dass aber nur ein kleinerer Teil von FD-Patienten mit H. pylori Infektion eine vermehrte Säuresekretion ähnlich wie Ulcus duodeni-Patienten hat.

Der Vergleich der Motilitätsphänomene zwischen H. pylori positiven und negativen FD-Patienten in Querschnittstudien hat ergeben, dass H. pylori entweder nicht mit einer gestörten Motilität assoziiert oder korreliert ist, oder dass H. pylori positive FD-Patienten eine normale Magenentleerung aufweisen, während sie bei H. pylori negativen FD-Patienten verzögert ist. Letztere Beobachtung gibt einen Hinweis darauf, dass die verzögerte Magenentleerung und die H. pylori Infektion distinkte Pathomechanismen der FD darstellen könnten, d.h. verschiedene Pole im breiten Spektrum der Pathophysiologie der FD ausmachen. Eine Verbesserung der verlängerten Magenentleerungszeit bei FD-Patienten durch H. pylori Eradikation hat sich nicht gezeigt.

Hinsichtlich verminderter Perzeptionsschwellen für Distentionsreize im oberen Gastrointestinums haben sich keine Unterschiede zwischen H. pylori positiven und negativen FD-Patienten

gezeigt. Lediglich Holtmann et al. fanden bei Patienten mit hohen Serum-IgG-Antikörper-Titern besonders niedrige Perzeptionsschwellen. Dieser Befund bedarf der Bestätigung. Von Interesse, jedoch bisher nicht untersucht, dürfte der Zusammenhang von H. pylori Infektion mit einer gestörten Relaxation des Magenfundus oder auch mit einer Hypersensitivität auf duodenale Säureexposition sein.

3.1.5.3 Interventionsstudien

Therapiestudien bei der FD werden durch eine Reihe von Problemen erschwert. Die oben erwähnte Inhomogenität zwischen jeglichen Stichproben von FD-Patienten ist ein Problem, ein weiteres die hohe Plazebo-Ansprechrate im kurzfristigen Verlauf. Andererseits handelt es sich häufig um eine wiederkehrende Symptomatik, so dass der Erfolg erst im Langzeitverlauf zu bestimmen ist. Talley hat 1994 16 Studien zur Therapie der H. pylori Infektion bei FD systematisch analysiert. Von diesen kamen 8 zu dem Ergebnis, dass die H. pylori Eradikation die Symptome deutlich linderte, während die übrigen 8 keinen Effekt zeigten. All diese Studien wiesen wesentliche methodische Mängel auf, wie z.B. Fehlen einer Randomisierung, einer Verblindung und von Plazebokontrollen sowie inadäquate Bestimmung der prä- und posttherapeutischen Symptome, kurze Nachbeobachtungsdauer und unzureichende Fallzahl. Ein Langzeit-Follow-up muss bei H. pylori Infektion auch gefordert werden, da die Rückbildung der mukosalen Lymphozyteninfiltrate Monate, teilweise Jahre dauern kann.

Seit der Kritik von Talley sind 5 Studien publiziert worden, die die genannten Mängel nicht aufweisen und eine ausreichende lange Nachbeobachtung von 1 Jahr vorgesehen haben. Alle Studien hatten ein randomisiert doppelblindes Design. 4 dieser 5 Studien lassen sich bezüglich des Studienendpunktes vergleichen, da es für den symptomatischen Therapieerfolg bzw. -misserfolg eine Definition anhand des Beschwerdescores gab. Wie in Tab. 3.**1** dargestellt, wiesen 3 der 4 Studien keinen signifikanten Unterschied im symptomatischen Erfolg zwischen Patienten mit Eradikationstherapie und solchen mit Plazebotherapie auf. Nur eine Tendenz zu einem häufigeren symptomatischen Erfolg nach der Verumtherapie zeigte sich in den Studien von Blum et al. und Talley et al. Auch bei Vergleich zwischen Patienten, die die H. pylori Infektion verloren hat-

Tab. 3.**1** Randomisierte doppelblinde Studien zur Eradikation bei H. pylori assoziierter Funktioneller Dyspepsie. Studien mit Definition des Therapieerfolges im Studien-Design

Autor (Quelle)	Therapie	Therapie-dauer	Zentren (n)	H. pylori Eradikations-rate (%)	Therapieerfolgsraten, ITT-Analyse (%)	(n)	(p)	Therapieerfolgsraten abhängig von post-therapeutischem H. pylori Status – H.p. neg. (%)	H.p. pos. (%)
McColl (McColl, Murray et al. 1998; ID: MCCOLL1998a)	Omeprazol 2 × 20 mg + Amoxicillin 3 × 500 mg + Metronidazol 3 × 400 mg	2 Wochen	1 (Schottland)	88	21	33/154	<0,001	keine Daten	keine Daten
	Omeprazol 2 × 20 mg + Plazebo			5	7	11/154			
Blum (Blum, Talley et al. 1998; ID: BLUM1998)	Omeprazol 2 × 20 mg + Amoxicillin 2 × 1 g + Clarithromycin 2 × 500 mg	1 Woche	multizentrisch (Europa, Kanada, Südafrika)	79	27	45/164	0,17	31	26
	Omeprazol 2 × 20 mg + Plazebo			2	21	34/164			
Talley (Talley, Janssens et al. 1999; ID: TALLEY1999H)	Omeprazol 2 × 20 mg + Amoxicillin 2 × 1 g + Clarithromycin 2 × 500 mg	1 Woche	multizentrisch (Australien, Neuseeland, Europa)	85	24	32/133	0,7	29	21
	Plazebo			4	22	31/142			
Talley (Talley, Vakil et al. 1999; ID: TALLEY1999)	Omeprazol 2 × 20 mg + Amoxicillin 2 × 1 g + Clarithromycin 2 × 500 g	2 Wochen	multizentrisch (USA)	90	46	69/150	0,56	49	48
	Plazebo			2	50	71/142			

ten, und solchen mit persistierender Infektion ergab sich kein signifikanter Unterschied. Eine signifikante höhere Ansprechrate in der Verumgruppe fanden dagegen McColl et al. Die Ergebnisse des Lebensqualitätsfragebogens waren aber auch in der McColl-Studie nicht signifikant unterschiedlich. Bei Zusammenfassung aller 4 Studien errechnet sich ein Therapieansprechen in 29,8 % (95 % Konfidenz-Intervall 26 – 34, n = 179/601) nach Verum und von 24,4 % (95 % Konfidenz-Intervall 21 – 28, n = 147/602) nach Plazebo. Die Differenz ist signifikant mit p = 0,02, die Odds Ratio beträgt 1,3.

Die 5. Studie von Gilvarry et al. beschreibt die Symptom-Scores im Verlauf eines Jahres in Abhängigkeit vom posttherapeutischen H. pylori Status und vom ursprünglichen Subtyp der Dyspepsie (s. Abb. 3.**5**). Es zeigte sich nur in der Gruppe der Patienten mit ulkusähnlichen Beschwerden ein Therapieerfolg. Auch die 4 anderen Studien untersuchten den prädiktiven Wert verschiedener Symptome, ohne allerdings einem Symptom oder Symptommuster einen höheren Therapieerfolg zuordnen zu können.

In keiner der Studien hat sich der Gastritis-Grad oder ein anderer Gastritis-Parameter als prädiktiv erwiesen. Allerdings sind die Gastritis-Daten bisher noch nicht detailliert publiziert, zum Beispiel hinsichtlich der Verteilung der Gastritis. In einer der Studien von Talley et al. war ein höherer Grad der Gastritis nach einem Jahr unabhängig vom H. pylori Status mit Therapie-Misserfolg assoziiert, was zur Hypothese Anlass gab, dass die Gastritis ebenso wie die Symptome einen längeren Zeitraum als ein Jahr zur Rückbildung benötigen könnten.

Die Diskrepanz zwischen der McColl-Studie und Gilvarry-Studie auf der einen Seite und den anderen 3 Studien auf der anderen Seite ist nicht einfach zu erklären. Der augenfälligste Unterschied ist, dass die McColl- und Gilvarry-Studien monozentrisch, die übrigen multizentrisch sind. Bei fast allen Zentren über die Studien hinweg handelte es sich um sekundäre Versorgungszentren. Somit spiegeln alle Studien nicht den Alltag in der Primärversorgung wider.

Wir stellen im Folgenden aus 4 Gründen die Vermutung auf, dass in den McColl- und Gilvarry-Studien mehr Patienten eingeschlossen wurden, die eine latente Ulkus-Erkrankung oder zumindest eine ulkusähnliche Pathophysiologie der FD hatten.

1. Die Hintergrund-Prävalenz des peptischen Ulkus in der Gesamtbevölkerung, aus der die McColl-(Glasgow/Schottland) und Gilvarry-(Dublin/Irland)-Studien Patienten rekrutierten, ist hoch.

2. Die Häufigkeit des Auftretens eines peptischen Ulkus im Studien-Verlauf bei FD-Patienten mit persistierender H. pylori Infektion gibt einen Anhalt über den Anteil eingeschlossener Patienten mit latenter Ulkus-Krankheit. In der Gilvarry-Studie entwickelten eine relativ große Anzahl von Patienten ein peptisches Ulkus, 7 von 100. Diese 7 hatten eine persistierende H. pylori Infektion. In der McColl-Studie war keine Kontroll-Endoskopie vorgesehen, so dass eine Ulkusentwicklung möglicherweise verborgen blieb. Es wurden jedoch 9 von 308 Patienten in dem einen Jahr wegen rezidivierender Beschwerden nachendoskopiert. Davon hatten 4 ein Ulkus, alle aus der Plazebogruppe. Der Anteil der Patienten mit Ulkusentwicklung in den Blum- und Talley-Studien, die ja eine Kontroll-Endoskopie nach einem Jahr im Protokoll vorsahen, war dagegen klein mit 1 – 2 %.

3. Die McColl- und Gilvarry-Studien wurden in Gesundheitssystemen unternommen, in denen dem Primärarzt geringe Mittel, insbesondere kaum technische Untersuchungen zur Verfügung stehen. Somit ist zu vermuten, dass die Patienten relativ früh in ihrem Krankheitsverlauf dem Zentrum vorgestellt wurden. In den Gesundheitssystemen der Blum- und Talley-Studien, also wie zum Beispiel dem US-amerikanischen oder dem deutschen ist anzunehmen, dass die Patienten dem sekundären Zentrum stärker selektioniert zugewiesen wurden, zum Beispiel erst nach frustranem Therapieversuch mit Säuresuppression oder nach Endoskopie in freier Praxis.

4. In den Blum- und Talley-Studien wurden Patienten mit Ansprechen auf Antazida während einer einwöchigen Run-In-Periode ausgeschlossen. (Die Behandlung mit Antazida wurde später in den Publikationen nicht erwähnt.) Auch dies führte vermutlich zu einem geringeren Anteil von Patienten mit ulkusähnlicher Pathophysiologie.

Ein weiterer Unterschied zwischen den Studien ist, dass in den 3 Studien von Blum et al. und Talley et al. eine mindestens mittelschwere Intensität der Beschwerden zum Studien-Einschluss vorausgesetzt wurde, während in den anderen beiden Studien diesbezüglich keine Einschränkung gemacht wurde. Somit kommen Blum et al. und Talley et al. zwar zu einem wissenschaftlich sehr exakten Ergebnis, doch dürften die McColl- und Gilvarry-Studien besser die Wirklichkeit in der Primärversorgung von FD-Patienten wiedergeben.

3.1.6 Therapiemöglichkeiten der Funktionellen Dyspepsie (FD)

Eine etablierte oder gar standardisierte Therapie der FD existieren nicht. Entscheidend für den Behandlungserfolg ist es zunächst, den Patienten in einfachen verständlichen Worten von der Sicherheit und der guten Prognose der Diagnose zu überzeugen (so genannte Reassurance), und ihm gleichzeitig das Wesen der Störung zu erklären und Behandlungsmöglichkeiten aufzuzeigen (Education) einschließlich der Suche nach Stressfaktoren im privaten und beruflichen Leben.

Die Diät spielt bei der FD nur eine untergeordnete Rolle. Der Patient sollte durch Selbstbeobachtung unverträgliche Speisen registrieren und vermeiden, wobei das Führen eines Beschwerdetagebuches sinnvoll sein kann. Gemieden werden sollten Noxen wie Nikotin und übermäßiger Alkohol. Die Wirksamkeit solcher Allgemeinmaßnahmen ist wissenschaftlich allerdings nicht belegt. Dagegen ist der Verzicht auf nicht-steroidale Antirheumatika eine wissenschaftlich abgesicherte Empfehlung.

An medikamentösen Therapieoptionen stehen im Wesentlichen folgende Gruppen zur Verfügung:
1. H. pylori Eradikations Therapie
2. Gastroprokinetika
3. säuresupprimierende Medikamente
4. Phytotherapeutika, Simethicon.

Bei der Bewertung von Therapie-Studien der FD ist immer die hohe Plazebo-Ansprechrate von 20–60% zu berücksichtigen. Viele Studien weisen hinsichtlich des Studien-Designs, insbesondere Randomisierung und Verblindung, Defizite auf.

3.1.6.1 H. pylori Therapie

Bezüglich der H. pylori Eradikation ist festzustellen, dass der Anteil der Patienten klein ist, die durch eine H. pylori Therapie über den Plazebo-Effekt hinaus dauerhaft profitieren. Es lässt sich nach den gegenwärtigen, oben genannten Studien ein Anteil von etwa 10% abschätzen. Allerdings sind für die Abschätzung des Therapie-Effektes in der Primärversorgung noch weitere Stu-

dien erforderlich, da die genannten Studien in Überweisungszentren durchgeführt wurden. Verlässliche Prädiktoren für einen Therapieerfolg der H. pylori Therapie gibt es nicht. Allenfalls zeichnet sich ein Trend ab, nach dem Patienten mit ulkustypischen Beschwerden eher profitieren. Für die Therapieentscheidung sind die folgenden Vor- und Nachteile abzuwägen.

Die **Vorteile** sind:
– Ein kleiner Teil der FD-Patienten erfährt eine Heilung von einer Erkrankung, für die es sonst keinen kausalen Therapieansatz gibt.
– Verglichen mit einer langfristigen symptomatischen Therapie sind die Kosten einer H. pylori Therapie geringer.
– Bei wiederkehrenden Beschwerden stellt sich nicht erneut die Frage nach einer Ulkusentstehung, sofern die H. pylori Infektion erfolgreich beseitigt wurde und keine anderen ulzerogenen Faktoren einwirken.
– Ein prophylaktischer Effekt hinsichtlich eines Magenkarzinoms ist zwar nicht bewiesen, aber durchaus naheliegend.
– Der Patient scheidet als Infektionsquelle für Kontaktpersonen aus.

Die **Nachteile** sind:
– Zu hohe Erwartungen an den Therapieerfolg.
– Nebenwirkungen der Eradikations-Therapie. Leichte Nebenwirkungen subjektiver Art scheinen bei FD etwas häufiger zu sein als bei Ulkus-Patienten.
– Langzeitfolgen der H. pylori Eradikation. Diesbezüglich wird vor allem die Induktion oder Verschlechterung einer gastro-ösophagealen Reflux-Erkrankung diskutiert.
– Mögliche Induktion von bakteriellen Resistenzen gegen die standardmäßig eingesetzten Antibiotika, so dass die Auswahl einer Zweittherapie nach Therapieversagen erschwert wird.

Die Konsensus-Konferenzen der European Helicobacter Study Group, der American Gastroenterology Association und des Asian Pacific Consensus Meeting haben alle eine H. pylori Therapie bei FD als eine Fall-zu-Fall-Entscheidung empfohlen. In unserer täglichen Praxis entscheiden wir uns, aus oben genannten Gründen, häufig für eine H. pylori Therapie.

3.1.6.2 Gastroprokinetika

Gastroprokinetika wurden besonders bei dysmotilitätsbezogenen wie auch bei refluxbezogener Dyspepsie empfohlen. In Metaanalysen zeigt sich für Metoclopramid, Domperidon wie auch insbesondere Cisaprid in den meisten Studien eine positive Wirkung gegenüber Plazebo zwischen 30 und 50%. Es fehlen Langzeitergebnisse mit Therapiedauer über 4 Wochen. Das in den meisten Studien untersuchte Cisaprid steht wegen kardialer Nebenwirkungen für diese Indikation seit kurzem nicht mehr zur Verfügung. Nicht durchgesetzt hat sich die Behandlung mit 5-Hydroxitryptamin (Serotinin-Typ-3-Rezeptorantagonisten), Erythromycin oder Cholinergika wie Betanechol.

3.1.6.3 Säuresupprimierende Medikamente

Die Bedeutung von säuresupprimierenden Medikamenten wurde bis vor kurzem sehr kontrovers diskutiert und unterschiedlich beurteilt. Seitdem jedoch einige gut kontrollierte internationale Studien mit dem Protonenpumpeninhibitor (PPI) Omeprazol einen signifikant günstigen Effekt gegenüber Plazebo bei der FD nachgewiesen haben, kann geschlossen werden, dass in früheren Studien mit Antazida und H_2-Rezeptorantagonisten (H_2-RA) das säurehemmende Prinzip nicht ausreichend ausgeschöpft wurde. Obwohl die Antazida zu den am häufigsten eingesetzten Medikamenten bei FD zählen, zumal sie frei verkäuflich sind, gibt es für diese Medikamentengruppe im Rahmen von kontrollierten Untersuchungen keinen Beweis für die Wirksamkeit bei der FD gegenüber Plazebo.

Für H_2-RA- wie für PPI-Studien gilt, dass Patienten mit dominanten Refluxbeschwerden teilweise nicht ausgeschlossen wurden. Von H_2-RA und PPI profitieren in Subgruppenanalysen vor allem Patienten mit ulkusähnlichen und refluxähnlichen Beschwerden.

Für H_2-RA zeigte sich in einer Metaanalyse in 14 von 24 Studien ein signifikant positiver Effekt von säurehemmenden Substanzen zumeist H_2-RA mit Verbesserung der dyspeptischen Symptome zwischen 35 und 80% im Vergleich zu 30–60% unter Plazebo. In den 10 anderen Studien hatten H_2-RA jedoch keinen Effekt bei der FD.

Seit Einführung der PPI zeigten sich durchgehend positive Ergebnisse in kontrollierten Studien. Ursache hierfür ist, dass mit dieser Präparateklasse eine stärkere Säuresuppression möglich ist, mit adäquater Unterdrückung auch der postprandialen Säuresekretion tagsüber, die durch H_2-RA nicht oder nur unzureichend beeinflusst wird. Außerdem ist zu berücksichtigen, dass unter H_2-RA tachyphylaktische Effekte auftreten, d. h. der säurehemmende Effekt bei länger andauernder Medikamenteinnahme sich abschwächt. In 4 großen Studien zeigte sich für Omeprazol ein Therapieeffekt von 30–40% über Plazebo.

3.1.6.4 Phytotherapeutika, Simethicon

In der niedergelassenen Medizin werden schon seit längerem Phytotherapeutika und entblähende Substanzen wie Simethicon-Präparate eingesetzt, ohne dass hierfür gesicherte Studienergebnisse zur Wirksamkeit vorliegen. In jüngster Zeit wurden jedoch einige Studien vorgelegt, in denen die Verabreichung von Phytotherapeutika bzw. von entblähenden Substanzen einen signifikanten Effekt auf Oberbauchbeschwerden und dyspeptische Symptome bei der FD im Vergleich zur Plazebotherapie nachgewiesen wurde. So zeigte eine prospektiv kontrollierte und randomisierte Cross-over-Studie über 3 Monate mit dem Pflanzenmischpräparat Iberogast® nicht nur eine signifikante Wirkung während der aktiven Therapie im Vergleich zur Plazebobehandlung während der 8-wöchigen Behandlungsphase, sondern es besserten sich auch die Symptome bei den plazebobehandelten Non-Respondern, wenn diese auf die aktive Behandlung mit dem untersuchten Präparat umgestellt wurden. Eine weitere, über 4 Wochen geführte kontrollierte Studie zeigte für das gleiche Präparat ähnliche Ergebnisse. In einer weiteren Studie konnte mit einem Pfefferminz-Kümmelöl-Kombinationspräparat eine ähnliche Beeinflussung der dyspeptischen Symptome bei FD erzielt werden wie mit dem Vergleichspräparat Cisaprid. In einer anderen kontrollierten Studie war die Verabreichung des entblähenden Präparates Dimethicon ähnlich wirksam wie Cisaprid. Die Analyse dieser Ergebnisse zeigt keine bevorzugte Wirkung bei den verschiedenen Untergruppen. Der Wirkungsmechanismus von Phytotherapeutika wie auch vom Dimethicon ist hierbei bisher nicht geklärt.

3.1.6.5 Weitere Therapieansätze

Medikamente mit dem Ziel einer viszeralen Analgesie, wie z. B. Fedotozin, Spasmolytika vom Typ des Trimebutin bzw. Hyoscyamin, Medikamente gegen Übelkeit und Erbrechen wie der 5-HT-3-Antagonist Ondansetron sowie Antidepressiva vom Typ des Amitryptilin wurden nur in geringem Ausmaß bei der FD untersucht und blieben ohne überzeugende Ergebnisse. Nur wenig ist über die Wirksamkeit von psychosomatischen Maßnahmen und deren Stellenwert bei der Behandlung der FD bekannt.

3.1.6.6 Differenzialtherapie der FD

Eine differenzierte Therapie, die sich an den Symptomen orientiert, wie zum Beispiel Säuresuppressiva bei ulkustypischen Beschwerden oder Gastroprokinetika bei dysmotilitätstypischen Beschwerden, ist wissenschaftlich unzureichend untermauert, wird jedoch empfohlen, solange keine weiteren Daten vorhanden sind. Es existieren keine Daten zu der Frage, ob der Therapieerfolg der oben genannten Substanzgruppen, wie Säuresuppressiva, Gastroprokinetika etc., abhängig ist vom H. pylori Status. In unserer klinischen Praxis führen wir meist keine empirische Therapie mit diesen Substanzen durch, solange nicht die H. pylori Infektion beseitigt ist.

3.1.7 Management der nichtuntersuchten Dyspepsie

In der Primärversorgung wird der Arzt zunächst mit der nichtuntersuchten Dyspepsie („uninvestigated dyspepsia") konfrontiert, die begrifflich klar von der FD getrennt werden sollte. Nicht untersucht bedeutet in diesem Fall, dass noch keine Endoskopie zum Ausschluss einer organischen Ursache durchgeführt wurde (Abb. 3.**1**).

❗ Für Diagnostik und Therapie der nichtuntersuchten Dyspepsie sind die folgenden 4 Strategien zu unterscheiden (Abb. 3.**4**):

1. Beobachten („watchfull waiting").
2. Empirische Therapie.
3. H. pylori testen-und-behandeln-Strategie („test and treat").
4. Primäre Diagnostik mit Ösophagogastroduodenoskopie und Abdomensonographie mit anschließend gezielter Therapie je nach Befund.

Die beobachtende Strategie ohne jegliche auch medikamentöse Intervention ist in der Regel nicht durchführbar, da sich die Patienten im beschwerdereichen Intervall mit dem Wunsch nach möglichst sofortiger Hilfe vorstellen.

Mit empirischer Therapie ist eine medikamentöse Therapie mit einer der oben genannten Substanzgruppen gemeint, wobei sich die Substanzauswahl an dem dominanten Symptom orientiert. Für die Entscheidung zwischen empirischer Therapie und primärer endoskopischer Abklärung haben randomisierte Studien die Überlegenheit der primären Endoskopie ergeben, da ein unauffälliger endoskopischer Befund zu höherer Patientenzufriedenheit führte und im Management-Arm mit empirischer Therapie im weiteren Verlauf doch ein beträchtlicher Teil der Patienten endoskopiert werden musste.

Nimmt man jedoch die Option einer H. pylori Therapie mit in die Entscheidung, so ergibt sich durch nicht-invasive H. pylori Tests (Serologie, ^{13}C-Harnstoff-Atemtest, Stuhl-Test) die Möglichkeit, bei positivem Testergebnis ohne Endoskopie die H. pylori Infektion zu behandeln, im englischen als „test and treat"-Konzept bezeichnet (Abb. 3.**5**). Rechenmodelle aus den USA zum „test and treat"-Konzept haben einen erheblichen ökonomischen Vorteil des „test and treat"-Konzepts gegenüber allen anderen Alternativen

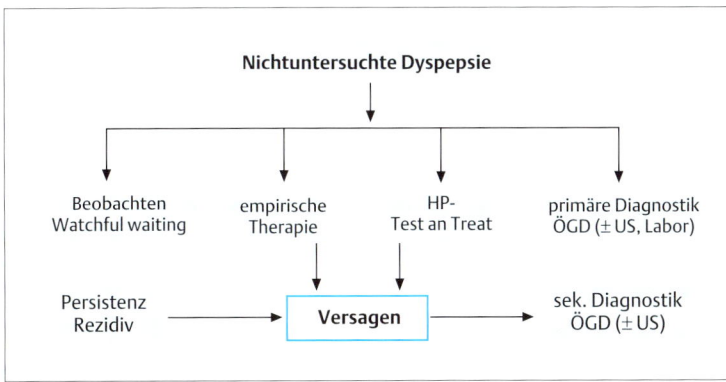

Abb. 3.**4** Diagnostische Strategien bei nichtuntersuchter Dyspepsie. ÖGD = Ösophagogastroduodenoskopie, US = Ultraschall, L = Laboruntersuchungen.

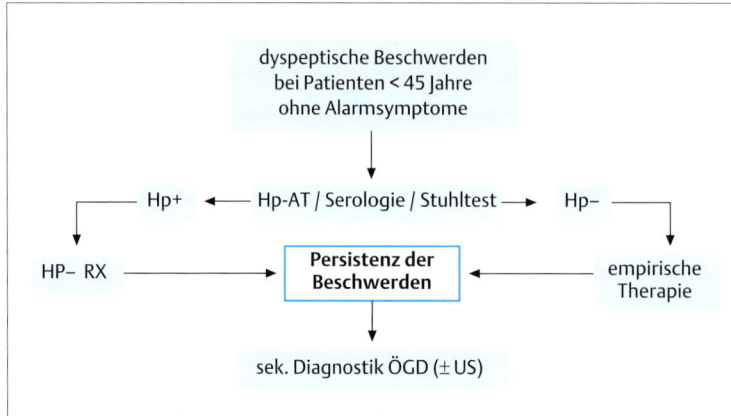

Abb. 3.**5**   H. pylori Test and Treat-Strategie. Hp-AT = Atemtest, ÖGD = Ösophagogastroduodenoskopie, US = Ultraschall, Hp-Rx = Hp-Eradikation.

des Managements der nichtuntersuchten Dyspepsie ergeben.

Diese Rechenmodelle lassen sich jedoch wegen hoher Kosten der Endoskopie in den USA nicht auf die Situation z. B. in Deutschland übertragen. Inzwischen gibt es auch randomisierte Studien aus Ländern mit niedrigen Endoskopie-Kosten, die das „test and treat“-Konzept mit der primären Endoskopie vergleichen. Sie kommen übereinstimmend zu dem Ergebnis einer gleichwertigen Patientenzufriedenheit und einer erheblichen Kostenersparnis des „test and treat“-Konzepts. Da bei Verzicht auf eine Endoskopie die Sorge besteht, einen organischen Befund, insbesondere ein Malignom zu übersehen, wird das „test and treat“-Konzept übereinstimmend von mehreren Konsensus-Gremien empfohlen mit einer Altersobergrenze, oberhalb derer Patienten mit dyspeptischen Beschwerden primär einer Endoskopie zugeführt werden sollten. Diese Altersgrenze ist abhängig von der Altersverteilung der Inzidenz des Magenkarzinoms in der jeweiligen geographischen Region. In Europa wird eine Altersgrenze von 45 Jahren vorgeschlagen. Unabhängig von dieser Altersgrenze sollten jedoch auch solche Patienten endoskopiert werden, die Alarmsymptome für eine maligne Erkrankung wie Gewichtsverlust, Anämie, wiederholtes Erbrechen oder Schluckstörungen haben, oder die nicht-steroidale Antirheumatika einnehmen. Bei letzterer Gruppe gilt es, ein Ulkusleiden auszuschließen. Selbstverständlich sind auch die Patienten zu endoskopieren, bei denen die H. pylori Therapie nicht zu Beschwerdefreiheit führt (Abb. 3.**4** und 3.**5**).

Als nicht-invasive Tests haben sich in Deutschland der ^{13}C-Harnstoff-Atemtest und der Stuhl-Test bewährt. Für die Serologie mangelt es noch an lokaler Validierung. Serologische Schnelltests weisen in Deutschland eine unzureichende Sensitivität und Spezifität auf, während es gute Validierungsdaten aus Ländern gibt, in denen diese Tests konzipiert wurden.

Eine Konsensus-Konferenz der Deutschen Gesellschaft für Verdauungs- und Stoffwechselkrankheiten hat sich bezüglich des Managements der nichtuntersuchten Dyspepsie bei Patienten jünger als 45 Jahre nicht auf eine Option festgelegt, sondern bietet die folgenden 3 Optionen an:
– „test and treat“-Konzept
– empirischer Therapieversuch
– primäre Endoskopie.

3.1.8   Zusammenfassung

■ Der Krankheitsbegriff FD fasst Oberbauchbeschwerden ohne organische Ursache zusammen. Bei Untergruppen von FD-Patienten finden sich verschiedene pathophysiologische Befunde von bislang nicht gesicherter kausaler Bedeutung. Im Wesentlichen sind dies: Mukosainflammation, vor allem H. pylori Gastritis, viszerale Hypersensitivität und Motilitätsstörungen. Aus keinem dieser Befunde lässt sich bisher ein differenziertes therapeutisches Vorgehen ableiten. In der Praxis kann man sich zur Therapie-Entscheidung am dominanten Symptom orientieren, und so die Entscheidung zwischen säuresupprimierender, gastroprokinetischer oder einer anderen Therapie fällen. Ein kleiner Teil von FD-Patienten mit H. pylori Infektion profitiert von einer H. pylori

Eradikationstherapie über den Plazebo-Effekt hinaus auch langfristig. Auch für diesen Therapie-Erfolg existieren bislang keine Prädiktoren. Wir entscheiden uns daher in der Regel für eine H. pylori Therapie bei nachgewiesener Infektion, um diesen langfristigen Effekt auszunutzen und zur Prophylaxe anderer H. pylori Folgeerkrankungen. Die Entscheidung zu einer H. pylori Therapie kann auch alleine auf einem nicht-invasiven Test beruhen, solange die endoskopische Suche nach einem organischen Befund ohne Relevanz ist, also insbesondere bei jüngeren Patienten ohne Alarmsymptome. ■

Literatur

Agreus L, Engstrand L, Svardsudd K, Nyren O, Tibblin G. Helicobacter pylori seropositivity among Swedish adults with and without abdominal symptoms. A population-based epidemiologic study. Scand J Gastroenterol 1995; 30: 752 – 757

Blum AL, Talley NJ, O'Morain C, van Zanten SV, Labenz J, Stolte M, Louw JA, Stubberod A, Theodors A, Sundin M et al. Lack of effect of treating Helicobacter pylori infection in patients with nonulcer dyspepsia. Omeprazole plus Clarithromycin and Amoxicillin Effect One Year after Treatment (OCAY) Study Goup. N Engl J Med 1998; 339 (26): 1875 – 1881

Dobrilla G, Comverlato M, Steele A et al. Drug treatment of functional dyspepsia – a meta-analysis of randomized controlled clinical trials. J Clin Gastroenterol 1989; 11: 169 – 177

Jaakkimainen RL, Boyle E, Tudiver F. Is Helicobacter pylori associated with non-ulcer dyspepsia and will eradication improve symptoms? A meta-analysis. BMJ 1999; 319 (7216): 1040 – 1044

Labenz J, Malfertheiner P. Helicobacter pylori in gastro-oesophageal reflux disease: causal agent, independent or protective factor? Gut 1997; 41 (3): 277 – 280

Lam SK, Talley NJ. Report of the 1997 Asia Pacific Consensus Conference on the management of Helicobacter pylori infection. J Gastroenterol Hepatol. 1998; 13 (1): 1 – 12

Madisch A, Hotz J. Gesundheitsökonomische Aspekte der funktionellen Dyspepsie und des Reizdarmsyndroms. Gesundh ökon Qual manag 2000; 5: 32 – 35

Malfertheiner P, Megraud F, O'Morain C. Current European concepts in the management of Helicobacter pylori infection. The Maastricht Consensus Report. European Helicobacter pylori Study Group. Gut 1997; 41: 8 – 13

McColl K, Murray L, el-Omar E, Dickson A, el-Nujumi A, Wirz A, Kelman A, Penny C, Knill-Jones R, Hilditch T. Symptomatic benefit from eradicating Helicobacter pylori infection in patients with non-ulcer dyspepsia. N Engl J Med 1998; 339 (26): 1869 – 1874

Rosenstock S, Kay L, Rosenstock C, Andersen LP, Bonnevie O, Jorgensen T. Relation between Helicobacter pylori infection and gastrointestinal symptoms and syndromes. Gut 1997; 41: 169 – 176

Sipponen P, Varis K, Fraki O, Korri UM, Seppala K, Siurala M. Cumulative 10-year risk of symptomatic duodenal and gastric ulcer in patients with or without chronic gastritis. A clinical follow-up study of 454 outpatients. Scand J Gastroenterol. 1990; 25: 966 – 973

Talley NJ, Silverstein MS, Agréus L et al. AGA Technical Revies: Evaluation of Dyspepsia. Gastroenterology 1998; 114: 582 – 595

Talley NJ, Vakil N, Ballard ED, Fennerty MB. Absence of benefit of eradication Helicobacter pylori in patients with nonulcer dyspepsia. N Engl J Med 1999; 341 (15): 1106 – 1111

Talley NJ, Stanghellini V, Heading RC et al. Functional gastroduodenal disorders. Gut 1999; 45 (Suppl II): II 37 – II 42

Veldhuyzen van Zanten SJ, Cleary C, Talley NJ, Peterson TC, Nyren O, Bradley LA, Verlinden M, Tytgat GN. Drug treatment of functional dyspepsia: a systematic analysis of trial methodology with recommendations for design of future trials. Am J Gastroenterol 1996; 91 (4): 660 – 673

3.2 Helicobacter pylori in der Ulkuspathogenese

P. Malfertheiner

3.2.1 Ätiopathogenese des Ulkusleidens

Vor der Entdeckung von Helicobacter pylori wurde vorwiegend die gesteigerte Säuresekretion in Zusammenhang mit geschwächten Schutzmechanismen der Magenschleimhaut als Ursache des Ulkusleidens angesehen. Dementsprechend wurden in der Therapie immer stärker wirksamere Säuresekretionshemmer – zunächst die H2-Blocker, dann die Protonenpumpenhemmer – entwickelt und eingesetzt.

Die Helicobacter pylori Infektion als entscheidendes Grundleiden für die Entstehung des Magen- und Zwölffingerdarmgeschwürs ist eine bahnbrechende neue Erkenntnis in der Ulkusforschung. Allerdings sind damit vorbestehende Erkenntnisse über die Veränderungen der Säuresekretion, Schwächung der gastroduodenalen Mukosebarriere sowie verschiedener Risikofaktoren beim Ulkusleiden keineswegs überflüssig geworden, vielmehr ist der „neue Faktor" Helicobacter pylori in das vorbestehende komplexe Pathogenitätsschema einzufügen.

Unbenommen bleiben auch weitere bekannte Ursachen der Ulkuserkrankung wie die Einnahme nichtsteroidaler Antirheumatika (NSAR), das Zollinger-Ellison-Syndrom sowie eine Reihe weiterer seltener Ursachen, die zu ulzerösen Schleimhautläsionen führen können. Diese Faktoren sind in ihrer ulzerogenen Potenz nicht auf das zusätzliche Vorliegen einer Helicobacter pylori Infektion angewiesen. Allerdings ist das Kapitel des Zusammenwirkens von NSAR und H. pylori noch offen und die Diskussion dreht sich weiter darum, ob es sich um unabhängige additive oder synergistische Faktoren handelt. Schließt man die seltenen und anderweitig definierten Ursachen des Ulkus (Tab. 3.2) aus, so gilt die Feststellung, dass etwa 95 % der Duodenalulzera auf dem Boden einer Helicobacter pylori Infektion entstehen. Ähnlich verhält sich dies auch für das Magenulkus, wenn andere bekannte ulzerogene Noxen ausgeschlossen sind. Aufgrund der häufigen NSAR-induzierten Magenulzera ist die H. pylori Infektion etwa bei 70 % als das entscheidende Grundleiden für das Magengeschwür anzusehen.

Die kausale Rolle der Helicobacter pylori Infektion für die Ulkusentstehung wird durch epidemiologische Untersuchungen und eine Sequenz infektionsbedingter pathologischer Veränderungen an der Magen- und Duodenalschleimhaut untermauert.

Bislang gibt es jedoch keinen treffenderen Beweis der Kausalität von H. pylori für die Ulkusentstehung als die Tatsache, dass eine erfolgreiche Behandlung mittels Eradikation des Helicobacter pylori das Ulkusleiden heilt und Rezidive sowie Komplikationen fernhält. Dies gilt gleichermaßen für das Magen- wie für das Duodenalulkus.

Auf dem Boden epidemiologischer Daten ist das Risiko, an einem Ulkus zu erkranken, mindestens um das 4fache erhöht, wenn eine Helicobacter pylori Infektion vorliegt, und dieses Risiko steigt um ein Vielfaches (25fach) an, wenn die Infektion auf das Antrum begrenzt ist und zudem mit einer ausgeprägten Entzündungsaktivität der Schleimhaut einhergeht.

❗ Der Ablauf der einzelnen Schritte, die zur Ulkusläsion führen, ist sehr komplex und umfasst folgende Aspekte:
1. Topographie und Entzündungsaktivität der chronischen Gastritis

Tab. 3.**2** Ursachen der Ulkuskrankheit

– H. pylori Infektion
– Medikamente (z. B. NSAR)
– Helicobacter pylori + NSAR
– Hypersekretion der Magensäure (z. B. Zollinger-Ellison)
– Anastomosenulkus (nach Magenoperation)
– Tumoren (z. B. Lymphom, Magenkrebs)
– systemische Erkrankungen (z. B. M. Crohn)

2. Veränderungen der Homöostase gastraler Hormone und Säuresekretion
3. Säuresekretion und gastrale Metaplasie beim Ulcus duodeni
4. Interaktion von H. pylori mit der Mukosabarriere
5. „ulzerogene" Stämme von H. pylori
6. genetische Prädisposition
7. Kausalitätsbeweis durch H. pylori Eradikation.

3.2.2 Topographie und Entzündungsaktivität der chronischen Gastritis

Die entscheidende Charakteristik der chronisch aktiven Gastritis bei Ulcus duodeni ist die vorwiegend antrale Ausprägung der Entzündung und der geringe Befall der Korpus- und Fundusmukosa. Die topographische Ausbreitung der H. pylori Infektion im Magen ist von grundlegender Bedeutung für die unterschiedlichen Krankheitsbilder (Abb. 3.**6**).

Bei Patienten, die sich unter einer säuresupprimierenden Therapie mit Protonenpumpenhemmern befinden, verändert sich die topographische Charakteristik der Gastritis. Unter dieser Bedingung kommt es in der Regel zu einem verstärkten Aufblühen der Entzündung im Magenkorpus und -fundus und zu einer Abnahme der H. pylori Besiedlung des Antrums. Meist ist der Grad der Entzündungsaktivität in der Antrumschleimhaut bei Ulcus duodeni stärker ausgeprägt als bei Patienten mit H. pylori Infektion ohne Ulkus. Die Bedeutung der Gastritis-Aktivität für die Ulkusentstehung bei persistierender H. pylori Infektion wird dadurch untermauert, dass im Falle einer nicht erfolgreichen antimikrobiellen Behandlung allein durch den partiellen Rückgang der Entzündungsaktivität Ulkusrezidive weniger rasch und weniger häufig auftreten als bei Vorliegen einer hochgradigen Entzündungsaktivität.

Der in vielen Untersuchungen nachgewiesene Zusammenhang zwischen dem Ausmaß der Entzündungsaktivität und der Dichte der H. pylori Besiedlung ist auch bei Patienten mit Ulcus duodeni bestätigt. Erwartungsgemäß wird eine hohe Dichte der H. pylori Besiedlung im Antrum bei Patienten mit Duodenalulkus angetroffen. Keine abschließende Beurteilung kann bislang in der Frage erfolgen, inwieweit besondere Formen der Interaktion von H. pylori mit der Schleimhaut, wie beispielsweise eine erhöhte Adhärenz oder verstärkte interzelluläre Penetration von Helico-

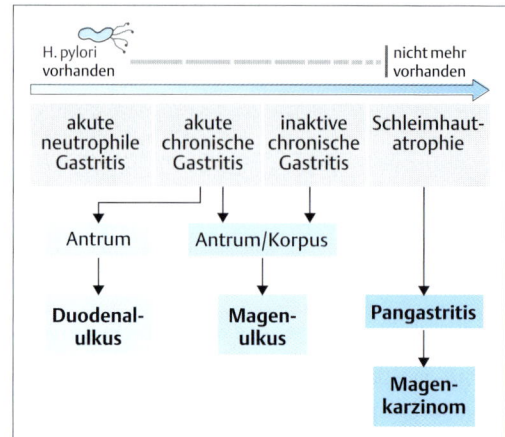

Abb. 3.**6**   Ausbreitung und Topographie der H. pylori Infektion sowie Verlaufsformen der chronischen Gastritis mit entsprechenden möglichen Folgeerkrankungen (= Komplikationen).

bacter pylori, das Entstehen eines Ulkus begünstigen. Erst kürzlich konnte durch getrennte Anzucht von H. pylori aus Duodenum und Magenantrum gezeigt werden, dass die Stämme aus den beiden Regionen sich unterscheiden. An einer isolierten Magenepithelzelllinie konnte unsere Arbeitsgruppe eine verstärkt ausgeprägte Adhäsion von H. pylori beobachten; zu prüfen bleibt allerdings, inwieweit dieser in vitro beobachtete Effekt auch für die Bedingungen in vivo gilt.

Im Gegensatz zum Duodenalulkus ist beim Magenulkus die topographische Ausprägung der chronisch aktiven Gastritis durch eine gleichermaßen starke Miteinbeziehung der Korpusschleimhaut gekennzeichnet. Von einzelnen Autoren wurde eine vermehrte transepitheliale Leukozytenmigration beobachtet. Eine verstärkte Oberflächenepithel-Degeneration konnte entgegen mehrfach geäußerter Vermutungen bislang nicht belegt werden.

Aufgrund der topographischen Prädilektion von Magenulzera im Angulusbereich werden weitere Faktoren dieses locus minoris resistentiae in dem junktionalen mukosalen Übergang (Korpus-Antrum-Schleimhaut), der besonderen Gefäßversorgung und in einer verstärkten Belastung während der Magenkontraktionen gesehen.

3.2.3 Gestörte Homöostase gastraler Hormone und Säuresekretion

Patienten mit Duodenalulkus haben häufiger eine gesteigerte basale und stimulierte Magensäuresekretion; dies gilt allerdings nicht als spezifisches Funktionsmerkmal für diese Erkrankung. Die vermehrte Säuresekretion durch die H. pylori Infektion bei Ulcus duodeni wird über eine Dysregulation von Somatostatin und Gastrinfreisetzung erklärt. Durch die H. pylori Infektion kommt es zu einer Abnahme der Bildung von Somatostatin (Abnahme der Somatostatin-m-RNA) und ebenso zur verminderten Freisetzung von Somatostatin in der Antrumschleimhaut. Durch Wegfall des inhibitorischen Effektes von Somatostatin, das auf parakrinem Wege die G-Zellen des Antrums hemmend reguliert, folgt eine überschießende Freisetzung von Gastrin (vorwiegend Gastrin 17) sowohl unter basalen Bedingungen als auch nach Stimulation. Zusätzlich zur hormonellen Dysregulation wird auch ein durch H. pylori gestörtes inhibitorisches neurales Feedbacksystem mit Ausgang vom Antrum für die vermehrt freigesetzte Säure angeschuldigt. Die Veränderung der Hormonfreisetzung erfolgt möglicherweise direkt über Entzündungsmediatoren oder spezifische H. pylori Virulenz-Faktoren. Untersuchungen an gastrinproduzierenden Zellen (G-Zellen) in vitro haben einen stimulierenden Effekt von Zytokinen IL-1 und TNFα auf die Gastrinfreisetzung beschrieben, die beide im Rahmen des Entzündungsprozesses reichlich freigesetzt werden.

Die Gastrinfreisetzung ist sowohl basal als auch nach Nahrungsstimulation bei Patienten mit H. pylori Infektion und Duodenalulkus in noch stärkerem Maße erhöht, als dies bei asymptomatischen H. pylori Infizierten der Fall ist. Diese Veränderung der Gastrinfreisetzung ist reversibel und kann durch die Behandlung der H. pylori Infektion innerhalb kurzer Zeit (14 Tage) wieder normalisiert werden.

Auch die infolge der erhöhten Gastrinfreisetzung beobachtete Steigerung der Magensäuresekretion ist am allerstärksten bei Patienten mit Ulcus duodeni ausgeprägt.

Die basale Magensäuresekretion wurde bei den H. pylori positiven Ulkus-Patienten gegenüber gesunden nichtinfizierten Personen um das 3fache und bei Stimulation mit dem Gastrin-Releasing Peptidhormon (GRP) auf das 6fache erhöht gefunden. Neben der gastrininduzierten gesteigerten Magensäuresekretion setzt die antrale

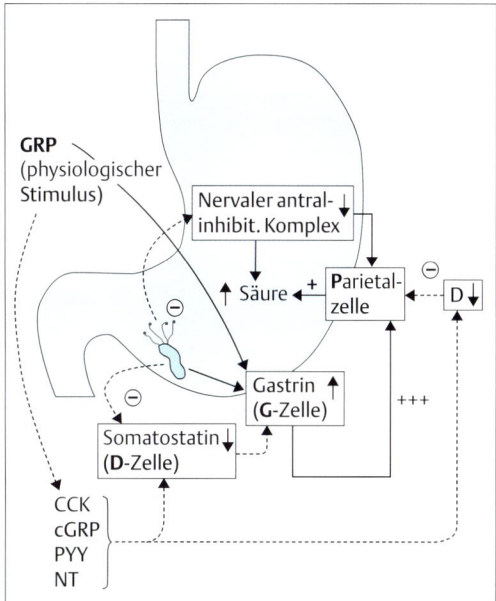

Abb. 3.7 H. pylori führt zu einer Störung der regulatorischen Homöostase der gastralen Hormone mit Abnahme des Somatostatins (D-Zelle) (↓), Zunahme von Gastrin (G-Zelle) (↑) und dadurch gesteigerte Säuresekretion. Ein Beitrag dazu wird auch durch den Wegfall des neural-antral-inhibitorischen Komplexes geliefert, der Bremsfunktion auf die Parietalzelle ausübt. Das Gastrin-Releasing-Peptid (GRP) führt zu einer vermehrten „enthemmten" Säuresekretion.

⟶	= Stimulation, Steigerung
⇢	= Hemmung, Reduzierung
GRP	= Gastrin Releasing Peptid
CCK	= Cholezystokinin
PYY	= Peptid YY
NT	= Neurotensin

H. pylori Infektion auch die normale nervale Autoregulation der Magenfunktion außer Gefecht. Durch die Störung der inhibitorischen Kontrollmechanismen fällt die Bremse für die Säuresekretion und Magenentleerung weg. Als Folge kommt es zur verstärkten Säuresekretion und zur beschleunigten Magenentleerung, die beide zur erhöhten Säurebelastung des Duodenums beitragen und damit die Prädisposition für das Ulcus duodeni schaffen. Das Zusammenspiel der verschiedenen regulatorischen Faktoren, die durch H. pylori beeinflusst werden und zur Säurehypersekretion führen, sind in Abb. 3.7 zusammengefasst.

Der Effekt von Helicobacter pylori auf die Säuresekretion beinhaltet noch eine weitere Reihe von Facetten, die mitunter zu anderen krankhaften Bedingungen als die der Ulkuskrankheit führen. Dazu zählt die Pufferung der Magensäure durch Ammoniak und Bikarbonat, die infolge des bakteriellen ureaseinduzierten Harnstoffabbaus entstehen. Außerdem wurden H. pylori Proteine beschrieben, die in vitro die Säuresekretion aus isolierten Parietalzellen hemmen. Auch Fettsäuren, die von Helicobacter sezerniert werden, sind als Säureinhibitoren in vitro nachgewiesen worden. Ganz entscheidend bleibt allerdings die Art der Gastritis und in welchem Ausmaß die säureproduzierende Region – Magenkorpus/-fundus –, mit einbezogen sind.

■ Zusammenfassend kann man die einzelnen Befunde über den Effekt von Helicobacter pylori auf die Säuresekretion nur unter Berücksichtigung eines dynamischen Faktors, der im Fortschreiten der chronischen Gastritis begründet liegt, interpretieren. Unterschiedlich virulente Helicobacter pylori Stämme und nicht zuletzt die Adaptation des einzelnen Patienten sowie seine Exposition auf exogene Faktoren müssen in diesem Zusammenhang gleichermaßen Berücksichtigung finden. Die Rolle der Magensäure ist bekanntlich in der Pathogenese des Magenulkus von geringerer Bedeutung, bleibt aber auch bei dieser Lokalisation des Ulkus eine notwendige Bedingung. ■

3.2.4   Säuresekretion und gastrale Metaplasie

Helicobacter pylori besiedelt ausschließlich das Magenepithel und wird außerhalb des Magens nur an ektopem Magengewebe oder bei gastraler Metaplasie (= Oberflächenepithel vom Magentyp) gefunden. Die gastrale Metaplasie schafft die notwendige Voraussetzung, dass Helicobacter pylori das Duodenum besiedeln und auch dort die Entzündungskaskade in Gang setzen kann.

Die gastrale Metaplasie ist, wie in Tierexperimenten und beim Menschen gezeigt werden konnte, Folge einer verstärkten Säurebelastung des Duodenums (Abb. 3.8). Dies bedeutet, dass sowohl eine vermehrte Säuresekretion als auch eine verminderte Neutralisierung oder sogar eine verlängerte Kontaktzeit der Magensäure mit der Duodenalschleimhaut infolge von Motilitätsveränderungen Ursache für die Entstehung der gastralen Metaplasie sind. Es ist klar dokumentiert, dass bei Ulcus duodeni-Patienten die gastrale Metaplasie immer vorkommt, und in

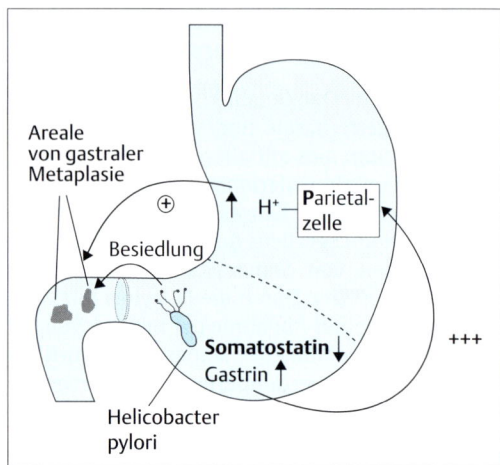

Abb. 3.8   Die Schlüsselrolle für die Besiedlung des Duodenums stellt die gastrale Metaplasie dar, die in erster Linie Folge der gesteigerten Magensäuresekretion ist.

knapp 50% der Fälle ist sogar ein direkter Keimnachweis an den in der Regel kleinen Metaplasiearealen möglich. Eine Rückbildung der gastralen Metaplasie nach erfolgreicher Eradikationsbehandlung von Helicobacter pylori wurde in bisherigen Studien nicht festgestellt, wobei möglicherweise der gewählte Zeitpunkt für die Kontrolle nicht adäquat war. Da die Hypersekretion der Magensäure beim Ulcus duodeni-Patienten nur allmählich abklingt, könnte dies auch für eine sehr verzögerte Rückbildung der gastralen Metaplasie eine Erklärung darstellen.

Rein hypothetisch kann man sich für die Besiedlung der kleinen gastralen Metaplasieareale im Duodenum vorstellen, dass nur besonders virulente H. pylori mit ausgeprägter adhäsiver Fähigkeit dazu in der Lage sind. Diese Hypothese könnte als Erklärung dafür dienen, dass bei Patienten ohne Ulkus, bei denen eine gastrale Metaplasie in ca. 20% beobachtet wird, aufgrund bestimmter fehlender Virulenzeigenschaften das Duodenum nicht besiedelt wird. Diese Hypothese wird durch den kürzlich erfolgten Nachweis differenter Bakterienstämme im Antrum und Duodenum gestützt.

3.2.5   Interaktion von H. pylori mit der Mukosabarriere

Die Magenoberfläche wird von einer kontinuierlichen Schleimschicht (500 µm dick) bedeckt. Bikarbonat, von den Oberflächenepithelzellen ge-

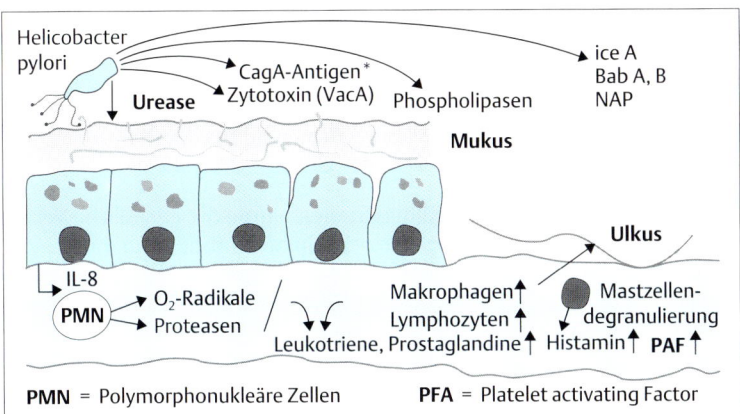

Abb. 3.9 Angriff von H. pylori auf die Mukosabarriere auf direktem Wege über Enzyme und Zytotoxine und auf indirektem Wege über die Reaktionsprodukte der entzündlichen Zellinfiltrate.
* CagA-Antigen als Marker für weitere Genprodukte aus der cag-Pathogenitätsinsel.

bildet, haftet sich an diesen Schleim und bildet die Bikarbonat-Schleimschicht als wesentlichen protektiven Bestandteil der widerstandsfähigen Schleimhautbarriere (= Mukosabarriere).

H. pylori setzt über verschiedene Virulenzfaktoren zu einer unterschiedlich ausgeprägten direkten Schwächung dieser Mukosabarriere an. H. pylori Stämmen, die von Patienten mit Ulkus isoliert wurden, ist eine verstärkte schleimhautschädigende Wirkung zu eigen (Abb. 3.**9**).

Nicht endgültig geklärt ist, ob über eine mukolytische Aktivität von H. pylori der Schleim reduziert wird oder ob nicht im Gegenteil der Mukus durch den Reizzustand des Epithels sogar vermehrt gebildet wird.

Teleologisch wäre es wenig verständlich, wenn H. pylori seine ökologische Nische, den Mukus, zerstören würde. Über qualitative Veränderungen des Mukus durch H. pylori ist nach wie vor wenig bekannt.

Ein toxischer Effekt kann von der Urease ausgehen, wenn – abhängig von der Dichte der H. pylori Besiedlung und der Menge des Substratangebotes (Harnstoff) – übermäßig viel Ammoniak (NH3) gebildet wird. Es kommt dadurch einerseits zu einer Verschiebung des pH-Profils an der Magenschleimhaut und andererseits zur Bildung verschiedener Reaktionsprodukte wie NH4 und NH4-Cl, die direkt toxisch auf die Schleimhautbarriere einwirken. Eine wichtige aggressive Enzymkomponente wird von den Phospholipasen dargestellt. Diese, insbesondere die Phospholipase A2, metabolisieren Phospholipidkomponenten der Schleimhautbarriere mit Bildung toxischer Produkte wie das Lysolezithin und reduzieren dadurch die Hydrophobizität der Mukosabarriere.

Die Phospholipase-A2-Aktivität im Magensaft ist nach H. pylori Eradikation wieder deutlich reduziert, während die Konzentration der Phospholipide im Magensaft entsprechend normalisiert wird. Nach H. pylori Eradikation wird auch die Hydrophobizität der Mukosabarriere in ihren widerstandsfähigen Normalzustand zurückgeführt.

Auch die Bildung von Azetaldehyd durch die H. pylori Alkoholdehydrogenase ist schleimhautschädigend. Die Interaktion von H. pylori mit der Duodenalmukosa, wie dies bei Patienten mit Ulcus duodeni durch Besiedlung der gastralen Metaplasie erfolgt, führt zu einer verminderten Bikarbonatsekretion und dadurch zu einer weiteren Schwächung der Mukosabarriere.

Zusätzlich schädigt H. pylori die Schleimhaut durch Induktion und Aktivierung der entzündlichen Zellinfiltrate (Abb. 3.**8**).

In Tierexperimenten wurde gezeigt, dass H. pylori eine starke Degranulierung von Mastzellen mit einer verstärkten Freisetzung von Histamin auslösen kann. An Granulozyten, die aus dem peripheren Blut von Patienten mit Ulcus duodeni gewonnen wurden, wird durch Zugabe von H. pylori in vitro eine verstärkte Aktivierung dieser Zellen mit vermehrter Freisetzung von freien Sauerstoffradikalen induziert. Schließlich kann durch H. pylori direkt sowie über indirekte Mechanismen der thrombozytenaggregierende Faktor (Platelet Activating Factor) gebildet werden. Die Gesamtheit dieser durch H. pylori induzierten Aktivierung entzündlicher Zellen mit Freisetzung zahlreicher Mediatoren verstärkt den Grad der Schleimhautschädigung und steigert das ulzerogene Potenzial von Helicobacter pylori. Neue Untersuchungen zeigen, dass H. pylori vorwiegend eine Th1-typische Effektor Immunantwort auslöst, wodurch der zytotoxische Effekt der Bakterienprodukte verstärkt wird und die lokale Produktion von Zytokinen den schleimhautschädigenden Effekt verstärkt.

3.2.6   Ulzerogene Stämme von H. pylori

Neben den allgemein pathogenen Mechanismen, die sämtlichen Helicobacter pylori Stämmen gemeinsam sind, finden sich zusätzlich unterschiedlich ausgeprägte stammspezifische Virulenzfaktoren. Verschiedene Helicobacter pylori Stämme verfügen über ausgeprägte genetische Unterschiede. Faktoren mit erhöhter Virulenz sind das Zytotoxin sowie das zytotoxinassoziierte Antigen (CagA-Protein). Das Zytotoxin, ein 87 kDa großes Protein in unterschiedlichen genetischen Varianten (Allelen), besitzt die Fähigkeit der Zellvakuolisierung und wird nahezu bei allen H. pylori Stämmen von Patienten mit einem Ulkus, aber nur zu etwa 70 % bei Patienten mit einer chronischen Gastritis ohne Ulkus gefunden.

An das Vorkommen des Zytotoxins ist nahezu obligatorisch das zytotoxinassoziierte Gen (CagA) gebunden, das für die Bildung des CagA-Antigens (120–140 kDa) zuständig ist. Die Bestimmung von CagA-Antikörpern im Blut von Patienten, die von CagA-bildenden H. pylori Stämmen befallen sind, ist heute mit verschiedenen Methoden durchführbar. Damit ist allerdings keine Identifizierung der Risikopatienten möglich, da 90 % der Ulkusträger, aber auch etwa 70 % der Patienten mit chronischer Gastritis ohne Ulkus mit CagA-positiven Stämmen infiziert sind.

Neben dem CagA sind noch über 30 weitere Gene in dieser Gen-Region als Pathogenitätsfaktoren nachgewiesen worden, die mit der Bildung spezieller Proteine betraut sind. Nach heutigen Erkenntnissen sind diese Proteine für eine Verstärkung der Entzündungsaktivität verantwortlich, während CagA als starker immuner Faktor die Präsenz dieses Pathogenitätskomplexes anzeigt (Abb. 1.**9**). Weitere bakterielle Virulenzfaktoren, die verstärkt zur Schleimhautschädigung beitragen und somit ein ulzerogenes Potenzial haben, sind ICE A (bei Kontakt mit dem Epithel induzierte Gene und Produkte) sowie adhäsionsverstärkende Faktoren wie Bab A. Sämtliche der genannten Virulenzfaktoren sind nicht als spezifische Marker einer ulzerogenen Potenz, sondern als Faktoren mit erhöhtem ulzerogenen Risiko einzustufen.

Die Bemühung, über DNA Finger Printing Stämme von Ulkus Patienten zu charakterisieren und weitere Besonderheiten über das biologische Potenzial dieser Stämme zu ermitteln, befindet sich weiterhin in Erforschung.

3.2.7   Die genetische Prädisposition in der Ulkuspathogenese

In Zwillingsstudien wurde die genetische Veranlagung zu einer erhöhten Affinität für die H. pylori Infektion bei Monozygoten vs. Dizygoten nachgewiesen. Im Falle der Ulkuskrankheit hat man auch immungenetische Faktoren für die Ausbildung der Erkrankung in das Pathogenitätsschema mit einbezogen. In früheren Untersuchungen wurde der Blutgruppe 0 ein erhöhtes Risiko für die Entstehung des peptischen Ulkus eingeräumt. Dies hat eine Aktualisierung erfahren, seitdem man festgestellt hat, dass die H. pylori Adhäsion an die Magenschleimhaut besonders durch Lewis-b-Blutgruppenantigene begünstigt wird. Diese These wird jedoch kontrovers diskutiert, da andere Untersucher feststellten, dass die H. pylori Infektion bei verschiedenen Lewis-Phänotypen nicht unterschiedlich häufig auftritt.

Auch könnte eine verstärkte Bindung von H. pylori an das Lewis-b-Antigen, neuerdings auch an Lewis x, y, einerseits zwar die Adhäsion an das Magenepithel begünstigen, andererseits könnte aber darin, dass diese Lewis-Antigene vom Gewebe abgesondert werden, eine Schutzfunktion gesehen werden. Durch die sezernierten Lewis-Antigene können daran gebundene Bakterien mit dem Sekret weggeschwemmt werden. Insbesondere japanische Arbeitsgruppen haben einen weiteren interessanten Aspekt eingebracht, indem sie spezifische HLA-Typen (DQA 1.301) häufiger bei Patienten mit einer Ulkuserkrankung vorgefunden haben. Darüber hinaus wurde eine Reihe weiterer HLA-Typ-2-assoziierter Allelvarianten mit dem Auftreten des Ulkusleidens in Verbindung gebracht.

3.2.8   Interaktion von H. pylori mit nichtsteroidalen Antirheumatika (NSAR)

Nachdem ursprünglich eine potenzielle gegenseitige Verstärkung der beiden schleimhautpathogenen Faktoren H. pylori und NSAR angenommen wurde, liegt zwischenzeitlich eine Reihe von Untersuchungen vor, die einen potenzierenden Effekt nicht nachweisen konnten. Bei Einnahme von NSAR wird aber eine Zunahme der dyspeptischen Symptome beobachtet. Wird vor Beginn einer NSAR-Therapie die H. pylori Infektion auskuriert, so treten Ulcera sehr viel seltener auf. Eine besondere Rolle scheint das Aspirin einzunehmen, da eine H. pylori infizierte Magenschleimhaut bei Aspirinexposition empfindlich und komplikationsträchtig ist.

Generell scheint es, dass NSAR-assoziierte Magenläsionen weniger von der H. pylori Infektion abhängig sind, während Läsionen im Duodenum bei gleichzeitigem Vorliegen beider Faktoren eher durch H. pylori bedingt sind.

3.2.9 Beweisführung der Kausalität von H. pylori in der Ulkuspathogenese durch Therapiestudien

In Therapiestudien, die sich mit der Primärtherapie befassten, konnte eine noch raschere Abheilung des Ulkus durch die gleichzeitige säuresupprimierende Therapie zusammen mit einer gegen H. pylori ausgerichteten antibiotischen Therapie erzielt werden.

Alle Therapiestudien, die sich jedoch mit der Frage des Ulkusrezidivs beschäftigt haben, haben ausnahmslos bestätigt, dass die Behandlung der H. pylori Infektion zur rezidivfreien Heilung des Ulkusleidens führt und dies gilt für das Ulcus duodeni wie für das Ulcus ventriculi. Falls nach erfolgreicher H. pylori Eradikation wieder ein Rezidiv auftritt, so ist dies auf die seltene Gegebenheit einer Reinfektion (< 1 %) oder häufiger auf die Einnahme magenschädigender Medikamente zurückzuführen. Oft kann dies durch Mehrfachbefragung des Patienten herausgefunden werden.

Bei komplizierten Ulkusleiden mit Blutungen wurde ein weiterer überragender Beweis für die H. pylori Eradikation erbracht. Auch diesen Studien ist gemeinsam, dass bei stattgehabter Ulkusblutung nach H. pylori Eradikation keine erneute Blutungskomplikation auftritt. Bei Patienten, die mit einer traditionellen, nur auf die Säurehemmung ausgerichteten Therapie versorgt wurden, trat in etwa 30 % ein Blutungsrezidiv innerhalb von 12 Monaten auf.

3.2.10 Zusammenfassung

■ Abschließend ist heute die Ulkuspathogenese in einem engen kausalen Zusammenhang mit der H. pylori Infektion zu sehen. Für den überwiegenden Teil der Patienten stellt die H. pylori Infektion das entscheidende Grundleiden dar. Ob für die Ausprägung der Ulkusläsion eine verstärkte ulzerogene Potenz bestimmter H. pylori Stämme oder die genetisch determinierte Verarbeitung der bakteriellen Infektion durch das betroffene Individuum die Hauptrolle spielt, steht im Blickpunkt fortlaufender Forschungsbemühungen. Den fakultativen Bedingungen, die aus lebensbestimmenden Umständen (z. B. Stress, Rauchen) zum Tragen kommen, bleibt die komplementäre Bedeutung unbenommen (Abb. 3.**10**). Das überzeugendste Argument in dem Kapitel

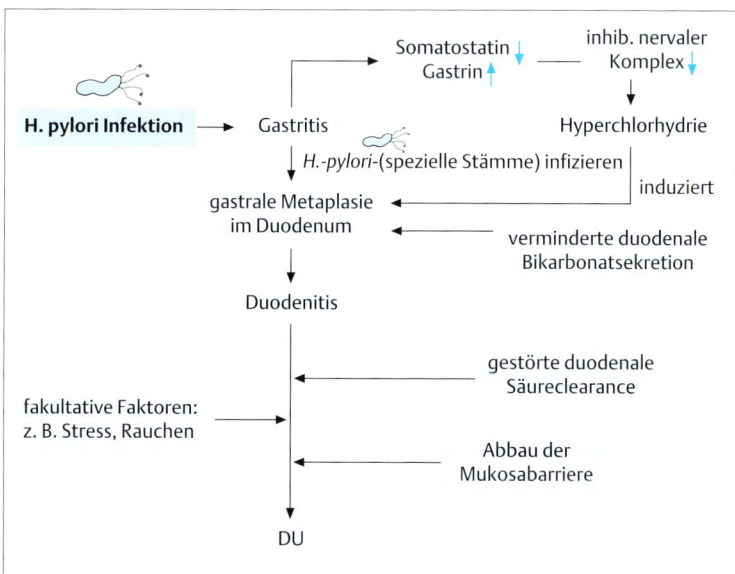

Abb. 3.**10** Das hypothetische Modell der Ulcus duodeni (DU)-Pathogenese.

der Ulkuspathogenese bleibt der heute nicht mehr wegzudenkende, auf die H. pylori Eradikation ausgerichtete Therapiegewinn. Durch konsequente Heilung der H. pylori Infektion kann eine sehr wichtige nosologische Entität in unserer Bevölkerung mit hoher Wahrscheinlichkeit zu einem historischen Abschluss gebracht werden. ■

Literatur

Malfertheiner P, Bode G. Helicobacter pylori and the pathogenesis of duodenal ulcer disease. Europ J of Gastroenterol & Hepatol 1993; 5 (Suppl 1): 51 – 58

El-Omar E, Penman I, Dorrian CA, Ardill JES, McColl KEL. Eradicating H.-pylori-infection lowers gastrin mediated acid secretion by two thirds in patients with duodenal ulcer. Gut 1993; 34: 1060 – 1065

Kreiss C, Blum AL, Malfertheiner P. Peptic ulcer pathogenesis. Curr Op Gastrenterol 1995; 11 (Suppl 1): 25 – 31

Malfertheiner P. H. pylori infection and peptic ulcer disease. In: Olbe L. Proton Pump Inhibitors. Birkhäuser Verlag, 1999: 173 – 191

van Doorn LJ, Figuereido C, Sanna R, et al. Clinical relevance of the cagA, vacA, and iceA status of H. pylori. Gastroenterology 1998; 115: 58 – 66

Zheng PY, Hua J, Yeoh KG, Ho B. Association of peptic ulcer with increased expression of Lewis antigens but not cagA, iceA, and vacA in H. pylori isolates in an Asian population. Gut 2000; 47: 18 – 22

Sipponen P. Natural history of gastritis and its relationship to peptic ulcer disease. Digestion 1992; 51 (Suppl 1): 70 – 75

Schultze V, Hackelsberger A, Günther T, Miehlke S, Roessner A, Malfertheiner P. Differing patterns of Helicobacter pylori gastritis in patients with duodenal, prepyloric and gastric ulcer disease. Scand J Gastroenterol 1998; 33: 137 – 142

Lind T et al. The Mach2 Study: Role of omeprazole in eradication of Helicobacter pylori with 1-week triple therapies. Gastroenterology 1999; 116: 248 – 253

Malfertheiner P et al. The GU-Mach study: the effect of 1-week omeprazole triple therapy on Helicobacter pylori infection in patients with gastric ulcer. Aliment Pharmacol Ther 1999; 13: 703 – 712

3.3 Helicobacter pylori und die gastroösophageale Refluxerkrankung (GORD)

D. Jaspersen, C. Gerards

3.3.1 Einleitung

Die H. pylori Infektion ist Schlüsselfaktor vieler gastroduodenaler Erkrankungen. Neben den typischen gastralen Manifestationen, wie z.B. der H. pylori assoziierten Gastritis und dem Magenkarzinom, werden zunehmend extragastrale Manifestationen der H. pylori Infektion diskutiert. Labenz et al. entfachten 1997 erstmalig die Diskussion, ob nicht nur die H. pylori Infektion, sondern ggf. auch ihre Eradikation zur Ausbildung der gastroösophagealen Refluxerkrankung (GORD) führen kann. Die H. pylori Infektion ein Schutzfaktor? Aufgrund der kontroversen Datenlage ist diese Frage Gegenstand der aktuellen Diskussion. Ziel dieser Arbeit ist es, sowohl die epidemiologischen, als auch die pathophysiologischen Aspekte der Diskussion mit den Ergebnissen aktueller klinischer Studien in Einklang zu bringen.

3.3.2 Epidemiologie: H. pylori und GORD

Die gastroösophageale Refluxerkrankung wird heute in verschiedene Grade nach Savary-Miller eingeteilt. Neuere Klassifikationssysteme, wie z.B. die MUSE-Klassifikation oder die LA-Klassifikation, bedürfen noch einer weiterführenden klinischen Evaluation. Die **Savary-Miller-Klassifikation** beschreibt nicht nur die histopathologisch fassbaren Veränderungen im Ösophagus aufgrund rezidivierender oder verlängerter gastroösophagealer Refluxphasen, sondern schließt auch den symptomatischen Patienten ohne sichtbare Veränderung des Ösophagus ein (GORD 0). Im Gegensatz hierzu steht die Refluxösophagitis, die nur die makroskopisch und histomorphologisch fassbaren Veränderungen der Ösophagusschleimhaut bei der GORD subsumiert.

Hauptsymptom der GORD ist das Sodbrennen. Jedoch kann sich die GORD auch mit einer Vielzahl anderer dyspeptischer Beschwerden äußern oder asymptomatisch verlaufen. In einer Präva-

lenzstudie in Olmsted County, Minnesota, wurde die GORD als die Präsenz von Sodbrennen und/oder das Zurückfließen von Säure mindestens 1×/Woche definiert. Die Prävalenz der GORD in dieser Studie (2200 Einwohner im Alter von 25–74 Jahren) wurde mit 19,8 auf 100 Einwohnern angegeben.

Basierend auf dem Auftreten von Refluxbeschwerden und dem Gebrauch von Antazida beträgt die Prävalenz der GORD ca. 10%, wohingegen endoskopisch sichtbare Veränderungen im Sinne einer Refluxösophagitis mit einer Prävalenz von 5% angegeben werden. Die 1-Jahres-Inzidenz der GORD ist mit ca. 1,2%/Jahr beschrieben. Bemerkenswert ist, dass die Refluxösophagitis selber in einem gewissen Prozentsatz (0,8–8,5%) bei asymptomatischen Patienten auftritt.

Generell ist eine Abnahme der Inzidenz der H. pylori assoziierten Erkrankungen, wie dem peptischen Ulkus oder dem Magenkarzinom in den westlichen Ländern zu verzeichnen. Im Gegensatz hierzu kam es zu einem dramatischen Anstieg der Inzidenz der GORD, der Refluxösophagitis und der Adenokarzinome des distalen Ösophagus und der Kardia in den letzten Jahren.

Die Prävalenz der H. pylori Infektion bei Patienten mit GORD wird in den zur Zeit vorliegenden Studien unterschiedlich gewertet. Eine aktuelle Meta-Analyse gibt eine bis zu 10% geringere Prävalenz der H. pylori Infektion bei Patienten mit einer GORD an. Diese Daten werden jedoch kontrovers diskutiert (Tab. 3.**3**). Die Diskrepanz der aktuellen Datenlage erklärt sich am ehesten aus den unterschiedlichen Studienprotokollen, der unterschiedlichen Selektion von Patienten- und Kontrollgruppen mit differierender Altersverteilung, als auch durch die geographische Variation der H. pylori Prävalenz.

Ebenso wird die Assoziation zwischen dem Grad der Refluxösophagitis und dem H. pylori Status der Patienten kontrovers diskutiert (Tab. 3.**4**). Neuere Arbeiten weisen auf eine Ab-

Tab. 3.**3**   Prävalenz der H. pylori Infektion bei der GORD

Studie	Methoden	Kontrollgruppe/ H. pylori Prävalenz		GORD/ H. pylori Prävalenz		p
Mihara et al.	Histologie, Serologie	keine Läsionen	67% (n = 70)		37% (n = 70)	< 0,01
Werdmuller, Loffeld	Histologie, Serologie	keine Läsionen	51% (n = 400)		30% (n = 118)	< 0,001
Vicari et al.	Histologie, Serologie	gemischt: Achalasie, abdominelle Beschwerden	45,6% (n = 57)		35,7% (n = 84)	0,15
Hackelsberger et al.	GORD: Histologie, HUT; Kontrolle: ^{13}C-Harnstoff-Atemtest	asymptomatische Patienten	39,2% (n = 227)		38,5% (n = 130)	> 0,5
O'Connor	Review: 13 Fall-Kontroll-Studien		50,2% (n = 2010)		39,4% (n = 1426)	

in Anlehnung an Malfertheiner, Gerards (Baillers, 2000, in press)

Tab. 3.**4**   Prävalenz der H. pylori Infektion in Abhängigkeit vom Schweregrad der GORD

Studie	Methoden	Patienten	Ergebnisse
O'Connor, Cunnane	Symptomscore, Endoskopie	93 Patienten mit Symptomen und endoskopisch gesicherter GORD, keine Kontrollgruppe	keine signifikante Korrelation zwischen H. pylori und dem Grad der Ösophagitis
Hackelsberger	Histologie, HUT, Atemtest	219 Patienten mit endoskopisch gesicherter GORD	keine signifikante Korrelation zwischen H. pylori und dem Grad der Ösophagitis
Sekiguchi	Kultur, Serologie	21 Patienten mit endoskopisch gesicherter Refluxösophagitis	mildere Form der Ösophagitis bei H. pylori positiven Patienten
Cargill	Endoskopie, HUT	206 Patienten mit GORD	schwerstgradige Refluxösophagitis bei H. pylori positiven Patienten (p < 0,05)

in Anlehnung an Malfertheiner, Gerards (Baillers, 2000, in press)

hängigkeit des Schweregrades der GORD vom Cag-(Cag-A)-Status der Patienten hin, wobei Cag-(Cag-A)-negative H. pylori Stämme mit schwereren Formen der GORD und ihren Komplikationen assoziiert sein sollen.

Aus epidemiologischer Sicht kann somit weder ein eindeutig kausaler noch ein sicher protektiver Effekt der H. pylori Infektion auf die Entwicklung der GORD konstatiert werden. Eine Vielzahl der vorliegenden Studien kommt jedoch zu dem Schluss, dass die H. pylori Infektion eher protektiv bezüglich der Entwicklung einer Re-

fluxösophagitis wirkt, als dass sie deren Induktion beschleunigt.

3.3.3   Pathophysiologie

3.3.3.1   Das klassische Konzept: die Entstehung der GORD

Die Mechanismen, die zu einer gastroösophagealen Refluxerkrankung führen, sind komplex und in der Hauptsache durch Motilitätsstörungen des oberen Gastrointestinaltraktes bedingt. Sowohl ein Hypotonus des unteren Ösophagus-sphinkters (UÖS) als auch eine höhere Frequenz spontaner Relaxationen des UÖS, eine verlängerte Magenentleerung wie auch eine gestörte Ösophagusperistaltik führen zu einer Erhöhung der Säureexposition des Ösophagus und damit ggf. zur Entwicklung einer GORD. Inwieweit eine GORD in eine Refluxösophagitis übergeht, hängt vom Grad der Störung der Refluxbarriere ab, sowie von den intrinsischen Verteidigungsmechanismen der ösophagealen Mukosa, der Natur des Refluates und der Möglichkeit, den Reflux aus dem Ösophagus zu eliminieren. Die Magensaft-sekretion ist bei Patienten mit einer Refluxösophagitis gegenüber gesunden Kontrollpatienten nicht unterschiedlich.

3.3.3.2 Hypothese 1: H. pylori als kausaler Faktor bei der Entwicklung einer GORD

H. pylori kolonisiert prädominant das Antrum des Magens, besiedelt jedoch auch die Kardia. Hierbei wird durch die Freisetzung von Toxinen und die Induktion einer Zytokinkaskade sowohl ein direkter als auch ein indirekter Effekt auf den UÖS und die ösophageale Mukosa ausgeübt. So können Zytokine, wie das Interleukin 1 und das TNFα, eine Insuffizienz des UÖS mittels Induktion einer Relaxation der glatten Muskulatur verursachen. Auch Prostaglandine, die bei einer H. pylori Infektion vermehrt freigesetzt werden, können zu einer Herabsetzung des Druckes im UÖS führen. Zusätzlich erhöhen sie die ösophageale Sensitivität für Säuren. Eine kontrollierte Studie an gesunden Probanden vor und nach H. pylori Eradikation konnte jedoch keine Veränderungen im Druck des UÖS objektivieren. Weitere Eradikationsstudien an GORD-Patienten sind notwendig, um die klinische Relevanz dieses Faktors zu untersuchen.

Besteht einmal eine Insuffizienz des UÖS, so wird ein Circulus vitiosus initiiert: durch die Insuffizienz des UÖS kommt es zur Ausbildung eines gastroösophagealen Refluxes, welcher wiederum eine mukosale Entzündung induziert. Diese trägt ihrerseits zu einer Verstärkung der Dysfunktion des UÖS bei. Die Säureüberproduktion ist in diesem Konzept von geringer Bedeutung. Anzumerken ist jedoch, dass die Sekretion von Säure und Gastrin durch eine H. pylori Infektion getriggert werden kann und somit in geringem Maße auch eine Induktion von GORD möglich ist.

3.3.3.3 Hypothese 2: H. pylori als protektiver Faktor in der Pathogenese der GORD

Führt die H. pylori Infektion zu einer Pangastritis, so kann ein entgegengesetzter Effekt folgen. Eine schwere Corpusgastritis führt zu einer Verminderung der Säuresekretion. Die H. pylori Infektion kann so bei einer hochgradigen Besiedlung der Corpusmukosa über eine Inhibition der gastrischen Säureproduktion zu einer Reduzierung des intragastrischen Säuregehaltes führen. Dieser Effekt kann sowohl über die Entzündung selbst als auch über die Ammoniakproduktion durch H. pylori erklärt werden. Weitere Mechanismen, die diesen Effekt triggern, sind ein gesteigerter Bikarbonatverlust über die entzündete Mukosa und eine verstärkte intramurale Rückdiffusion von Säure.

Basierend auf Daten, dass die Induktion einer atrophischen Gastritis geringer war bei H. pylori infizierten Patienten mit Refluxösophagitis als bei H. pylori positiven Patienten ohne Refluxösophagitis, schlussfolgerten auch Koike et al. auf einen eher protektiven Charakter der H. pylori Infektion hinsichtlich der Ausbildung einer GORD und lieferten gleichzeitig einen wichtigen pathophysiologischen Baustein in der aktuellen Diskussion. Die gleiche Arbeitsgruppe berichtete auch über einen Anstieg der Säuresekretion nach Eradikationstherapie bei Patienten, die nach Eradikation einen pathologischen Reflux entwickelten.

Auch El-Serag et al. konnten einen protektiven Effekt der chronischen Corpusgastritis nachweisen, obwohl ihre Arbeit aufgrund der geringen Biopsiezahl und der ungenauen Beschreibung der Lokalisation der Biopsieentnahme kritisiert werden muss.

Von Bedeutung scheint hier der Cag-A-Status zu sein, da Cag-A-positive Stämme den höchsten protektiven Effekt hinsichtlich der Entwicklung einer GORD zu haben scheinen. Somit scheint im Fall einer H. pylori induzierten Pangastritis der protektive Effekt der Infektion hinsichtlich der Entwicklung einer GORD zu überwiegen. Nach Eradikation und damit Verlust der Schutzfunktion kann es dann zur Entwicklung der GORD kommen.

■ Die Synopsis: Die Rolle der H. pylori Infektion in der Pathogenese der GORD

Die Rolle der H. pylori Infektion in der Entwicklung der GORD ist komplex und bis heute nicht vollständig verstanden. Unter pathophysiologischen Aspekten scheint es, als wäre es nicht die H. pylori Infektion an sich, sondern der induzierte Gastritistyp (Antrum prädominant oder Pangastritis), der die Wirkung der H. pylori Infektion auf die Ösophagusschleimhaut festlegt.

Unter diesem Gesichtspunkt führt eine prädominante Antrumgastritis bei H. pylori Infektion über eine Erniedrigung des Drucks im UÖS, höhere Gastrinspiegel und eine Erhöhung der Sensitivität der vagalen Afferenzen aufgrund von Zytokinen und Prostaglandinen zur Induktion eines pathologischen gastroösophagealen Refluxes.

Auf der anderen Seite wird bei Patienten mit einer uniformen H. pylori assoziierten Gastritis bei Entwicklung einer multifokalen atrophischen Gastritis mit Ausbildung einer primären Hypoazidität, sowie aufgrund der Ammoniakproduktion durch H. pylori, der Bikarbonatdiffusion und der erhöhten mukosalen H^+-Reabsorption das Risiko für die Entwicklung einer GORD vermindert. Somit schützt die H. pylori Infektion bei Induktion einer uniformen Gastritis die Speiseröhre vor der Entwicklung einer GORD. Wenn nach Eradikation der Stimulus durch die H. pylori Infektion entfällt und es zur Abheilung der uniformen Gastritis kommt, steigt bei diesen Patienten das Risiko für die Entwicklung einer GORD. ■

3.3.4   Therapeutische Aspekte

Aus der Perspektive der Therapie gilt es vor allem 3 Fragen zu beantworten:
1. Führt die H. pylori Infektion zu einer Reduktion der Effizienz einer Therapie mit Protonenpumpenblockern (PPI)?
2. Ist die H. pylori Eradikation ein Risikofaktor für die Entwicklung einer Refluxösophagitis?
3. Ist eine H. pylori Eradikation vor einer Langzeittherapie mit PPI bei Patienten mit einer Refluxösophagitis sinnvoll?

3.3.4.1   Führt die H. pylori Infektion zu einer Reduktion der Effizienz einer Therapie mit Protonenpumpenblockern (PPI)?

Die Effektivität der antisekretorischen Behandlung hängt mit dem H. pylori Status zusammen. Dabei scheint der Schlüssel nicht in der H. pylori Infektion selbst zu liegen, sondern mit dem Gastritistyp zusammenzuhängen. Des Weiteren konnte gezeigt werden, dass die pH-anhebende Wirkung von Sekretionshemmern wie Omeprazol an die Anwesenheit von H. pylori gebunden ist. Infizierte Patienten weisen unter der Therapie

höhere intragastrale pH-Werte auf als nichtinfizierte. Nach Sanierung der Infektion lässt die Wirkung der PPI nach.

Verdu et al. beschrieben erstmalig bei asymptomatischen Patienten einen Anstieg des intragastrischen pH's unter Therapie mit Omeprazol bei H. pylori positiven Patienten vor Eradikation im Gegensatz zu einer 4 bzw. 52 Wochen nach Eradikation durchgeführten Kontrolle (p < 0,001). Sie interpretierten diese Ergebnisse als eine Konsequenz der Ammoniakproduktion bei der H. pylori Infektion. Diese Ergebnisse konnten von Bercik et al. und Labenz et al. bestätigt werden, die ebenso eine geringere Effizienz der PPI-Therapie nach erfolgreicher H. pylori Eradikation bei Ulcus-duodeni-Patienten beobachten konnten.

Somit ist es auch erklärlich, warum H. pylori infizierte Refluxpatienten sowohl in der Akuttherapie der Refluxösophagitis als auch bei der Langzeitbehandlung dieser Erkrankung günstiger abschneiden als nicht infizierte Patienten mit Refluxkrankheit. In einer neueren Studie bei 971 Patienten mit endoskopisch gesicherter Refluxösophagitis Grad II und III, bezogen auf die Savary-Miller-Klassifikation, bei der eine 4-wöchige Therapie mit einer Standarddosierung von Pantoprazol bei H. pylori positiven Patienten durchgeführt wurde, zeigte sich eine signifikant bessere Heilungsrate bei H. pylori positiven Patienten nach 4 und 8 Wochen verglichen zu H. pylori negativen Patienten. Dieser Effekt kann sowohl auf die höhere Suppression der Parietalzellfunktion als auch auf die Ammoniakproduktion durch H. pylori zurückgeführt werden.

Basierend auf diesen Überlegungen muss die Frage gestellt werden, ob die PPI-Dosierung in Abhängigkeit vom H. pylori Status variiert werden kann. Daten von Schenk et al. zeigen hingegen keinen Unterschied in der minimalen Dosierung von Omeprazol zur Erlangung einer Beschwerdefreiheit und Abheilung von mukosalen Läsionen bei Patienten mit einer Refluxösophagitis in Abhängigkeit vom H. pylori Status.

■ Zusammenfassend kann zum jetzigen Zeitpunkt von einer besseren Wirksamkeit der PPI bei Patienten mit H. pylori Infektionen ausgegangen werden. Eine letztendliche Sicherheit hierfür muss jedoch durch weitere Studien gegeben werden. ■

3.3.4.2 Ist die H. pylori Eradikation ein Risikofaktor für die Entwicklung einer Refluxösophagitis?

Einer der wichtigsten und ersten klinischen Hinweise, dass H. pylori eine protektive Rolle in der Pathogenese der GORD spielt, sind Daten von Labenz et al., die einen Anstieg der Inzidenz der Refluxösophagitis nach einer erfolgreichen H. pylori Eradikation bei Patienten mit einer duodenalen Ulkuserkrankung objektivieren konnten.

Diese Daten konnten durch weitere Studien, z. B. von Saka et al. bei 276 Patienten mit einer peptischen Ulkuserkrankung bestätigt werden. 14,2 % der erfolgreich eradizierten Patienten

(n = 169) entwickelten eine endoskopisch gesicherte Refluxösophagitis Grad I innerhalb von 6 Monaten, die bei allen Patienten asymptomatisch verlief. Im Gegensatz hierzu entwickelten nur 2 von 107 Patienten mit nicht erfolgreicher H. pylori Eradikation (1,9 %) eine endoskopisch gesicherte und symptomatische Refluxösophagitis.

Weitere prospektive Studien, die zu dieser Fragestellung initiiert wurden, kommen jedoch zu kontroversen Ergebnissen. In einer großen randomisierten Multizenterstudie mit 309 Patienten mit aktiven Magen- und Duodenalgeschwüren (GU-MACH und DU-MACH), werden die Ergebnisse von Labenz et al. nicht bestätigt. Es fand sich kein Hinweis auf einen Anstieg der Prävalenz

Tab. 3.**5** Studien zur Inzidenz der GORD nach H. pylori Eradikation

Studie	prospektiv/ retrospektiv	n	Follow-up	Ergebnis	Induktion von GORD (+), keine Induktion von GORD (−)
Labenz	retrospektiv	460 Ulcus duodeni	3 Jahre	n = 244 Eradikation → 25,8 % GORD n = 216 keine Eradikation → 12,9 % GORD	+
Tefera	prospektiv	25 GORD I/II	12 Wochen	inklusive pH-Messung, keine Veränderung des gastroösophagealen Reflux nach Eradikation	−
Tepes	prospektiv	63 Ulcus duodeni	4 Jahre	signifikanter Anstieg von GORD nur im ersten Jahr nach Eradikation	−/ +
Talley	prospektiv	170 NUD	1 Jahr	keine Veränderung der Symptome im Vergleich eradizierter zu nicht eradizierter Patienten	−
Vakil	prospektiv	244 Ulcus duodeni	½ Jahr	17 % de novo GORD unabhängig von Eradikation	−
McColl	prospektiv	97 Ulcus duodeni mit dyspeptischen Beschwerden	1 – 3 Jahre	3/50 de novo GORD 31 % initial GORD	−
Malfertheiner	prospektiv	309 Ulcus ventriculi und duodeni (GU-/DU- MACH Studie)	6 Monate	kein signifikanter Anstieg von Sodbrennen nach Eradikation	−

in Anlehnung an Malfertheiner, Gerards (Baillers, 2000, in press) oder aber auf eine Verschlechterung des Symptoms Sodbrennen nach erfolgreicher H. pylori Eradikation (Tab. 3.**5**).

3.3.4.3 Ist eine H. pylori Eradikation vor einer Langzeittherapie mit PPI sinnvoll bei Patienten mit einer Refluxösophagitis?

Da die Refluxerkrankung eine chronische Erkrankung ist und einer Langzeittherapie mit PPI bedarf, um einer Remission bei diesen Patienten vorzubeugen, wurden Bedenken bezüglich der Effektivität der Langzeittherapie bei Patienten mit H. pylori Infektionen aufgeworfen.

Der positive Effekt der Infektion auf die Refluxsymptomatik wird unter antisekretorischer Therapie durch eine Zunahme des Schweregrads und der Aktivität der Corpusgastritis erkauft. Verschiedene Studien haben gezeigt, dass die PPI-Therapie H. pylori infizierter Patienten zu einer akzelerierten Atrophieentwicklung führen kann. Kuipers et al. konnten eine Erhöhung der Inzidenz der Corpusgastritis und der Atrophie bei Patienten mit einer H. pylori positiven Gastritis unter Langzeittherapie von PPI zeigen. Dies wurde als Konsequenz der Umverteilung der H. pylori Infektion im Magen mit einem Anstieg der bakteriellen Dichte im Fundus und Corpus und einem Abfall der Dichte im Antrum unter Langzeit-PPI-Therapie interpretiert.

Die Induktion einer Atrophie unter Langzeit-PPI-Therapie gilt jedoch nicht als gesichert. Tatsächlich entwickelten in Folgestudien durch eine skandinavische Gruppe bei Patienten mit GORD, die über 3 Jahre mit Omeprazol therapiert worden waren, die Patienten unabhängig vom H. pylori Status nur sehr selten eine atrophische Veränderung der Mukosaschleimhaut unter PPI-Therapie.

Die Schlussfolgerung zum jetzigen Zeitpunkt aufgrund der kontroversen Datenlage bei Langzeittherapie von H. pylori positiven Patienten kann somit nur unter Vorbehalt gezogen werden. Unabhängig von diesen Unsicherheiten erscheint es für die klinische Praxis zur Zeit ratsam die H. pylori Infektion zu Beginn einer Langzeittherapie mit PPI entsprechend dem Maastricht-Konsensus-Report zu therapieren, da der individuelle Verlauf dieser chronischen Infektion unter Langzeit-PPI-Therapie nicht vorauszusehen ist.

3.3.5 Zusammenfassung

■ Die Beziehung zwischen der H. pylori Infektion und der GORD ist komplex und in vielen Punkten Bestandteil der noch offenen Diskussion. Die teilweise kontroverse Datenlage lässt viele Fragen zur Zeit unbeantwortet. Es ist die Aufgabe zukünftiger gut durchgeführter Studien hier die Antworten zu finden. ■

Literatur

Bercik P, Verdu EF, Armstrong D, Cederberg C, Idström J-P, Stolte M, Blum AL. H. pylori related increase in omeprazole (OME) effect is associated with ammonia production. Gastroenterology; 110 (Suppl): A64

El-Serag HB, Sonnenberg A, Jamal MM, Inadomi JM, Crooks LA, Feddersen RM. Corpus gastritis is protective against reflux oesophagitis. Gut 1999; 45 (2): 181 – 185

Hackelsberger A, Schultze V, Günther T, Arnim U, Manes G, Malfertheiner P. The prevalence of Helicobacter pylori gastritis in patients with reflux oesophagitis: a case-control study. Eur J Gastroenterol Hepatol 1989; 10: 465 – 469

Holtmann G, Cain C, Malfertheiner P. Helicobacter pylori accelerates healing of reflux oesophagitis during treatment with the proton pump inhibitor pantoprazole. (in press)

Koike T, O'Hara S, Sekine H, Iijima K, Kato K, Shimosegawa T, Toyota T. Helicobacter pylori infection inhibits reflux esophagitis by inducing atrophic gastritis. Am J Gastroenterol 1999; 94: 3468 – 3472

Kuipers EJ, Lundell L, Klinkenberg EC, Havu N, Festen HPM, Liedman B, Lamers C, Jansen J, Dalenbäck J, Snel P, Nells GF, Meuwissen S. Atrophic gastritis and Helicobacter pylori infection in patients with reflux esophagitis treated with omeprazole or fundoplication. N Engl J Med 1996; 334: 1018 – 1022

Labenz J, Blum AL, Bayerdörffer E, Meining A, Stolte M, Börsch G. Curing Helicobacter pylori infection in patients with duodenal ulcer may provoke reflux esophagitis. Gastroenterology 1997; 112: 1442 – 1447

Labenz J, Malfertheiner P. Helicobacter pylori in gastro-oesophageal reflux disease: causal agent, independent or protective factor? Gut 1997; 41: 277 – 280

Leodolter A, Dominguez-Munoz JE, Gerards C, Hackelsberger A, Malfertheiner P. Impact of Helicobacter pylori infection on gastroesophageal reflux. Gastroenterology 1998; 114: A200

Malfertheiner P, Veldhuyzen van Zanten S, Dent J, Bayerdörffer E, Lind T, O'Morain C, Spiller RC, Unge P, Zeijlon L. Does cure of Helicobacter pylori infection induce heartburn? Gastroenterology 1998; 114: A212

Manes G, Dominguez-Munoz JE, Leodolter A, Malfertheiner P. Pathogenese der gastroösophagealen Refluxkrankheit: Rolle des Helicobacter pylori. Chirurg Gastroenterol 1997; 13: 92–96

McColl KE, Dickson A, El-Nujumi A, El-Omar E, Kelman A. Symptomatic benefit 1–3 years after H. pylori eradication in ulcer patients: impact of gastroesophageal reflux disease. Am J Gastroenterol 2000; 95 (1): 101–105

O'Connor HJ. Review article: Helicobacter pylori and gastrooesophageal reflux disease – clinical implications and management. Aliment Pharmacol Ther 1999; 13: 117–128

Saccý N, De Medici A, Rodinó S, De Siena M, Giglio A. Reflux Esophagitis: A complication of Helicobacter pylori eradication therapy? Endoscopy 1997; 29: 224

Schenk BE, Kuipers EJ, Klinkenberg-Knol EC, Eskes SA, Meuwissen SGM. H. pylori, GERD and the efficacy of omeprazole therapy. Gastroenterology; 112 (Suppl): A282

Vakil N, Hahn B, ScSorley D. Recurrent symptoms and gastro-oesophageal reflux disease in patients with duodenal ulcer treated for Helicobacter pylori infection. Aliment Pharmacol Ther 2000, 14 (1): 45–51

Verdu EF, Armstrong D, Idström J-P, Labenz J, Stolte M, Dorta G, Börsch G, Blum AL. Effect of curing Helicobacter pylori infection on intragastric pH during treatment with omeprazole. Gut 1995; 37: 743–748

Verdu EF, Armstrong D, Idström J-P, Labenz J, Stolte M, Börsch G, Blum AL. Intragastric pH during treatment with omeprazole: role of Helicobacter pylori and H. pylori-associated gastritis. Scand J Gastroenterol 1996; 31: 1151–1156

Xia HH-X, Talley N. Helicobacter pylori infection, reflux esophagitis, and atrophic gastritis: an unexplored triangle. Am J Gastroenterol 1998; 93: 394–400

3.4 Helicobacter pylori und Magenlymphom

A. Morgner, A. Neubauer, E. Bayerdörffer

3.4.1 Einleitung

Non-Hodgkin-Lymphome (NHL) stellen eine Gruppe maligner klonaler Erkrankungen des lymphatischen Gewebes dar und werden in die häufigeren nodalen und selteneren extranodalen Lymphome unterteilt. Primär gastrointestinale NHL sind mit 30–40% die größte Gruppe extranodaler Lymphome. Unter ihnen überwiegen zahlenmäßig die Magenlymphome (50–80%), gefolgt von Non-Hodgkin-Lymphomen des Dünndarms einschließlich der Ileozökalregion (15–20%) und des Kolons (2–10%).

Epidemiologie: Im Vergleich zu anderen Malignomen des gesamten Gastrointestinaltraktes ist der Anteil der Lymphome mit 1–3% sehr niedrig, im Magen machen die Lymphome etwa 5% aller Malignome aus. Die Inzidenz primärer Magenlymphome in Deutschland beträgt ca. 1 pro 100000 pro Jahr. Insgesamt ist in letzter Zeit eine zahlenmäßige Zunahme zu verzeichnen, wobei unklar ist, ob es sich um eine reale Erhöhung der Inzidenz oder aber um die Folge einer verbesserten bioptischen und histopathologischen Diagnostik handelt. Es ist wichtig, primäre gastrale Magenlymphome von den weitaus häufigeren Adenokarzinomen des Magens abzugrenzen, da sich Prognose und Therapie signifikant unterscheiden. Zudem müssen primär gastrale NHL von einer sekundären Infiltration eines primär nodalen Lymphoms unterschieden werden.

Primäre Magenlymphome manifestieren sich prädominant in Individuen mittleren und höheren Lebensalters, mit einem Altersgipfel in der 6.–7. Lebensdekade. Die Geschlechtsverteilung zeigt ein geringfügig häufigeres Auftreten bei den Männern mit einem Verhältnis von maximal 1,7:1.

3.4.2 Klassifikation – Das MALT-Lymphom-Konzept

Die histologische Klassifizierung der Non-Hodgkin-Lymphome erfolgte nach der Kiel-Klassifikation, die 1974 initiiert wurde. Es wurden dabei zum einen B- und T-Zell-Lymphome, zum anderen niedrig- und hochmaligne Lymphome anhand des zytologischen Bildes unterschieden. Die **Kiel-Klassifikation** bezog sich allerdings primär auf nodale Lymphome, eine gute Klassifikation der extranodalen Lymphome war mit diesem System nicht möglich. Im Jahr 1983 charakterisierten Isaacson und Wright, basierend auf ihren grundlegenden histopathologischen und immunhistochemischen Arbeiten, den Zusammenhang zwischen extranodalen B-Zell-Lymphomen des Magens und Mukosa assoziiertem lymphatischen Gewebe und prägten den Begriff des MALT-(„mucosa-associated lymphoid tissue") Lymphoms als separate Entität der Non-Hodgkin-Lymphome – das **MALT-Lymphom-Konzept**. Im Jahr 1994 wurde durch eine internationale Studiengruppe (International Lymphoma Study Group) ein neuer Klassifikationsvorschlag erarbeitet, die **REAL-Klassifikation** (European-American Lymphoma classification). Es wurde das Grundprinzip der Trennung von B- und T-Zell-Lymphomen beibehalten und über die Kiel-Klassifikation hinausgehend wurden ergänzend zahlreiche extranodale Lymphome mit in die Klassifikation aufgenommen. Die von Isaacson und Wright neu beschriebene Entität der MALT-Lymphome wurde nun innerhalb der Gruppe der peripheren B-Zell-Lymphome als Marginalzonenzell-Lymphom, Subtyp „extranodal, MALT-Typ" eingeordnet und zeichnet sich durch charakteristische morphologische, molekularbiologische, ätiopathogenetische und biologische Aspekte aus. Lymphome vom MALT-Typ sind außer im Magen und Darm auch in Speicheldrüse, Schilddrüse und Lunge anzutreffen.

Derzeit wird unter der Schirmherrschaft der WHO eine neue Klassifikation erarbeitet, die eine Fortentwicklung der REAL-Klassifikation darstellt und als Basis nach wie vor wesentliche Kriterien und Entitäten der Kiel-Klassifikation beinhalten wird.

3.4.3 Stadieneinteilung der Magen-MALT-Lymphome

Die Stadieneinteilung der Magen-MALT-Lymphome und damit die Festlegung der Ausdehnung des Lymphombefalls ermöglicht eine prognostisch sinnvolle Aussage und ist von enormer Wichtigkeit in der Therapieplanung, da diese stadienabhängig durchgeführt wird. Diese Einteilung stützt sich auf die 1971 für den M. Hodgkin formulierte Ann-Arbor-Klassifikation, die für die Anwendung bei primär extranodalen Lymphomen allerdings nicht geeignet ist, da sie nicht die besondere Biologie dieser Lymphome berücksichtigt. Aufgrund dieser unbefriedigenden Situation wurde bereits 1977 von Musshoff eine Modifikation der Ann-Arbor-Klassifikation vorgestellt, die noch heute Verwendung findet. Er unterteilte in nodale und primär extranodale Lymphome, weiterhin unterschied er im Stadium II benachbarte (II_1) von entfernten Lymphknoten (II_2). Radszkiewicz et al. grenzen zusätzlich im Stadium I den Befall von Mukosa und Submukosa (I_1) von einem darüber hinausgehenden Stadium (bis zur Serosa) (I_2) ab (Tab. 3.**6**). Klinisch ist diese Unterscheidung allerdings nur durch eine endosonographische Untersuchung zu treffen (Abb. 3.**11**, Farbtafel **III**).

3.4.4 Helicobacter pylori: Vom MALT zum MALT-Lymphom

In der normalen Magenmukosa findet sich kein lymphatisches Gewebe. Dies ist unter anderem dadurch bedingt, dass die Mukosa durch eine dicke Mukusschicht und einer relativ intakten, undurchdringlichen Epithelschicht, die nur gering absorptiv ist, vor Antigenen geschützt ist. In anderen Abschnitten des Gastrointestinaltraktes, in welchem Absorption von Antigenen eine wichtige Funktion des intakten Epitheliums darstellt, findet sich konstitutives, organisiertes lymphatisches Gewebe – MALT (mucosa-associated lymphoid tissue). Dieses MALT findet sich in höchster Ausprägung im terminalen Ileum des Dünndarms in der Form der Peyerschen Plaques. In diesen Bereichen befindet sich organisiertes

Tab. 3.6 Stadieneinteilung der Magen-MALT-Lymphome entsprechend der Musshoff-Klassifikation unter Berücksichtigung der Differenzierung des Stadiums EI nach Radaszkiewicz

Stadium EI_1	uni- oder multilokulärer Befall der Magenmukosa und -submukosa ohne Lymphknotenbeteiligung und ohne Organinfiltration per continuitatem
Stadium EI_2	wie EI_1, jedoch überschreitet das Lymphom die Submukosa und infiltriert die Muscularis propria bis zur Serosa oder per continuitatem ein Organ
Stadium EII_1	uni- oder multifokaler Magenbefall jeglicher Infiltrationstiefe einschließlich eines weiteren Organbefalls per continuitatem, zusätzlich Befall regionärer Lymphknoten
Stadium EII_2	wie EII_1, jedoch Befall überregionärer und nichtregionärer infradiaphragmatischer Lymphknoten
Stadium III	uni- oder multilokulärer Magenbefall jeglicher Infiltrationstiefe. Zusätzlicher Befall regionärer und nichtregionärer infra- und supradiaphragmaler Lymphknoten, einschließlich eines weiteren lokalisierten Organbefalls im Gastrointestinaltrakt, einschließlich eines weiteren lokalisierten Befalls eines extralymphatischen Gewebes (IIIE) oder der Milz (IIIS)
Stadium IV	uni- oder multilokulärer Befall des Magens mit oder ohne Beteiligung aller zugehörigen Lymphknoten und diffuser oder disseminierter Befall extragastraler Organe

MALT unter einem sogenannten „Dom"-Epithelium, welches modifizierte epitheliale Zellen enthält (M-Zellen). Diese spezialisierten Zellen sind für die Aufnahme luminaler Antigene ins Epithelium und die Präsentation dieser Antigene an das darunter liegende lymphatische Gewebe verantwortlich.

Im Bereich der Magenmukosa, in der wie schon oben erwähnt kein lymphatisches Gewebe vorkommt, war die Ätiologie der MALT-Lymphome lange Zeit unklar. Man vermutete, dass eine Beschädigung der intakten epithelialen Magenmukosa zu einer Antigenexposition der Lamina propria führen könnte und damit die Akquisition von organisiertem lymphatischen Gewebe induziert würde.

Die Assoziation zwischen einem MALT-Lymphom und einer gastralen Infektion mit Helicobacter pylori, welche 1983 in Australien entdeckt und als Ursache einer chronisch aktiven Gastritis gesehen wurde, fand erstmals 1988 Eingang in die Literatur. Über einen infektassoziierten Epithelschaden kommt es folglich der postulierten Theorie zu einer Antigenexposition der Lamina propria und damit zu einer Akquisition von gastralem MALT. Das Auftreten von Lymphfollikeln und lymphatischen Aggregaten in der Magenmukosa ist demnach eine spezifische Reaktion auf die H. pylori Infektion. Dieses akquirierte gastrale MALT zeigt eine ähnliche Organisation wie in den Peyerschen Plaques des terminalen Ileums: ein reaktives lymphatisches Keimzentrum umgeben von einer sogenannten Mantelzone mit unreifen, IgD- und IgM-positiven B-Lymphozyten. Die Mantelzone ist wiederum mit einer sogenannten Marginalzone umgeben, welche IgD-negative aber IgM- und/oder IgA-positive Gedächtnis-B-Lymphozyten enthält. Von der Marginalzone ausgehend kommt es zu einer Infiltration der B-Lymphozyten in das epitheliale Drüsengewebe und es entsteht so ein dem so genannten Lymphoepithelium vergleichbarer Eindruck wie es in den Peyerschen Plaques gefunden wird. Zudem kommt es zu einer Infiltration der Lamina propria mit meist IgA-sezernierenden Plasmazellen und neutrophilen Granulozyten, die das klassische Erscheinungsbild einer aktiven chronischen Oberflächengastritis bieten.

Dieses akquirierte lymphatische Gewebe bildet die Grundlage für die Entstehung des primären gastralen MALT-Lymphoms. Jedes einzelne Kompartiment des MALT (Keimzentrum, Mantel- oder Marginalzone) kann hierbei den Ursprungsort einer speziellen Lymphomentität darstellen (Follikuläres Lymphom, Mantelzell-Lymphom, Marginalzell-Lymphom). Primäre niedrigmaligne gastrale Lymphome entstehen fast ausschließlich aus dem Kompartiment der Marginalzone und werden als MALT-Lymphom oder als extranodales Marginalzonen-B-Zell-Lymphom vom MALT-Typ bezeichnet.

Unter Anwendung des MALT-Konzepts werden gastrale MALT-Lymphome histomorphologisch in niedrig- und hochmaligne MALT-Lymphome unterschieden. Ein zentrales Charakteristikum niedrigmaligner MALT-Lymphome ist

ein diffuses Infiltrat von kleinen bis mittelgroßen B-Lymphozyten = zentrozytoidähnliche Zellen (centrocyte-like = CCL), welches zu einer Destruktion und Rarefizierung von Magendrüsen führt (Abb. 3.**12 a** u. **b**, Farbtafel **III**). Immunphänotypisch exprimieren diese Zellen pan-B-Zell-Marker und zeigen keine Immunreaktivität für CD5, CD10 und CD11c, aber für CD21 und CD35.

Hochmaligne B-Zell-Lymphome des Magens treten häufiger auf als die niedrigmaligne Komponente (~54%). Histomorphologisch besteht das maligne Zellinfiltrat aus großzelligen lymphoiden Blasten (Abb. 3.**13**, Farbtafel **IV**). Lymphoepitheliale Drüsendestruktionen sind vereinzelt zu finden, gehören aber nicht zu dem charakteristischen Erscheinungsbild eines hochmalignen Lymphoms. In etwa einem Drittel der hochmalignen Lymphome des Magens weisen die Tumoren gleichzeitig typische morphologische und immunhistochemische Eigenschaften von Marginalzonen-Lymphomen auf und sind damit als primäre Lymphome vom MALT-Typ identifizierbar. Ein kontinuierlicher Übergang vom kleinzellig-niedrigmalignen zum großzellig-hochmalignen Lymphom muss daher diskutiert werden.

3.4.5 Ätiologie und Pathogenese

Aus ätiologischer Sicht wurde 1988 zum erstenmal eine chronisch gastrale Infektion mit dem gramnegativen Bakterium Helicobacter pylori als Ursache für die Akquisition des gastralen MALT, und damit der Basis für die Entwicklung des MALT-Lymphoms beschrieben. Die Rolle der chronischen H. pylori Infektion in der Genese gastraler B-Zell-MALT-Lymphome ist mittlerweile weltweit wissenschaftlich akzeptiert. Wotherspoon et al. (1991) und Stolte (1992) zeigten auf, dass eine H. pylori Gastritis in mehr als 95% aller Patienten mit MALT-Lymphom diagnostiziert werden kann. In einer Arbeit von Doglioni (1992) wurde berichtet, dass im oberitalienischen Venetien, wo die Inzidenz des MALT-Lymphoms außergewöhnlich hoch ist, eine Prävalenz von H. pylori von 87% besteht. Zum Vergleich besteht in England, wo die Prävalenz der H. pylori Infektion nur bei 50–60% liegt, eine weitaus niedrigere Inzidenz des MALT-Lymphoms. Zellbiologische In-vitro-Untersuchungen von Hussell et al. (1993) erbrachten weitere Hinweise für einen direkten Zusammenhang zwischen der H. pylori Infektion und der Entstehung eines MALT-Lymphoms: in Zellkultur gebrachte Lymphomzellen von Gastrektomie-Präparaten operierter MALT-Lymphom-Patienten wurden durch Zugabe von H. pylori aktiviert und exprimierten als Zeichen der Aktivierung Interleukin-2 (IL-2)-Rezeptoren (CD25). Dieser Effekt war spezifisch für den jeweiligen H. pylori Stamm des Patienten und war abhängig von der Anwesenheit normaler T-Zellen in der Kultur.

Die verantwortlichen pathogenetischen Mechanismen sind leider bisher unbekannt. Anzunehmen ist, dass es sich bei der Entwicklung von MALT-Lymphomen um einen Mehrstufenprozess handelt, in dem sowohl molekulare als auch zytogenetische als auch immunologische Veränderungen eine wichtige Bedeutung haben.

Das Auftreten numerischer Chromosomenaberrationen wie Trisomie 3, 7, 12 oder 18 ist beschrieben, aber keinesfalls als MALT-Lymphom spezifisch anzusehen. Onkogen-Alterationen, z.B im Fall des c-myc-Gens, das durch eine unkontrollierte Proteinexpression (P64) zu einer Proliferationssteigerung beiträgt, zeigen ein Auftreten von 16%, und Tumor-Suppressorgen-Alterationen von z.B. p16, insbesondere aber vom p53-Genprodukt, werden in etwa 27% der Fälle in MALT-NHL dokumentiert. Die Translokationen t(11;18) (q21;q21) und t(1;14) (p22;q32) wurden in Marginalzelllymphomen (MZL) des MALT-Typs (MALT-Lymphom) gehäuft gefunden.

Die Translokation t(11;18) repräsentiert die häufigste spezifische Veränderung in MZL des MALT-Typs. Sie wurde bisher ausschließlich in niedrig malignen Tumoren nachgewiesen, hier findet sie sich in etwa 40% der Fälle. Die beteiligten Gene konnten kürzlich identifiziert werden, es handelt sich um das Inhibitor of Apoptosis (IAP) Gen 2 auf Chromosom 11, das mit dem bisher nicht bekannten MLT (MALT lymphoma associated translocation) Gen auf Chromosom 18 fusioniert wird. Während das IAP2-Protein eine bekannte apoptoseinhibierende Funktion besitzt, ist die Funktion des MLT-Gens bisher völlig unbekannt. Auch das im Zusammenhang mit der Translokation t(1;14) identifizierte BCL10-Gen ist mit dem Prozess des programmierten Zelltodes assoziiert. BCL10 besitzt eine „Caspase Recruitment Domain". Allerdings besitzt das unveränderte wt-BCL10 eine pro-apoptotische Funktion. Arbeiten von Yan et al. legen eine Funktion in der Aktivierung der Pro-Caspase 9 nahe. Durch die Translokation kommt es zu einer Verlagerung in den variablen Bereich des Immunglobulin Schwerketten Lokus (Ig-VH). Anders als bei anderen Translokationen in diesem Bereich, also z.B.

bei der t(14;18) oder der t(11;14) scheint nicht der Überexpression des translozierten Gens die entscheidende Bedeutung zuzukommen, sondern es wird postuliert, dass es durch die um den Faktor 1000 höhere Inzidenz somatischer Hypermutationen in dieser Region zu einer gehäuften Inaktivierung des wt-BCL10 kommt. Zusätzlich weist das mutierte BCL10 eine transformierende Potenz auf, die über den Transkriptionsfaktor NFκB vermittelt zu sein scheint. Die initial berichtete hohe Frequenz dieser Mutationen von bis zu 40%, nicht nur in MZL vom MALT-Typ sondern auch in anderen Lymphomen und soliden Tumoren (vor allem Keimzelltumoren) konnte von verschiedenen Gruppen nicht bestätigt werden. Du et al. berichteten kürzlich eine Mutations-Frequenz von etwa 10% in der von ihnen untersuchten Gruppe von MALT-Lymphomen des Magens. Diese Veränderungen waren besonders häufig in Tumoren, die nicht auf eine Eradikation von H. pylori ansprachen. Eine weitere Veränderung, die sich in bis zu 60% aller MALT-Lymphome findet, sind inaktivierende Mutationen des Fas-Gens. Gronbaeck et al. fanden derartige Mutationen in 3 von 5 untersuchten MALT-Lymphomen.

3.4.6 Diagnostische Maßnahmen zur Stadieneinteilung

In Abhängigkeit vom Stadium des Lymphoms muss die beste therapeutische Option gewählt werden. Daher ist eine gründliche Diagnostik mit klinischer Untersuchung und histopathologischer Analyse, sowie apparativen, endoskopischen und bildgebenden Verfahren notwendig.

3.4.6.1 Histologische Sicherung

Die Diagnose eines primär gastralen MALT-Lymphoms basiert auf der Entnahme und histologischen Analyse einer endoskopisch gewonnenen Gewebebiopsie aus dem lymphomverdächtigen Areal und kann mit dieser Methode in etwa 93% der Fälle gestellt werden. Diese Biopsie muss allerdings tief genug sein, um auch submukös wachsende Lymphome zu erfassen. Aufgrund des oft multifokalen Befallsmuster der Lymphome müssen mehrere Biopsate entnommen werden, sowohl aus dem Zentrum und den Randbereichen der Läsion als auch aus Lymphom ferner Schleimhaut. Endoskopisch bieten Magenlymphome kein typisches Bild. Hauptsächlich imponieren 3 verschiedene Erscheinungsformen:

– Ulzeration (48 %)
– polypoide Massen oder Faltenvergrößerung (30 %)
– diffuse Infiltration (16 %).

Diese Veränderungen sind unabhängig vom Malignitätsgrad des Lymphoms. Aufgrund der ätiologischen Beziehung gehört der Nachweis einer Helicobacter pylori Gastritis zur obligaten Diagnostik bei Magenlymphomen und sollte primär histologisch erfolgen.

3.4.6.2 Klinische Diagnostik

Eine ausführliche Anamnese sollte zum Standard gehören. Im Rahmen der körperlichen Untersuchung ist besonders auf periphere Lymphome zu achten. Eine Hals-Nasen-Ohren-ärztliche Untersuchung zur Beurteilung des Waldeyerschen Rachenrings sollte die ausführliche klinische Diagnostik komplettieren. Laborchemisch ist die Bestimmung des kleinen Blutbildes, des Differenzial-Blutbildes, der LDH, der Transaminasen, die Cholestaseparameter, des Kreatinins und des Bilirubins sinnvoll. Zum Ausschluss eines disseminierten Lymphombefalls muss eine Knochenmarkbiopsie mit Aspirationszytologie erfolgen.

3.4.6.3 Apparative, endoskopische und bildgebende Diagnostik

Als primäre endoskopische Diagnostik ist die Ösophagogastroduodenoskopie mit Entnahme multipler Biopsate für die histologische Lymphom-, Gastritis- und H. pylori Diagnostik zu nennen. Für die Bestimmung der exakten Tiefenausdehnung des Lymphoms ist die Durchführung einer Endosonographie obligat, sofern diese Untersuchungsmethode zur Verfügung steht. Sie ermöglicht die Darstellung der Schichtung der Magenwand und lässt so ein intramurales Lymphomwachstum erkennen. Sackmann et al. (1997) konnten sogar einen prädiktiven Wert der endosonographischen Stadieneinteilung der niedrigmalignen MALT-Lymphome für die therapeutische Ansprechbarkeit nachweisen. Zudem gelingt mit dieser Methode die Darstellung perigastraler Lymphknoten, die im Computertomogramm des Abdomens oft dem Nachweis entgehen.
Die komplette bildgebende Diagnostik sollte ein Thorax-Röntgen, ein Abdomen-CT, evtl. ein Thorax-CT und eine Abdomen- sowie Hals-Sonographie beinhalten. Weitere gezielte Untersuchungen sind bei entsprechendem klinischen Verdacht durchzuführen.

3.4.7 Therapieoptionen des H. pylori assoziierten niedrigmalignen MALT-Lymphoms

Das Wissen um die Antigen-Abhängigkeit der Entwicklung eines MALT-Lymphoms führte zu einer ersten Studie, in der Patienten mit niedrigmalignem MALT-Lymphom primär einer H. pylori Eradikationstherapie zugeführt wurden. Hier zeigte sich überraschenderweise, dass nach erfolgreicher Beseitigung der Infektion 5 von 6 Patienten eine Vollremission der malignen Lymphominfiltrate zeigten. Im Jahr 1992 wurde eine Studie an Patienten mit einer ausgeprägten H. pylori Gastritis und dem Verdacht eines MALT-Lymphoms durchgeführt, die die Frage beantworten sollte, ob eine Eradikationstherapie hilfreich ist in der Differenzialdiagnostik zwischen reaktiven lymphatischen Infiltraten im Rahmen der H. pylori Gastritis und Infiltraten eines niedrigmalignen MALT-Lymphoms. In dieser Studie zeigte sich nicht nur, dass die Eradikationstherapie sowohl hilfreich ist, echte MALT-Lymphome von Gastritiden mit ausgeprägten lymphatischen Infiltraten zu unterscheiden, sondern auch, dass sogar niedrigmaligne MALT-Lymphome in eine komplette Remission überführt werden können. Mittlerweile konnte an mehr als 200 Patienten bestätigt werden, dass mit einer Eradikationstherapie etwa 70–90 % der frühen niedrigmalignen MALT-Lymphome in partielle bzw. komplette Remission gebracht werden können (Tab. 3.7). Neubauer et al. (1997) demonstrierten weiterhin, dass diese Remissionen auch in der Mehrzahl der Patienten stabil sind. Für niedrigmaligne gastrale MALT-Lymphome in einem fortgeschreneren

Tab. 3.7 Eradikationstherapie bei H. pylori positiven niedrigmalignen B-Zell-MALT-Lymphomen im Stadium EI

Stolte et al.	1992	10	6	60 %
Wotherspoon et al.	1994	8	7	87 %
Roggero et al.	1995	37	22	59 %
Fischbach et al.	1995	20	18	90 %
Savio et al.	1996	14	13	93 %
Bayerdörffer/ Morgner et al.	1995– 1999	120	95	79 %
total		209	161	77 %

Stadium (EII – IV) hat die H. pylori Eradikationstherapie lediglich ihren Platz ergänzend vor einer Chemotherapie, Bestrahlung oder chirurgischen Intervention. Als alleinige therapeutische Option kommt sie hier nicht in Betracht.

Für eine Etablierung der Eradikationstherapie in niedrigmalignen MALT-Lymphomen im Stadium EI als alternative Therapie neben konventionellen Verfahren wie Gastrektomie, Strahlen- oder Chemotherapie sind langfristige Therapieverlaufskontrollen notwendig. Da nur ca. 70 – 90 % aller Patienten auf diese Therapie ansprechen, ist das Wissen um die Pathogenese dieser Erkrankung von großer Bedeutung für die Klinik.

3.4.8   Therapieoptionen des H. pylori assoziierten hochmalignen MALT-Lymphoms

Hochmaligne B-Zell-Lymphome des Magens treten häufiger auf als die niedrigmaligne Komponente, die Prävalenzdaten erfuhren eine Korrektur nach oben angesichts der verbesserten histologischen Diagnostik der MALT-Lymphome. Gastrale hochmaligne Lymphome stellen demnach einen Anteil von 49 – 56 % aller gastralen B-Zell-Lymphome dar. Es ist anzunehmen, dass die Mehrzahl der hochmalignen Lymphome des Magens nach Progression aus einer niedrigmalignen Variante hervorgehen. Sie sind demnach formal ebenso als MALT-Lymphome zu bezeichnen. Der Nachweis von restlichen niedrigmalignen Infiltraten in einem hochmalignen Lymphom gelingt jedoch nur in etwa 30 % der Fälle.

Obwohl bereits vereinzelte Fallberichte über eine komplette Remission hochmaligner MALT-Lymphome des Magens nach Eradikationstherapie berichteten, wurde diesem Phänomen nur wenig Aufmerksamkeit geschenkt. Standardtherapien in der Behandlung hochmaligner MALT-Lymphome stellen die chirurgische Intervention, die anthrazyklinhaltige Chemotherapie und/oder Radiatio dar. Die H. pylori Eradikation in hochmalignen MALT-Lymphomen wurde bislang lediglich als Ergänzung zu einer etablierten Therapie durchgeführt unter der Annahme, eventuelle niedrigmaligne Komponenten des Lymphoms zu beeinflussen, um so möglicherweise ein Rezidiv eines niedrigmalignen Lymphoms nach erfolgreicher Therapie des hochmalignen Lymphoms zu verhindern.

Sowohl eigene retrospektive Daten als auch prospektive Daten einer Arbeitsgruppe aus Taiwan zeigen nun auf, dass auch H. pylori positive, hochmaligne MALT-Lymphome des Magens, sofern sie in einem frühen Stadium sind (EI), auf eine Eradikationstherapie ansprechen und in eine partielle oder sogar komplette Lymphomremission überführt werden können. Bevor jedoch eine Aussage zu der Bedeutung der H. pylori Eradikation in der Therapie primär gastraler hochmaligner MALT-Lymphome gemacht werden kann, muss eine fundierte Datenlage prospektiver Untersuchungen vorliegen.

3.4.9   Zusammenfassung

■ Die Bedeutung der Klassifikation primär gastrointestinaler MALT-Lymphome als eigenständige klinisch-pathologische Lymphomentität kann nicht genug unterstrichen werden. Der ätiologische Zusammenhang mit der chronischen gastralen Helicobacter pylori Infektion, auf dessen Boden niedrigmaligne MALT-Lymphome fast ausnahmslos entstehen, hat zu einem interessanten Modell der antigenabhängigen Malignitätsentwicklung geführt. In einem solchen Modell kann es jedoch schwierig sein, die Grenzen zwischen chronischer Entzündung und Frühlymphom, d. h. niedrigmalignes MALT-Lymphom, sowie Frühlymphom und spätes Lymphom, d. h. hochmalignes MALT-Lymphom zu erkennen. In genau diesen Übergängen der Entwicklung finden sich pathogenetische Schlüsselmechanismen, die die Progression einer benignen H. pylori Gastritis in ein niedrigmalignes MALT-Lymphom, und eines niedrigmalignen Lymphoms in ein hochmalignes bedingen. Verschiedene genetische Alterationen stellen frühzeitig einen pathogenetisch kritischen Faktor dar, obwohl in diesem frühen Stadium die Antigen-Abhängigkeit der Zell-Proliferation und Stimulation noch soweit erhalten ist, dass eine Eradikation des antigenen Stimulus zu einer kompletten Rückbildung der Lymphommanifestationen führt. Kommt es zu einem weiteren Progress von einem niedrig- zu einem hochmalignen MALT-Lymphom ist von einer Zunahme der genetischen Aberrationen und einer Abnahme der primären Antigen-Abhängigkeit auszugehen. Sicherlich gibt es jedoch auch bei hochmalignen Lymphomen in einem frühen Stadium noch eine Antigen-Abhängigkeit, wie vereinzelten Berichten über eine komplette Remission dieser hochmalignen Lymphome nach Eradikation zu entnehmen ist. Die Gründe, warum einige vereinzelte hochmaligne Lymphome noch auf eine Eradikationtherapie ansprechen, sind bislang nicht bekannt.

Mittlerweile ist durch das Vorliegen zahlreicher Therapiestudien das Konzept der Eradikationstherapie bei Patienten mit H. pylori assoziierten niedrigmalignen B-Zell-MALT-Lymphom des Magens etabliert. Die Rolle der Infektion in der Genese und Therapie hochmaligner MALT-Lymphome muss aber weiterhin definiert werden. Zusammenfassend lässt sich sagen, dass die Entität der Helicobacter pylori assoziierten gastralen MALT-Lymphome einen Prototyp der regulatorischen Imbalance darstellt. Um die Genese dieser Lymphome und damit auch das Ansprechen auf die Therapie verstehen zu können, ist es von großer Bedeutung, die Übergänge zwischen Gastritis und niedrigmalignem Lymphom sowie zwischen niedrig- und hochmalignem Lymphom zu verstehen. Zukünftige Untersuchungen sollten sich intensiv der Pathogeneseforschung und damit der Erforschung regulativer Mechanismen in der Entwicklung gastraler MALT-Lymphome, widmen. Über die relevanten Faktoren der Lymphomgenese kann sonst weiterhin nur spekuliert werden. ■

Literatur

Bayerdörffer E, Neubauer A, Rudolph B, et al. Regression of primary gastric lymphoma of mucosa-associated lymphoid tissue after cure of Helicobacter pylori infection. Lancet 1995; 345: 1591 – 1594

Boot H, de Jong D, van Heerde P, et al. Role of Helicobacter pylori eradication in high-grade MALT lymphoma. Lancet 1995; 346: 448 – 449 (letter)

Cogliatti SB, Schmid U, Schuhmacher U, Eckert F, Hansmann ML, Hederich J, Takahashi H, Lennert K. Primary B-cell gastric lymphoma. A clinical pathological study of 145 patients. Gastroenterology 1991; 101: 1159 – 1170

Doglioni C, Wotherspoon AC, Moschini A, de Boni M, Isaacson PG. High incidence of primary gastric lymphoma in northeastern Italy. Lancet 1992; 339: 1175 – 1176

Hussell T, Isaacson PG, Crabtree JE, et al. The response of cells from low-grade B-cell gastric lymphomas of mucosa-associated lymphoid tissue to Helicobacter pylori. Lancet 1993; 342: 571 – 574

Morgner A, Bayerdörffer E, Neubauer A, et al. Cure of Helicobacter pylori infection in 120 patients with primary gastric low-grade B-cell MALT lymphoma. Gastroenterology 1999; 116 (4): A375

Morgner A, Miehlke S, Fischbach W, et al. Complete remission of gastric highgrade B-cell MALT lymphoma after cure of Helicobacter pylori infection – A case report of 7 patients. Gastroenterology 1999 a; 116 (4): A464

Neubauer A, Thiede C, Morgner A, et al: Cure of Helicobacter pylori infection and duration of remission of low-grade gastric mucosa-associated lymphoid tissue lymphoma. J Natl Cancer Inst 1997; 89: 1350 – 1355

Radaszkiewicz T, Dragosics B, Bauer P. Gastrointestinal malignant lymphomas of the mucosa-associated tissue: Factors relevant to prognosis. Gastroenterology 1992: 102: 1628

Roggero E, Zucca E, Pinotti G, et al. Eradication of Helicobacter pylori infection in primary low-grade gastric lymphoma of mucosa-associated lymphoid tissue. Ann Int Med 1995; 122: 767 – 769

Sackmann M, Morgner A, Rudolph B, et al: Regression of gastric MALT lymphoma after eradication of Helicobacter pylori is predicted by endosonographic staging. Gastroenterology 1997; 113: 1087 – 1090

Savio A, Franzin G, Wotherspoon AC, et al. Diagnosis and post-treatment follow-up of Helicobacter pylori positive gastric lymphoma of mucosa-associated lymphoid tissue; histology, polymerase chain reaction or both? Blood 1996: 87: 1255 – 1260

Stolte M. H. pylori and gastric MALT lymphoma. Lancet 1992; 339: 745 – 746

Taal BG, den Hartog Jager FCA, Burgers J MV, van Heerde P, Tio TL. Primary non-Hodgkin's lymphoma of the stomach: changing aspects and therapeutic choices. Eur J Cancer Clin Oncol 1989; 25: 439 – 450

Thiede C, Morgner A, Alpen B, et al. What role does Helicobacter pylori eradication play in gastric MALT and gastric MALT lymphoma? Gastroenterology 1997; 113 (Suppl 6): 61 – 64

Wotherspoon AC, Doglioni C, de Boni M, Spencer J, Issacson PG. Antibiotic treatment for low-grade gastric MALT lymphoma. Lancet 1994; 343: 1503

3.5 Magenkarzinom

B. A. Dragosics, M. Ebert

3.5.1 Einleitung

Im Jahr 1994 stellten Experten der Arbeitsgruppe für Krebsforschung (IARC: International Agency for Research on Cancer) der Weltgesundheitsorganisation fest, dass Helicobacter pylori (H. pylori) eine kausale Rolle in der Magenkarzinomentstehung spielt und ordneten das Bakterium in die Gruppe der *definitiven Karzinogene* ein. Es ist dort den Hepatitisviren B und C, den Schistosomen und dem Opisthorchis viverrini gleichgestellt, die Karzinomen in anderen Organen assoziiert sind. Grundlage für diese Entscheidung waren die Ergebnisse von 4 so genannten Kohortenstudien, die nicht nur eine Assoziation von H. pylori Infektion und dem kardiafernen Magenkarzinom feststellten, sondern auch nachwiesen, dass die Infektion bereits Jahrzehnte vor der Karzinomentwicklung bestanden hatte und ein 2–6faches Risiko für die infizierte Person bedeutet. Parallelen mit der virusassoziierten Leberkarzinomentstehung sind offenkundig.

Es war einfach den Beweis für die kausale Rolle einer H. pylori Infektion in der Entstehung der chronischen Gastritis und der peptischen Ulkuskrankheit zu erbringen, da prospektive randomisierte Studien weder methodisch noch ethisch problematisch waren. Nach Eradikation des Keimes konnte innerhalb von Wochen die Rückbildung der chronischen Gastritis und binnen Jahresfrist die Heilung einer Ulkuskrankheit statistisch hochsignifikant bewiesen werden: der Keim spielt bei diesen Erkrankungen die pathophysiologische „Hauptrolle". Auch für seine Rolle in der Genese des niedrig malignen MALT-Lymphomes scheint die Beweislage günstig zu sein, wie die hohen Remissionsraten nach H. pylori Eradikation dokumentieren. Viel schwieriger ist hingegen eine einwandfreie Beweisführung seiner *kausalen Rolle in der Karzinogenese*: einmal, weil neben H. pylori andere Faktoren Einfluss nehmen können:

1. exogene Faktoren der Umwelt (Trinkwasserqualität, Gehalt der Böden an Spurenelementen, Einfluss industrieller Abfälle, Vitamingehalt der Nahrungsmittel),
2. sozioökonomischer Status (Hygiene, Ernährung, Lebensumstände) und
3. Toxine (Nikotin, Alkohol, Drogen, exzessiver Salzkonsum, Genuss von geräucherten Speisen).

Zudem dürfte die individuelle, *endogene Antwort* auf eine H. pylori Infektion mit ihren morphologischen und funktionellen Besonderheiten entscheidend für den weiteren Verlauf sein. Hinzu kommt eine Zeitspanne von Jahrzehnten in welcher sich schrittweise molekularbiologische Veränderungen entwickeln, die letztlich in der malignen Transformation der Magenepithelzelle gipfeln. Die zahlreichen Einflussfaktoren und die *lange Latenzzeit* mindern auch die Aussagekraft aller bisherigen statistischen Ergebnisse. Erst 1998 gelang es tierexperimentell in mongolischen Wüstenmäusen allein durch eine Infektion mit H. pylori Magenkarzinome zu induzieren: der erstmalige harte Beweis der karzinogenen Potenz des Bakteriums.

3.5.2 Epidemiologische Korrelation von H. pylori und Magenkarzinom

Um 1900 repräsentierte das Magenkarzinom in den USA und Europa mit 40% den größten Anteil unter allen malignen Tumoren. 1995 betrug dieser Anteil in Österreich nur noch 6,6%, die altersstandardisierte Inzidenz der Karzinome (= Neuerkrankungen) lag 1995 bei 14,2 Fällen je 100 000 der Bevölkerung und erreichte – nach einer linearen Abnahme um 34,6% im Zeitraum von 1983 – 1995 – damit einen sensationellen Tiefstand (Österreichisches Statistisches Zentralamt 1999). Ähnliche Daten und Trends werden aus dem Saarland berichtet (Robert Koch-Institut, Berlin 2000). Weltweit steht das Magenkarzinom nach

Tab. 3.**8**   Assoziation von H. pylori Antikörper und Magenkarzinom

Land	n	Zeitraum	Magenkarzinom Inzidenz/Letalität pro 100 000 Bevölkerung	H. pylori AK Sero-prävalenz %	Assoziation	Autoren
Kolumbien (gastrointestinale Patienten)	78	1972–1981	26–150/–	63–93	p = 0,01	Correa 1990
Japan (Blutspender)	1815	1982–1987	–/40–136	41–60	n.s.	Fukao 1993
China (gastrointestinale Patienten)	690	1985–1987	–/8–60	13–63	p < 0,01	Lin 1989
Costa Rica (Schulkinder)	282	1984–1988	20–49/–	66–72	n.s.	Sierra 1992
Italien (Normalpopulation)	930	1988–1990	–/24	40–75	n.s.	Palli 1993
13 Länder 11 Länder* (Normalpopulation)	3194	1980–1985	0–74/0–74	8–87	p < 0,002 n.s.	EUROGAST Group 1993

* Nach Ausschluss von Japan mit höchster und den USA mit niedrigster Karzinominzidenz geht die Signifikanz der H. pylori Assoziation verloren
Modifiziert nach Palli D

dem Lungenkarzinom allerdings immer noch an 2. Stelle der Inzidenzskala aller Malignome und wird im Jahr 2000 zum Tod von ca. 1 Million Menschen führen. Während die altersstandardisierten Mortalitätsraten in den USA 1999 mit 6/100 000 angegeben werden, liegen sie in Japan bei 40- und in Chile bei 36/100 000 (WHO 1999). Voraussagen kalkulieren einen *dramatischen Anstieg der Inzidenz* in den nächsten 30 Jahren vor allem in den H. pylori Endemiegebieten Südamerikas, wo das Bevölkerungswachstum anhält und die Lebenserwartung steigt.

3.5.2.1 Analyse nach geografischen Regionen

Zahlreiche Studien untersuchten die Assoziation von H. pylori Antikörper und Häufigkeit von Magenkarzinomen in Populationen mit unterschiedlicher Karzinominzidenz während gleicher Zeiträume (Tab. 3.**8**). Die Ergebnisse sind uneinheitlich und zeigen, dass eine Stratifizierung nach geografischer Region allein ungenügend ist da andere Faktoren Einfluss nehmen. In zahlreichen Regionen ist eine hohe H. pylori Prävalenz mit auffallend geringem Karzinomrisiko verbunden, dazu zählen Griechenland, das süd-

liche Italien, Madras und Bombay, Costa Rica und insbesondere mehrere afrikanische Regionen (Nigeria, Sudan, Uganda). Das Phänomen ist als „African enigma" bekannt und harrt noch der Erklärung. Neben der geringeren Lebenserwartung der Menschen in diesen Ländern und einer vermutlich unvollständigen statistischen Erhebung könnten protektive Faktoren, etwa die vorwiegend vegetarische Kost von Bedeutung sein.

In den letzten 10 Jahren des 20. Jahrhunderts hat in den „Industriestaaten" der westlichen Welt gegenläufig zum abnehmenden Trend der H. pylori Prävalenz und der Inzidenz des kardiafernen Magenkarzinomes eine Zunahme des kardianahen Karzinomes (= Adenokarzinom vom Barrett-Typ oder der Kardiaschleimhaut) stattgefunden. Diese epidemiologische Beobachtung stellt ein weites Feld für zukünftige Studien dar.

3.5.2.2 Bedeutung des sozioökonomischen Status

Subgruppenanalysen diverser Studien nach diesem Kriterium ergaben ein höheres Karzinomrisiko von H. pylori infizierten Personen der niedrigen sozialen Gruppen aller Rassen. Parsonnet et al. errechneten ein 9faches Risiko für Schwarze und ein 18faches Karzinomrisiko für H. pylori positive Frauen in der Stanford-Studie. Diese Daten lassen einen entscheidenden Einfluss von schlechten hygienischen Bedingungen vermuten, die eine frühkindliche H. pylori Infektion begünstigen. Darüber hinaus kommen Mangel- und Fehlernährung als Risikofaktoren der Karzinogenese hinzu.

3.5.2.3 Einfluss ethnobiologischer Eigenheiten

Forman berichtet von getrennt lebenden Volksgruppen im Stadtstaat Singapur, also einer Region von 600 km² Fläche, mit hohem hygienischen Standard: Chinesen und Inder weisen dort eine hohe Infektionsrate auf, doch nur Chinesen erkranken am Karzinom; Malayen in Singapur haben weder H. pylori Antikörper noch Karzinome. Das Gemeinsame in dieser Region ist die Ökologie, das Trennende sind die Nahrungsmittel, die traditionelle Zubereitung von Speisen und die Herkunft aus unterschiedlichen geografischen Regionen. Es wäre denkbar, dass differente genetische Eigenheiten des Menschen Einfluss auf die immunologische Antwort auf den Keim nehmen und andererseits H. pylori Stämme differenter Virulenz und Genetik aus dem Ursprungsland eine Rolle spielen. Covacci et al. konnten anhand von Migrationsstudien nachweisen, dass der Keim „unzertrennlich" vom Wirt diesem auch bei weiten Wanderungen folgt. Diese Eigenschaft unterscheidet ihn wesentlich von zahlreichen anderen Bakterien der enteralen Flora.

Der Einfluss der Nahrungsmittel auf die Karzinomentstehung geht auch aus einer chinesischen Studie aus 1995 hervor, die H. pylori Prävalenz, Alter der Infektion und H. pylori assoziierte Krankheiten in 2 chinesischen Städten verglich, von denen eine im Norden und eine im Süden liegt: Bei gleicher H. pylori Prävalenz und gleichem Infektionsalter war die Karzinominzidenz im Norden Chinas hoch, das Ulcus duodeni hingegen selten, im Süden umgekehrt. Die Kost allerdings bestand im Norden aus salzreichen Speisen mit wenig Obst und Gemüse, im Süden hingegen vorwiegend aus frischen vitaminreichen vegetarischen Produkten.

3.5.2.4 Infektionsalter, intrafamiliäre Transmission und Karzinomrisiko

Die Datenlage spricht für einen signifikanten Einfluss des Infektionszeitpunktes auf das Karzinomrisiko: je früher in der Kindheit die Infektion erfolgt, desto höher das Risiko.

Im Gegensatz zu anderen Infektionen mit z.B. Salmonellen oder Shigellen verläuft eine H. pylori Infektion auch in der Kindheit klinisch weitgehend asymptomatisch, so dass nur serologische Untersuchungen eine H. pylori Infektion erkennen lassen. Ernst et al. berichten über eine hohe Infektionsinzidenz bereits bei 2–4-jährigen Kindern in Bolivien – einem Land mit hoher Karzinominzidenz – und einer 70%igen „Durchseuchung" der Kinder im Alter von 10 Jahren gegenüber einer 1,2%igen Infektionsrate von Kindern im Südosten der USA, welche nur zu 12% im Alter von 10 Jahren infiziert sind. Drumm et al. berichten bereits 1990 über die familiäre Häufung von H. pylori Infektionen in Kanada und identifizieren einmal die Geschwister (Brüder zu 100% positiv, Schwestern zu 66,7% positiv) und zum anderen die Mütter (83,3% positiv) aber nicht die Väter (62,5% positiv) als Infektionsquelle für Kinder unter 15 Jahren. Brenner et al. fanden ein erhöhtes H. pylori Infektionsrisiko bei Kindern von Karzinompatienten und El-Omar et al. weisen eine hohe Rate von Hypazidität und chronischer atrophischer Gastritis (CAG) nur bei jenen Nachkommen von Karzinompatienten nach, welche H. pylori positiv sind. Nach all diesen Ergebnissen geht eine *familiäre Häufung* von Magenkarzinomfällen offensichtlich auch mit einer familiären Häufung einer H. pylori Infektion einher womit die Hypothese eines *„echten" karzinogenen Risikos durch H. pylori* zumindest im Falle einer frühkindlichen Infektion gestärkt wird. Dieses Konzept könnte auch beide Prämissen für die Karzinogenese verbinden – einerseits eine „familiäre", eventuell genetische Disposition mit dem Keim umzugehen und andererseits einen frühen Zeitpunkt der Initiation von mutagenen Vorgängen, die nach Jahrzehnten in einer H. pylori assoziierten CAG und dem Karzinom münden.

Wenngleich weniger häufig, so kommt doch auch eine H. pylori Erstinfektion im Erwachsenenalter vor. Serologische Ergebnisse aus Oxford und Kopenhagen – Regionen mit geringer Karzinom- aber hoher Ulkusinzidenz – finden erst in der Altersgruppe über 40 Jahren einen Anstieg der H. pylori Antikörper.

❗ Die peptische Ulcus-duodeni-Krankheit ist dabei – mit Ausnahmen vor allem in China – negativ korreliert mit dem Karzinom, eine Erklärung könnte in der kürzeren Infektionszeit und in einer differenten Form der Gastritis, nämlich jener vom „Ulcus-duodeni-Phänotyp" liegen.

3.5.3   H. pylori Prävalenz im Karzinomkollektiv

3.5.3.1   Serologische Fallkontrollstudien

Zahlreiche Studien aus allen Erdteilen suchten – größtenteils retrospektiv und mittels ELISA – nach H. pylori Antikörpern vom IgG-Typ im Serum von Karzinompatienten und verglichen die Ergebnisse mit der Prävalenz von Antikörpern bei Kontrollpersonen. In 8 von 11 Studien wurde ein 1,5 – 6faches Risiko ermittelt im Falle einer H. pylori Infektion an einem Magenkarzinom zu erkranken. Hansson et al. berechneten unter 112 Karzinompatienten gegenüber 103 Kontrollen in Schweden eine signifikante Assoziation des H. pylori mit dem Karzinom (p = 0,002) und ein 2,6faches Risiko, das bei Patienten < 60 Jahren auf das 9,3fache anstieg. Das Risiko blieb auch nach Einbringen anderer Faktoren in einem logistischen Regressionsmodell erhalten, so dass die Autoren eine *H. pylori Infektion als unabhängigen Risikofaktor* des Karzinomes bezeichnen. Im Karzinomkollektiv nahm die Seroprävalenz des Antikörpers mit dem Alter des Patienten ab (< 60 Jahre 91 %, > 75 Jahre 75 %). Dieser Befund ist sehr wahrscheinlich Folge einer Elimination des Keimes aus einer letztendlich chronisch atrophischen Magenschleimhaut mit geschwundenem Drüsenkörper, die dem Keim kein geeignetes Milieu mehr für eine Kolonisation bietet.

Auch Queiroz et al. setzten in einer prospektiven Studie an 127 brasilianischen Patienten und gleich vielen Kontrollpersonen nicht nur ELISA, sondern auch Kultur-, Urease- und histologische Verfahren ein, wiesen H. pylori in 95,3 % der Karzinompatienten und in 74,8 % der Kontrollpersonen nach und berechneten ein 6 – 8faches Risiko im Fall einer H. pylori Infektion.

3.5.3.2   Prospektive kontrollierte Kohortenstudien

Studien dieses Typs werden in verschiedenen medizinischen Disziplinen eingesetzt und wurden schon Mitte der 60er Jahre begonnen. Sie stellten den ersten epidemiologischen Meilenstein für die Bedeutung einer H. pylori Infektion in der Ätiopathogenese des Magenkarzinoms dar. Mittlerweile ist ihre Zahl auf 8 angewachsen, Tab. 3.**9** fasst ihre Ergebnisse zusammen. Das Studienkonzept beruht auf einem interessanten Prinzip: Blutproben werden anlässlich von Reihenuntersuchungen von karzinomfreien Probandenkollektiven – den sogenannten Kohorten – gewonnen und aufbewahrt, anschließend werden die Probanden prospektiv über Jahrzehnte in medizinischer Evidenz gehalten. Zur Beantwortung der Frage einer H. pylori Assoziation mit dem Karzinom wurden nun Antikörper gegen H. pylori in den aufbewahrten Sera jener Probanden untersucht, die mittlerweile – im Mittel 3 – 14 Jahre nach der Erstuntersuchung – an einem Magenkarzinom erkrankt waren und mit den Ergebnissen von nichterkrankten Kontrollpersonen gleichen Alters und Geschlechtes aus derselben Kohorte verglichen. 5 dieser Studien ergaben ein signifikantes Karzinomrisiko einer H. pylori Infektion mit einer Odds Ratio (OR) zwischen 2,8 – 6, lediglich eine Studie aus China errechnete kein Risiko für H. pylori infizierte Personen.

❗ Diese Studien belegen auch eindeutig die Annahme, dass eine H. pylori Infektion einem Karzinom jahrzehntelang vorausgeht und daher einen wesentlichen pathogenetischen Einfluss ausüben kann. Regressionsanalysen in der Stanford-Studie errechneten keinen Einfluss von Blutgruppe oder Nikotinkonsum und eine negative Korrelation des Karzinomes (OR 0,2) mit der H. pylori assoziierten peptischen Ulkuskrankheit, die gewissermaßen vor einer malignen Transformation der Magenschleimhaut „schützt". Ähnliche Beobachtungen publizierten Hansson et al. 1996.

3.5.3.3   Histologische Fallstudien

❗ Histopathologische Korrelationen von H. pylori Infektion und Karzinomlokalisation einerseits und dem histologischen Karzinomtyp andererseits wurden schon in Studien der frühen 90er Jahre untersucht, ihre Ergebnisse später mehrfach bestätigt: eine H. pylori Infektion stellt ein *Risiko* für das *kardiaferne Magenkarzinom* dar: OR 3,6 – 16,8, *nicht* jedoch für das *Kardiakarzinom*: OR 0,8 – 1,38. Etwa 70 – 80 % der Kardiakarzinome entstehen in einer „Barrettschleimhaut", sind mit GERD assoziiert und vermutlich ätiopathogenetisch

Tab. 3.**9**   Kohortenstudien über Assoziation einer H. pylori Infektion und Magenkarzinomrisiko

Land	Anzahl in der Kohorte n	Beobachtungs-zeitraum Jahre	Karzinom-fälle/ Kontrollen	H. pylori Seropositivität % Fälle/ % Kontrollen	Odds Ratio	Autoren
USA	128992	14,2* (1 – 24)	186/186	84/61	3,6**	Parsonnet 1991
USA	5908	< 22	109/109	96/76	6,0	Nomura 1991
GB	22000	< 15	29/116	69/47	2,8	Forman 1991
Taiwan	9775	3,1*	29/220	69/59	1,6	Lin 1995
China	18244	2,4*	87/261	54/56	0,9	Webb 1996
Finnland	39268	< 13	84/146	87/83	1,5	Aromaa 1996
Schweden	32906	< 18	56/224	82/49	5,0	Semán 1997
Japan	2858	< 8	45/225	91/76	3,4	Watanabe 1997

*   durchschnittlicher Zeitraum
** Risiko für distales Karzinom (Kardiakarzinome exkludiert)
Modifiziert nach O. Nyrén

vom „klassischen" Magenkarzinom völlig different.

Eine H. pylori Assoziation ist bei Magenfrühkarzinomen in 77–85 % nachweisbar, nur in der Studie von Tatsuta M mit 59 % weniger häufig. Karzinome vom intestinalen Typ nach Lauren sind in der Mehrzahl der Studien gleich häufig mit H. pylori assoziiert wie Karzinome vom diffusen Typ: 83 vs. 89 %, Wee A: 74 vs. 78 %, Nogueira AMMF: 77 vs. 100 %. Endo S allerdings fand in seiner Serie von 68 Frühkarzinomen eine H. pylori Assoziation von 85 % beim intestinalen Typ hingegen nur von 32 % beim diffusen Typ, eine Konstellation, welche die Hypothese von Correa – auch „Correa cascade" der Gastritis-Karzinom-Sequenz genannt – unterstützt. Pathohistologische Charakteristika der H. pylori Gastritis in der Umgebung von Magenfrühkarzinomen und ihre Bedeutung für die Identifizierung von Risikopatienten durch Kalkulation eines „Risiko-Index" werden im nachfolgenden Kapitel referiert.

3.5.4   Rolle der H. pylori Gastritis in der Karzinogenese

In den letzten Jahren gelang es Pathologen anhand von Magenschleimhautbiopsien oder Resektionspräparaten bestimmte H. pylori assoziierte Gastritismuster zu definieren, die sich in der topographischen Ausdehnung und der Aktivität unterscheiden und eine Drüsenkörperatrophie sowie intestinale Metaplasie (IM) einbeziehen. Diese differenten „Gastritis-Phäno-

typen" können aus endoskopisch gewonnenen 4 Biopsiepartikeln (2× Antrum-, 2× Korpusschleimhaut) individuell bestimmt werden und haben aktuelle klinische und prognostische Bedeutung.

🛈 Eine hochgradig aktive *Antrumgastritis* ist meist der *peptischen Ulcus-duodeni-Krankheit* assoziiert, eine milde Pangastritis ohne nennenswerte Regeneration und ohne Zeichen von Atrophie und IM bedeutet in der Mehrzahl der Fälle einen unkomplizierten Verlauf. Eine *Corpus-dominante Gastritis* mit hoher Aktivität, Regeneration, IM des Drüsenkörpers der Korpusschleimhaut und fokaler Atrophie ist hingegen häufig mit „hochsitzenden" Magenulzera verbunden und gilt als *prämaligne* Kondition.

Pathophysiologisch wird die Topographie einer H. pylori Gastritis von der aktuellen Magensäure mitbestimmt, die ihrerseits wieder von der Anzahl und dem rezeptorvermittelten Sekretionszustand der säureproduzierenden Parietalzellen abhängt. Cox hat bereits 1952 festgestellt, dass die relativen Flächen von Antrum- und Korpusschleimhaut von Mensch zu Mensch unterschiedlich sind und eine unveränderliche, „ererbte" Größe darstellen. Trifft die obligate Hypergastrinämie bei der H. pylori assoziierten Antrumgastritis – via G-Zell Stimulation – auf eine große Parietalzellmasse, ist logischerweise ein größeres Säurevolumen zu erwarten als von einer geringen Zellmasse. Unabhängig von der

Anzahl stellt die Sekretionsantwort der Parietalzelle auf den Gastrinreiz, ihre „Sensitivität", ein individuelles Merkmal dar. Bei Patienten mit H. pylori assoziierter Ulkuskrankheit haben El-Omar et al. einen gegenüber negativen Kontrollpersonen 5fachen Anstieg der i. v. Pentagastrinstimulierten Säuresekretion gemessen. Bei H. pylori positiven Blutsverwandten ersten Grades von Magenkarzinompatienten stellten sie dagegen eine signifikant geringere Pentagastrin-stimulierte Säureproduktion gegenüber H. pylori positiven Kontrollpersonen fest. Die Säuresekretion war bei Verwandten von „Karzinomfamilien", in denen mehrere Mitglieder ein Karzinom erlitten, deutlicher vermindert, als bei jenen von „sporadischem" Magenkarzinom, womit eine genetische Disposition noch wahrscheinlicher wird. Die Sekretionsmuster in beiden Patientenkollektiven – dem Ulkuskollektiv und dem von Karzinomverwandten – erwiesen sich nach H. pylori Eradikation als weitgehend reversibel und beide können als individuelle, „ererbte" Parietalzellantwort auf einen H. pylori Infekt interpretiert werden. Die Relation der Fläche von Antrum- zu Fundusschleimhaut ist aus diesen Studien nicht ersichtlich, so dass diesbezügliche Vergleiche der Kollektive nicht möglich sind.

! Die Daten zeigen jedoch überzeugend, dass zumindest zwei möglicherweise ererbte „Wirtsfaktoren", nämlich das Merkmal „Parietalzellmasse = Fläche der Fundusschleimhaut" und das Merkmal „Parietalzellsensitivität auf Gastrinstimulation" bestehen, die auf die Art der H. pylori assoziierten Erkrankung und ihren Verlauf Einfluss nehmen können.

3.5.4.1 „Karzinomphänotyp" der Gastritis: histologische und funktionelle Charakteristika

Das bekannteste Modell der Karzinogenese aus der Zeit vor der H. pylori Wiederentdeckung stammt von P. Correa und legt eine Sequenz von chronischer aktiver Gastritis, Atrophie, IM, Dysplasie und Magenkarzinom vom intestinalen Typ zugrunde: „Correa cascade". Karzinome vom diffusen Typ nach Lauren sind in diese Hypothese nicht einzuordnen. T. Hattori aus Japan fand bei einer Analyse von Mikrokarzinomen (< 5 mm) vom intestinalen Typ keine der o.g. „Vorläuferläsionen" an den Tumorrändern und schloss daraus, dass zwar IM, Dysplasie und Karzinom in derselben Schleimhaut „koinzident" vorkom

men, jedoch nicht einem „Sequenzprinzip" folgen. Eine IM könnte also eher als „Indikatorläsion" denn als „Vorläuferläsion" bezeichnet werden. Zudem wird eine IM in geringem Maße auch in etwa 20% bei Patienten mit peptischer Ulkuskrankheit gefunden, womit ihre Rolle als präkanzeröse Läsion beträchtlich abgeschwächt wird. Bei der Interpretation solcher Ergebnisse ist das zugrundeliegende diagnostische Material entscheidend: Zangenbiopsien – meist nur 2 Partikel aus einem großflächigen Areal – erlauben keinen absoluten Rückschluss auf die tatsächliche Häufigkeit von IM, die meist fokal ausgebildet ist. In Operationspräparaten hingegen sind sowohl beim Ulcus ventriculi als auch beim Ulcus duodeni in 100% der Fälle IM nachzuweisen.

Bei der Entwicklung einer IM scheinen wieder regionale, ethnische und genetische Faktoren mitzuwirken, da eine 80%-Rate aus Südamerika *ohne Korrelation mit H. pylori Prävalenz* oder einer erhöhten Karzinominzidenz gemeldet wird. In Deutschland wiesen nur 28% der H. pylori Infizierten eine IM auf gegenüber 5% von H. pylori Negativen.

Die Gruppe um M. Stolte erarbeitete kürzlich einen Risikoindex für H. pylori infizierte Personen, der aus endoskopischen Biopsien errechnet und dem Patienten Aufschluss über Typ und Prognose seiner Gastritis sowie über sein „Karzinomrisiko" geben kann. Auf der Grundlage einer prospektiven histologischen Evaluation der nichtkarzinomatösen Magenschleimhaut von 117 Magenfrühkarzinomen, die < 2 cm im ∅ waren und sowohl dem intestinalen (n = 55) als auch dem diffusen Typ (n = 62) angehörten und von gleich vielen passenden Patienten mit Ulcus duodeni skizzierten Meining et al. einen „Karzinomphänotyp" der Gastritis und stellten ihm den „Ulcus-duodeni-Phänotyp" gegenüber. Ein Punktesystem von 0 – 4 wurde dabei zur semiquantitativen Messung von Grad der Chronizität (Lymphozyten) und Aktivität (neutrophile Granulozyten) der Gastritis angewandt, IM oder Atrophie mit Ja/Nein verzeichnet und diese Kriterien im Antrum und Korpus verglichen. Der Karzinomphänotyp war durch eine mittel- oder höhergradige Aktivität mit *Corpusdominanz* sowie IM und Atrophie im gesamten Magen charakterisiert.

Die Studie an 100 *Verwandten von Magenkarzinompatienten* – im Durchschnitt 23 Jahre jünger, 63 H. pylori positiv, 37 H. pylori negativ – ergab nur bei den H. pylori positiven Verwandten in 52% eine Atrophie und in 19% eine IM. Die *Assoziation von Atrophie* und *verminderter Magensäu-*

resekretion gegenüber H. pylori positiven nicht-blutsverwandten Kontrollpersonen war hochsignifikant (84% vs. 32%, p < 0,001), gleichermaßen dominierte die Gastritis im *Corpus ventriculi* (44% vs. 5%, p < 0,001) analog dem oben beschriebenen Risikoindex. Nach Eradikation des Keimes kam es zur Rückbildung nicht nur der Hyposekretion – in 50% der Fälle –, sondern teilweise auch der Atrophie, solange sie geringgradig war.

❗ Diese Studie stützt das traditionelle Konzept einer langjährigen Hypazidität als pathophysiologische Prädisposition zum Magenkarzinom, sie erklärt auch die Ausbreitung der H. pylori Infektion in das Corpus ventriculi als Folge der endogenen Hyposekretion. Bisher war eine Verstärkung einer H. pylori assoziierten Corpusgastritis nur unter exogenen, therapeutischen Bedingungen – bei Gabe von Protonenpumpenhemmern – bekannt. Durch den Nachweis der *Reversibilität der Veränderungen* unterstreicht die Studie erstmals auch im klinischen Ansatz die kausale Rolle des H. pylori für die Hyposekretion und die Entstehung einer Gastritis mit den Charakteristika des Karzinomphänotypes.

Die seltene Form der *Autoimmungastritis* (Typ A) wird historisch vermutlich wegen ihrer Assoziation mit Hypazidität als Präkanzerose angesehen. T. Kirchner et al. berichten von einer Subgruppe dieses Typs, die initial offensichtlich H. pylori assoziiert ist. Möglicherweise induziert der Keim bei genetisch zu autoimmunen Reaktionen disponierten Personen eine IL-12-Ausschüttung, welche CD4 positive T-Zellen aktiviert und zur Autoantigen-Präsentation an Magenepithelzellen führt. Autoantikörper destruieren die Drüsenzellen, die Säureproduktion kommt zum Erliegen, womit ein Schutzmechanismus gegen dedifferenziertes „atypisches" Epithel verloren geht. Die reaktive Hypergastrinämie stellt einen Proliferationsfaktor sowohl für enterochromaffin-ähnliche, endokrine –, als auch für Epithelzellen dar.

❗ Patienten mit *Typ-A-Gastritis* können multiple Karzinoide < 1 cm in der Korpusschleimhaut entwickeln, welche sich durchwegs benigne verhalten. Das Risiko ein Karzinom zu entwickeln, wird 3fach höher geschätzt als für Patienten ohne Typ-A-Gastritis.

Das histologische Szenario der *Gastritis vom „Karzinomphänotyp"* stellt die Kulisse für einen jahrzehntelangen Dialog zwischen Wirt und Keim dar: *H. pylori* nistet extrazellulär im Schleim der „Mukosabarriere", lässt Zytotoxine in die Mukosa diffundieren und provoziert dort einen entzündlichen Prozess, dessen *Ausmaß der Wirt bestimmt*. Ammoniak, Phospholipasen und diverse Zytotoxine (cagA, vacA, picB, iceA usw.) schädigen das Epithel direkt und führen zu einem fortwährenden *Proliferations-* und *Regenerationsprozess* vor allem der *Stammzellen*, die in der Drüsenhalszone der Fundusdrüsen lokalisiert sind. Gerade diese Zellen sind von einem dichten *entzündlichen Infiltrat* umgeben, das vor allem aus neutrophilen Granulozyten besteht und aggressive Zytokine wie IL-8, Hitzeschockproteine und aggressive Sauerstoffradikale bildet. Dieser endogene *„oxidative outburst"* schädigt intrazelluläre Strukturen oder zerstört die Epithelzellen. Hinzu kommt bei ungünstigen Ernährungsbedingungen ein *Mangel an Antioxidantien* wie Vitamin E und Beta-Karotin, ein Übermaß an Salzen und Nitraten sowie ein H. pylori assoziierter Mangel an Vitamin C im Magensaft. Es fehlen also *Radikalfänger*, welche *potenzielle Mutagene* binden könnten, etwa N-Nitrosoverbindungen, die in diesem Milieu entstehen. *Ammoniak* verstärkt die Toxinwirkung, begünstigt einen pH-Anstieg und damit eine bakterielle Überwucherung durch fremde Keime. Die im Rahmen der Atrophie entstehende Hypergastrinämie fördert die Proliferation, eine hohe Proliferationsrate wieder bietet zahlreiche Zellteilungsphasen, in welchen Schädigungen der DNA vorkommen können, die schrittweise die Reparaturkapazität übersteigen und zur *Dysplasie* führen können (Abb. 3.**14**). Miehlke et al. finden ein *13faches Karzinomrisiko* für Patienten mit hochgradig *regenerierendem Epithel* der Fundusschleimhaut.

Es wird heute allgemein angenommen, dass alle Karzinome als Ergebnis von Anhäufungen genetischer Veränderungen entstehen, welche zu einer Entgleisung der Wachstumskontrolle und zur Entstehung von neoplastischen, malignen Zellen führen. Auch im Falle des Magenkarzinomes sind zahlreiche molekulargenetische Veränderungen bekannt, die schrittweise über einen Zeit-

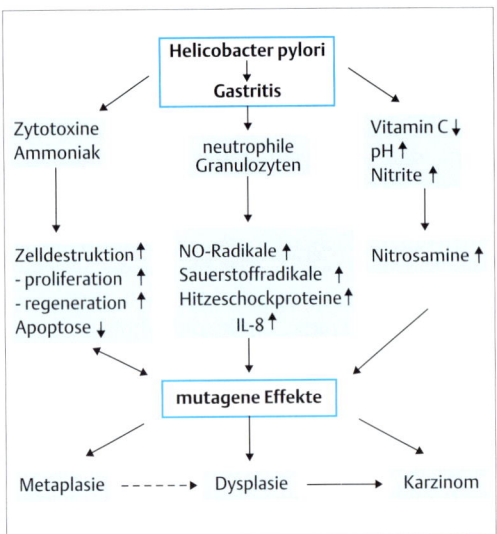

Abb. 3.14 Mutagenes Milieu für mögliche molekulargenetische Alterationen von Magenepithelzellen in der H. pylori assoziierten Gastritis. Modifiziert nach E. Seifert.

raum von Jahrzehnten einen Tumor entstehen lassen. Es sind frühe Veränderungen bekannt, welche zur Initiation eines Transformationsprozesses führen, und spätere Läsionen, welche eine Transformation promovieren. Welche Faktoren allerdings die frühen oder späten Veränderungen verursachen, ist weitgehend unbekannt. Zahlreiche reguläre Bestandteile der Zellsteuerung wie Onkogene oder Tumorsuppressorgene (z. B. p53) werden im Zuge der Zellregeneration verändert, eine zentrale Rolle spielen dabei **Defekte von DNA-Reparaturgenen,** welche Fehler in der Replikation der DNA nicht erkennen und reparieren („mismatch-repair"), sondern fehlerhaft replizieren lassen. Auf diese Weise entstehen molekulargenetisch fassbare Änderungen von Genen, so können bei etwa 30% der Magenkarzinome Mutationen des APC(adenomatous polyposis coli)-Gens und in etwa 60% der Magenkarzinome des p53-Tumorsuppressorgens nachgewiesen werden. Auch eine Überexpression von Wachstumsfaktoren der Epidermal Growth-Faktor-Rezeptor-Familie und Amplifikationen des K-sam-Protoonkogens werden im Magenkarzinom gefunden, Mutationen des RAS-Onkogens sind beim Magenkarzinom hingegen selten. Eine Inaktivierung von DNA-Reaparturgenen, die zur folgenschweren Mutation bei der Zellteilung führt, kann angeboren sein – betroffen davon sind weniger als

10% aller Karzinomträger – oder erworben sein, sie wird dann „somatische Mutation" genannt. Der Defekt von DNA-Reparaturgenen führt zur *Mikrosatelliteninstabilität* die durch den Einbau von „falschen Nukleinsäuren" im Zuge einer Reduplikation der DNA charakterisiert ist. Wenn dieser Fehler nicht korrigiert wird, resultiert der Wegfall eines Proteines, das für die Zellfunktion wichtig ist. Im Kolonkarzinom wurde kürzlich der Nachweis von Tumor-Mikrosatelliteninstabilität bei jungen Patienten mit einem besseren klinischen Verlauf in Verbindung gebracht, als bei anderen molekulargenetischen Deletionen, so dass die Zukunft in der frühzeitigen Identifikation des Defektes auf molekulargenetischer Ebene liegen dürfte. Beim Magenkarzinom wird die Mikrosatelliteninstabilität in 15–30% der Fälle nachgewiesen und der frühen Phase der Karzinogenese zugeschrieben.

Eine Folge genetischer Fehler ist eine fehlerhafte Expression einer wichtigen Gruppe von Proteinen, den *Adhäsionsmolekülen*: Eine Mutation des E-Cadherin-Gens verursacht einen mangelhaften Aufbau eines transmembranen Proteins, das die Verankerung des „Zellskelettes" beeinträchtigt. Untersuchungen von Yu et al. wiesen diesen Defekt auch beim Magenkarzinom nach.

> ❗ Insgesamt ist heute zwar der molekulargenetische Hintergrund zahlreicher Regulationsstörungen von Proliferation, Apoptose und Zelladhäsion bekannt, ungeklärt bleibt jedoch die Sequenz der molekularen Veränderungen und ihre Zuordnung zu klinisch fassbaren präneoplastischen Schleimhautläsionen.

3.5.4.4 Einfluss von H. pylori auf molekulargenetische Läsionen

Am endoskopisch gewonnenen Biopsiematerial von 53 H. pylori positiven Gastritispatienten stellten Nardone et al. im Falle von chronischer atrophischer Gastritis eine *genomische Instabilität* in Form einer DNA-Aneuploidie sowie einer fehlerhaften p53- und c-Myc-Expression fest. Da es nach Eradikation des Keimes zu einer Rückbildung der Instabilität kam, sehen die Autoren einen *direkten Einfluss der H. pylori Infektion* auf diese Veränderung. H. pylori kann nachweislich allein oder mit Zytokinhilfe (Tumornekrosefaktor α, Interferon γ) die Apoptose induzieren. Mehrfach konnte die Rolle des *H. pylori* in der Verminderung der *Expression von E-Cadherin* und bei der

Stimulation der *Zellproliferation* nachgewiesen werden. Ein direkter Zusammenhang einer H. pylori Infektion mit magenkarzinom-typischen genetischen Mutationen (Aktivierung von Wachstumsrezeptoren c-erb B2, c-met, Inaktivierung der Tumorsuppressorgene APC, DCC und p53) konnte bisher nicht hergestellt werden. Ebenso waren andere Onkogene, wie z.B. das cyclin D1 oder das ras-Onkogen unabhängig von H. pylori aktiviert (s. Tab. 3.**10**).

❗ H. pylori dürfte über die Sekretion von Zytokinen und anderen immunmodulierenden Faktoren seinen Einfluss auf die maligne Transformation der Magenmukosa ausüben und durch die Proliferation von Stammzellen mit genetischen Veränderungen fördern. Seine Rolle als möglicher *Initiator – oder Koinitiator – der Karzinogenese* ist vorstellbar, sogar wahrscheinlich. In der Promotion der Karzinogenese dürfte H. pylori hingegen keine große Rolle spielen, viele Patienten sind zum Zeitpunkt der Karzinomdiagnose bereits H. pylori seronegativ, die Entwicklung zur Dysplasie und zum Adenokarzinom scheint unabhängig vom Einfluss des H. pylori abzulaufen.

3.5.5 Wechselwirkung von Wirt, Keim und Umwelt

Bedenkt man die weltweite Verbreitung der H. pylori Infektion – jeder 2. „Erdenbürger" ist infiziert – und setzt die Seltenheit des Magenkarzinomes dagegen – in Mitteleuropa erkranken jährlich weniger als 2 von 10 000 Menschen am Karzinom – erkennt man die Bedeutung von Wechselwirkungen zahlreicher Einflussfaktoren die vom Wirt, dem Keim und der Umwelt ausgehen. Nicht klar ist auch warum Männer häufiger am Karzinom erkranken als Frauen wo doch die H. pylori Infektion in beiden Geschlechtern gleich häufig vorkommt. Spielt hier vermehrter Nikotin- und/oder Alkoholkonsum bei Männern eine Rolle?

3.5.5.1 Karzinomgenotyp des Keimes

In der Absicht möglichst viele Risikofaktoren zu identifizieren, wurde auch *genetischen Virulenzfaktoren des Keimes* große Beachtung geschenkt. Bakterienstämme mit dem Gen für cagA-Expression, der „Pathogenitätsinsel" des Genoms für hohe Virulenz, kommen jedoch sowohl bei Patienten mit peptischer Ulkuskrankheit als auch

Tab. 3.**10** Molekularbiologische und -genetische Veränderungen beim Magenkarzinom: Einfluss von H. pylori

Gruppe	Gen	Einfluss von H. pylori
Aktivierung von Onkogenen	c-met Ha-ras TGF-β1 c-erbB2	– – ? –
Inaktivierung von Tumorsuppressorgenen	p53 APC DCC	– – –
Alteration von Adhäsionsmolekülen	E-Cadherin α-catenin β-catenin	+ + ?
Reaktivierung der Telomerase		?

– kein Einfluss von H. pylori
+ nachgewiesener Einfluss von H. pylori
? nicht untersucht bisher

bei jenen mit Karzinomen vor. Damit ist jede prognostische Aussage dieses Merkmales limitiert. Außerdem dominieren cagA-positive Stämme in Asien, dort in Japan und Korea, und in den USA und kommen in asymptomatischen Personen mit nicht ulzeröser Dyspepsie gleichermaßen vor. In Mexiko, einem Land mit niedriger Karzinominzidenz (2,5 – 6,4 pro 100 000) konnte aus serologischen Untersuchungen in 3 geografischen Regionen ein Trend für eine Assoziation von cagA und Karzinom errechnet werden. Die Gruppe um P. Malfertheiner identifizierte *den vacA s1/m1-Genotyp des Keimes* bei 16 von 20 Karzinomen hingegen nur in 10 von 25 Gastritispatienten (80 % vs 40 %, p = 0,02) in Deutschland, eine Assoziation, die jedoch noch an einem größeren Patientenkollektiv bestätigt werden sollte.

3.5.5.2 Familiäre Reaktionsmuster auf H. pylori Infektion

Die *frühkindliche Infektion* stellt einen anerkannten Faktor in der Karzinogenese dar und ist sehr wahrscheinlich auf die innerfamiliäre Übertragung von der Mutter auf das Kind und gleichermaßen auf jene unter Geschwistern zurückzuführen. Das Zusammentreffen der beiden Komponenten – intrafamiliäre Weitergabe *ähnlicher H. pylori Stämme* an *genetisch verwandte Perso-*

nen – stellt eine denkbare Erklärung für familiäre Reaktionsmuster im Sinne von „Karzinomfamilien" oder „Ulkusfamilien" dar. Einen wesentlichen Einfluss der *„ökologischen Qualität" der Umwelt* demonstrieren Migrationsstudien von japanischen Familien nach USA, die eine Angleichung an das Karzinomrisiko im neuen Heimatland noch in derselben Generation zeigt, wenn die Einwanderung im frühen Kindesalter – jünger als 4 Jahre – erfolgt, andernfalls erst in der nächsten Generation. Geht man davon aus, dass die Emigranten bereits mit dem Keim der „Familie" infiziert sind, dann können es nur Umwelteinflüsse auf das frühkindliche Immunsystem sein, die eine Änderung des Risikos bewirken und auch genetische Dispositionen übertreffen.

Bereits 1996 konnten Meining u. Stolte an einer Fallkontrollstudie von 500 H. pylori positiven Personen zeigen, dass bei Angehörigen von Karzinompatienten die Gastritis vom „Karzinomphänotyp" und eine IM signifikant häufiger sind als bei Patienten ohne familiäre Karzinombelastung. Auch in der schottischen Studie an 100 Blutsverwandten von Karzinompatienten waren die Schleimhautatrophie und die Hypazidität bei Mitgliedern von Familien mit mehreren Karzinomfällen – so genannten „Karzinomfamilien" – häufiger als bei Verwandten von einem sporadischen Indexpatienten: Genetische Wirtsfaktoren scheinen die Antwort auf eine H. pylori Infektion wesentlich mitzubestimmen. Azuma et al. vermuten, dass das *Fehlen des DQ A1*O102 Alleles* bei H. pylori positiven Personen die Weichen zur Entwicklung einer Schleimhautatrophie und eines Karzinomes stellen könnte.

Die *Wechselwirkung von Wirts- und Keimfaktoren* wird am Beispiel einer H. pylori positiven Familie deutlich, deren Stämme mittels DNA-Fingerprint identifiziert wurden: 1 Bruder litt am Karzinom, 2 weitere Brüder an einer aktiven hochgradigen Gastritis mit Atrophie und IM, die Mutter an einem – asymptomatischen – niedrigmalignen MALT-Lymphom. Alle 4 Familienmitglieder waren von einem genetisch nahezu identen Stamm mit Virulenzmarkern (cagA und vacA s1/m1-Mosaik) infiziert. Die Schwester litt an einem Ulcus duodeni, ihr Bakterienstamm war völlig different. Diese Exempel vermitteln einen Eindruck vom Kraftfeld zwischen Wirt, Keim und Umwelt und zeigen auf, warum keine individuelle Voraussage möglich ist.

3.5.6 Experimenteller Beweis der karzinogenen Potenz des H. pylori

Einen „Promotoreffekt" des H. pylori auf die Karzinomentstehung demonstrierte eine japanische Gruppe an mongolischen Wüstenmäusen: Nach Vorbehandlung der Tiere mit dem chemischen Toxin N-methyl-N-nitrosourea entwickelten die H. pylori infizierten Tiere signifikant häufiger ein Magenkarzinom als H. pylori negative Tiere ($p = 0{,}008$).

Den endgültigen experimentellen *Beweis der kausalen Initiator- und Promotorrolle* des H. pylori in der Karzinogenese lieferten T. Watanabe et al. gleichfalls an mongolischen Wüstenmäusen: Sie infizierten 55 Tiere mit einem cagA-positiven Stamm und beobachteten innerhalb von 62 Wochen die Entwicklung eines kardiafernen Magenkarzinoms vom intestinalen Typ in 37 % der infizierten Tiere. Vor allem wegen der histologischen Sequenz von Gastritis, IM, Dysplasie und Karzinom analog der „Correa cascade" halten die Autoren das Experiment auch auf die humane Karzinogenese übertragbar.

3.5.7 Prospektive Interventionsstudien

Über die erste Studie dieses Typs berichteten Uemura et al. 1996: nach Mukosektomie von H. pylori positiven Magenfrühkarzinomen bei 132 Patienten wurden 65 einer Eradikation des Keimes unterzogen, 67 ohne weitere Therapie beobachtet. Nach durchschnittlich 24 Monaten Beobachtungszeit (6 – 48) erlitten 6 Patienten aus der nicht-eradizierten Gruppe ein Zweitkarzinom. 3 Jahre später wurde allerdings auch bei einem der 65 H. pylori negativen Patienten ein Karzinom identifiziert (persönliche Mitteilung von M. Stolte), die Eradikation des Keimes erfolgte offensichtlich in diesem Fall zu spät.

Eine prospektive kontrollierte 3-armige Studie wurde an 630 Patienten der ländlichen kolumbianischen Bevölkerung im Alter von 30 – 69 Jahren durchgeführt, welche an multifokaler CAG mit oder ohne IM erkrankt waren. Die Intervention bestand in H. pylori Eradikation oder Gabe von 2 g Askorbinsäure oder Gabe von 30 mg β-Karotin tgl. Nach 6 Jahren konnte eine signifikante ($p < 0{,}05$) *Verminderung der Progression* von IM in der Eradikations- und β-Karotin-Supplementationsgruppe festgestellt werden. 2 weitere histologisch kontrollierte Eradikationsstudien in Mexiko und Venezuela sowie 3 Studien in Fernost mit und ohne Supplementation von

Antioxidantien sind im Gange. Schwachpunkte sind die geringe Eradikations- und hohe Reinfektionsrate in den Hochendemiegebieten sowie das Handicap des „sampling errors" bei der Evaluation der IM.

M. Stolte, Bayreuth, und E. Bayerdörffer, Dresden, haben in der Absicht einen wissenschaftlich fundierten Beitrag zur Epidemiologie des Magenkarzinomes zu leisten, die *PRISMA-Studie* (Präventive Interventions-Studie zu neoplastischen Veränderungen des Magens) initiiert. Sie bezieht H. pylori positive Männer im Alter von 55 – 65 Jahren ein, die eine histologisch dokumentierte Gastritis vom „Karzinomphänotyp" aufweisen und als Risikopatienten gelten. Nach randomisiertem prospektiven Protokoll sieht ein Studienarm die H. pylori Eradikation vor, der andere nicht. Jeder Studienpatient wird jährlich gastroskopisch-bioptisch kontrolliert. Die Studie wird in Deutschland, Österreich und Tschechien durchgeführt, wird von der Deutschen Krebshilfe gefördert, steht unter dem Patronat der Europäischen Helicobacter Pylori Studiengruppe (EHPSG), ein Ergebnis ist allerdings erst in einigen Jahren zu erwarten. An dieser Stelle soll ein Appell zur Teilnahme an alle gastroenterologisch interessierten und endoskopierenden KollegInnen ergehen, die in der bezeichneten Region tätig sind: Nur durch Ihre Mitarbeit wird es möglich sein, tatsächlich die Bedeutung des H. pylori in der späten Phase der Magenkarzinomentstehung festzustellen und gleichzeitig eine Hochrisikogruppe in engmaschiger Kontrolle zu halten, Karzinome frühzeitig zu erkennen und zu behandeln. Ihr Aufwand ist minimal – bitte machen Sie mit! Auskünfte erteilen jederzeit die Initiatoren der Studie und die Verfasser dieser Zeilen.

3.5.8 Schlussfolgerungen

■ Nach 10 Jahren intensiver Erforschung der Biologie des **H. pylori** besteht kein Zweifel an seiner karzinogenen Potenz. Es steht fest, dass
– die H. pylori assoziierte Gastritis ein *geeignetes histologisches Terrain und pathophysiologisches Milieu* für die Karzinomentstehung vorbereitet und über Jahrzehnte aufrecht erhält,
– histomorphologische Charakteristika wie die Gastritis vom „*Karzinomphänotyp*" eine mögliche Transformation anzeigen können,
– bestimmte *genotypische Varianten des Keimes* – eventuell der vacA m1/s1-Subtyp – dem Karzinom assoziiert sein dürften,

– wohl die *kardiafernen*, überwiegend im mittleren Korpusdrittel lokalisierten *Karzinome*, nicht jedoch die Kardiakarzinome H. pylori assoziiert sind und
– eine H. pylori Infektion tierexperimentell ein Karzinom induzieren kann.
Es steht aber auch fest, dass **Wirtsfaktoren** wie
– Alter zum Zeitpunkt der Infektion, seine
– immunologische Kompetenz, eine
– genetische Disposition für die „Handhabung" des Keimes sowie
– Geschlecht, Rasse und Ernährungsgewohnheiten
einen entscheidenden Einfluss nehmen können und außerdem **Umweltfaktoren** wie
– ökologische Qualität des Trinkwassers und landwirtschaftlicher Produkte,
– sozioökonomische Lebensbedingungen und Hygiene
– Vitamingehalt und Spurenelemente der Nahrung
eine entscheidende *Kontrollfunktion auf den Keim ausüben*. Diese Wechselwirkungen haben zur Folge, dass trotz weltweiter Prävalenz des Bakteriums nur wenige Personen am Karzinom erkranken und sind auch maßgeblich an den sinkenden Inzidenzzahlen gerade in den wohlhabenden Staaten der westlichen Welt beteiligt. Eine Vorhersage des Karzinomrisikos für den Einzelnen ist wegen der multifaktoriellen Einflüsse nahezu unmöglich: „same bug-different outcome". ■

Epidemiologische Studien errechnen korrekt, dass 60 % aller Karzinome durch eine „rechtzeitige Eradikation" verhindert werden könnten. Eine weltweite, derartige Therapie ist derzeit wegen zu hoher Kosten und zu komplizierten Behandlungsregimen nicht durchführbar. Eine Lösung könnte jedoch eine Impfung als Prophylaxe vor einer H. pylori Infektion oder eine einfache, billige und sichere Therapie – etwa eine Blockade eines H. pylori Gens? – bringen. Die Eradikation des Keimes führt erwiesener Maßen zur Rückbildung der Gastritis, auch zum Stillstand und zur partiellen Rückbildung von Atrophie und IM, den „Indikatoren" für eine maligne Transformation sowie zur Normalisierung der Säuresekretion. Diese *Therapie* sollte heute *mit jedem Patienten* in Kenntnis seiner *persönlichen Reaktion auf die Infektion* besprochen und vor allem bei jungen Patienten, insbesondere aus „Karzinomfamilien", auch durchgeführt werden.

Eine Voraussetzung ist dazu die Biopsie in jedem Fall um den histologischen Typ einer H. pylori assoziierten Gastritis festzustellen. Die Subgruppe der Typ-A-Gastritis, die H. pylori positiv ist, profitiert gleichfalls von der Eradikation des Keimes. Ob Interventionen in Form der Eradikation des Keimes im mittleren bis höheren Lebensalter noch wirkungsvoll sind, können nur prospektive randomisierte Studien zeigen.

Vorsicht ist vor langzeitiger Therapie von H. pylori positiven Personen mit Protonenpumpenhemmern – aus welchen Gründen immer – geboten, da eine Verstärkung einer Corpusgastritis eindeutig begünstigt und damit eine potenziell präkanzeröse Kondition für das *kardiaferne Magenkarzinom* geschaffen werden könnte. Eine Eradikation des Keimes vor einer solchen Langzeittherapie scheint hier günstig zu sein. Die Zunahme von *Kardiakarzinomen*, die in der Mehrzahl *nicht H. pylori assoziiert* sind, relativieren jedoch derartige Therapieempfehlungen wieder und lassen noch breiten Raum für zukünftige Studien offen.

Literatur

Blaser MJ. Hypothesis: The Changing Relationships of Helicobacter pylori and Humans: Implications for Health and Disease. J Inf Dis 1999; 179: 1523–1530

Covacci A, Telford JL, Del Giudice G, Parsonnet J, Rappuoli R. Helicobacter pylori Virulence and Genetic Geography. Science 1999; 284: 1328–1333

El-Omar EM, Ojen K, Murray LS, El-Nujumi A, Wirz A, Gillen D, et al. Increased Prevalence of Precancerous Changes in Relatives of Gastric Cancer Patients. Gastroenterology 2000; 118: 22–30

Ernst PB, Gold BD. Helicobacter pylori in Childhood: New Insights into the Immunopathogenesis of Gastric Disease and Implications for Managing Infection in Children. J Ped Gastroenterol Nutr 1999; 28: 462–473

Meining A, Bayerdörffer E, Müller P, Miehlke S, Lehn N, Hölzel D, et al. Gastric carcinoma risk index in patients infected with Helicobacter pylori. Virchows Arch 1998; 432: 311–314

Miehlke S, Hackelsberger A, Meining A, Hatz R, Lehn N, Malfertheiner P, et al. Severe expression of corpus gastritis is characteristic in gastric cancer patients infected with Helicobacter pylori. Br J Cancer 1998; 78: 263–266

Nyrén O. Is Helicobacter pylori really the cause of gastric cancer? Sem Cancer Biol 1998; 8: 275–283

Palli D. Gastric Cancer and Helicobacter pylori: A Critical Evaluation of the Epidemiological Evidence. Helicobacter 1997; 2 (Suppl 1): 50–55

Parsonnet J. When Heredity Is Infectious. Gastroenterology 2000; 118: 222–225

Stolte M, Meining A. Helicobacter pylori and Gastric Cancer. Oncologist 1998; 3: 124–128

Terres AM, Pajares JM, O'Toole D, Ahern S, Kelleher D. Helicobacter pylori is associated with downregulation of E-cadherin, a molecule involved in epithelial cell adhesion and proliferation control. J Clin Pathol 1998; 51: 410–412

Watanabe T, Tada M, Nagai H, Sasaki S, Nakao M. Helicobacter pylori Infection Induces Gastric Cancer in Mongolian Gerbils. Gastroenterology 1998; 115: 642–648

Yu J, Ebert M, Miehlke S, Lendeckel U, Leodolter A, Stolte M, et al. α-Catenin expression is decreased in human gastric cancer and in the gastric mucosa of first degree relatives of patients with gastric cancer. Gut 2000; 46: 639–644

3.6 H. pylori Infektion in der Pädiatrie

M. Radke

3.6.1 Einleitung

1986 haben Czinn et al. erstmals auf den Zusammenhang zwischen einer H. pylori (Helicobacter pylori) Infektion und einer symptomatischen Gastritis bei Kindern hingewiesen. Dennoch waren wissenschaftlich relevante Daten über diese Infektion im Kindesalter zum Zeitpunkt der Erstauflage dieses Buches 1994 noch derart spärlich, dass sich ihre Thematisierung nicht anbot. 1996, im Erscheinungsjahr der 2. Auflage konnte ein Kapitel „Helicobacter pylori in der Pädiatrie" auf zahlreiche kasuistische Beiträge sowie erste epidemiologische und auch klinische Studien über Helicobacter pylori Infektionen im Kindesalter hinweisen.

In diesem Kapitel wird schwerpunktmäßig auf spezifische Aspekte der H. pylori Infektion im Kindesalter eingegangen: Epidemiologie (Keimakquirierung im Kindesalter), primäre Immunantwort nach H. pylori Infektion, Pathogenese entzündlicher und reparativer Prozesse in der Mukosa, Klinik der H. pylori Infektion, Diagnostik- und Therapieverfahren, Impfstoffentwicklung. Die Bedeutung von Untersuchungen zum biologischen Ablauf der H. pylori Infektion im Kindes- und Jugendalter geht aus folgenden Aspekten hervor:

1. Es gilt heute als gesichert, dass eine lebenslang bestehende H. pylori Exposition zellschädigende und reparative Prozesse innerhalb der Magenmukosa induzieren kann.
2. Eine Reihe der im Rahmen der chronischen Magenschleimhautentzündung freigesetzten Mediatoren (reaktive Sauerstoffmetabolite) erhöhen das Risiko nachhaltiger Veränderungen der DNA.
3. Konsequenz ist das Ingangsetzen einer pathologischen Kaskade mit zellulären Läsionen und Metaplasie bis hin zur Dysplasie und Neoplasie.

Hieraus kann im Jahr 2000 konstatiert werden, dass H. pylori Infektionen im Kindesalter in der klinischen Forschung von höchstem Interesse sein dürften, da sie biologische Schlüsselprozesse der primären Entzündungsreaktion in der Mukosa aufdecken und somit definieren lassen. Ferner werden neue Präventionsstrategien, z. B. die Impfung gegen H. pylori, ganz überwiegend in der Population der Kinder geprüft, beurteilt und schließlich umgesetzt werden müssen.

Folgende objektive Probleme bei der Erarbeitung reproduzierbarer Daten aus randomisierten und kontrollierten klinischen Studien bei Kindern waren und sind aber nach wie vor evident:

1. Vergleichsweise kleine Fallzahlen verlängern die Dauer prospektiver Studien und limitieren ihre wissenschaftliche Validität.
2. Ethische Überlegungen komplizieren die Durchführung diagnostischer Studien mit invasiven Methoden (Endoskopie bei Kleinkindern nur unter Analgosedierung möglich).
3. Klinische Symptome sind umso schwieriger zu evaluieren, je jünger ein Kind ist.
4. Plazebokontrollierte, randomisierte Doppelblindstudien zur H. pylori Eradikationstherapie sind bei Kindern schwer durchführbar und aus ethischen Erwägungen auch erst dann zu rechtfertigen, wenn entsprechende Erfahrungen bei Erwachsenen vorliegen.
5. Kontrollierte Therapiestudien sind durch oft fehlende Zulassungen für Medikamentenanwendungen im Kindesalter primär nur auf wenige Arbeitsgruppen oder Zentren beschränkt und limitieren somit die Akquirierung statistisch aussagekräftiger Patienten- bzw. Probandengruppen. Der daraus folgende Zwang zur Etablierung pädiatrischer Multizenterstudien induziert einen hohen organisatorischen und zeitlichen Aufwand.

3.6.2 Helicobacter pylori Infektion – eine „Kinderkrankheit"?

Die sog. klassischen viral oder bakteriell verursachten „Kinderkrankheiten" sind mit diesem Terminus versehen, weil sie sich ganz überwiegend in einem Lebensabschnitt manifestieren, in dem der Primärkontakt mit den entsprechenden Erregern erfolgt, also im Kindesalter.

Dies trifft grundsätzlich auch für die H. pylori Infektion zu, welche zumeist in diesem Altersabschnitt akquiriert wird. Für die Ausprägung klinischer Symptome gilt dies aber nur in begrenztem Umfang.

Obwohl epidemiologische Daten über die H. pylori Infektion im Kindesalter nach wie vor vergleichsweise lückenhaft sind, konnte der Zusammenhang zwischen einer bestehenden Infektion und einer gastroduodenalen Pathologie auch bei Kindern definitiv geklärt werden.

Die Übertragung des Bakteriums erfolgt in den meisten Fällen wahrscheinlich direkt, d. h. von Mensch zu Mensch, entweder durch oral-orale oder durch fäkal-orale Transmission. In Entwicklungsländern sind zudem indirekte Keimübertragungen, z. B. durch infiziertes Trinkwasser, eine nicht unerhebliche Infektionsquelle. Wahrscheinlich wird H. pylori aber auch durch Haustiere (Hunde, Katzen) ebenso übertragen, wie andere Helicobacter Stämme, z. B. Helicobacter heilmannii, die gleichfalls klinische Auswirkungen induzieren können. In Tab. 3.**11** sind Konditionen und Voraussetzungen für mögliche Übertragungswege von H. pylori zusammengefasst.

Obwohl zwischen Entwicklungs- und Industrieländern in der Inzidenz und Prävalenz von H. pylori Infektionen erhebliche Unterschiede existieren, besteht über folgende epidemiologisch bedeutsame Risikofaktoren bei Kindern weitgehend Konsens:

1. niedriger sozioökonomischer Status,
2. große Familienverbände mit mehreren Kindern, evtl. sogar mit gemeinsamer Benutzung eines Bettes als Folge eines niedrigen sozioökonomischen Niveaus,
3. endemisches Vorhandensein der Infektion in Entwicklungsländern,
4. Aufenthalt und Pflege in Pflegeeinrichtungen.

In Entwicklungsländern, in denen meist mehrere der genannten Risikofaktoren gleichzeitig existieren, ist mit einer jährlichen Inzidenz der H. pylori Infektion von bis zu 10 % zu rechnen. In einigen südamerikanischen und afrikanischen Ländern ist die Mehrheit 2- bis 4-jähriger Kinder H. pylori infiziert, im Alter von etwa 10 Jahren sind es hier bis zu 70 % der Kinder.

Ganz anders ist die Situation in den Industrienationen Nordamerikas und Europas: Die Inzidenz liegt in diesen Ländern nur bei 1 bis maximal 2 %. Als Faustregel für die pädiatrische Praxis kann aufgrund der Ergebnisse vieler Studien und ungeachtet einiger landesspezifischer Unterschiede davon ausgegangen werden, dass der Prozentsatz H. pylori infizierter deutscher Kinder in etwa dem Alter in Jahren entspricht, so dass bei 8-jährigen Kindern in etwa 8 % und bei 13-jährigen in etwa 13 % ein positiver H. pylori Status nachzuweisen ist. Dass Inzidenz und Prävalenz zwischen verschiedenen ethnischen Gruppen innerhalb eines Landes erhebliche Unterschiede aufweisen können, zeigen Untersuchungen aus den USA, wonach Kinder afroamerikanischer und lateinamerikanischer Eltern ähnlich häufig H. pylori infiziert sind wie Kinder in Entwicklungsländern. Hier sind als Ursachen viel weniger

Tab. 3.**11** Übertragungswege von Helicobacter pylori (modif. nach Mégraud)

Hinweise für oral-orale Transmission	Hinweise für fäkal-orale Transmission
– H. pylori kolonisiert in der Mundhöhle – eine oral-orale Transmission ist im Tierversuch nachgewiesen – epidemiologische Untersuchungen deuten auf eine oral-orale Transmission hin – sehr enger Kontakt zwischen Kindern (gemeinsames Spielzeug, gegenseitiges Finger-in-den-Mund-stecken) – Nachweis von Reinfektionen mit demselben H. pylori Stamm durch den Ehepartner	– H. pylori wird in einer lebensfähigen Form mit den Fäzes ausgeschieden – H. pylori kann in der Umwelt, besonders im Wasser überleben – aus epidemiologischen Untersuchungen sind H. pylori Infektionen durch Trinkwasser und ungekochtes Gemüse dokumentiert – sehr enger Kontakt zwischen Kindern (unzureichende Hygienekontrolle)

ethnische Aspekte als der bei den genannten Bevölkerungsgruppen geringe sozioökonomische Status zu nennen.

Für Industrieländer mit einem in den letzten Jahrzehnten stark gestiegenen Lebensstandard scheint ein bereits 1994 von Sipponen et al. diskutiertes Kohortenphänomen bei H. pylori Infektionen Bedeutung zu haben und sich auch nach den Ergebnissen anderer Studien zu bestätigen. Sipponen et al. konnten zeigen, dass sich die Prävalenz von H. pylori Infektionen innerhalb einer Kohorte über einen Zeitraum von 15 Jahren in Finnland nicht geändert hat. Bei um die Jahrhundertwende Geborenen lag sie 1977, 1985 und 1992 unverändert zwischen 70 und 80%, während bei Personen, die 3 oder 4 Dekaden später geboren wurden, H. pylori – ebenfalls unverändert – nur in 40–50% nachgewiesen wurde. Die finnischen Autoren führen dies auf eine gesunkene Rate der in früher Kindheit, auf jeden Fall aber vor dem 20. Lebensjahr akquirierten H. pylori Infektionen zurück. Ursächlich dürfte dieses Phänomen mit den in den Industrienationen eingetretenen stetigen Verbesserungen der hygienischen Verhältnisse als direkte Folge des höheren Lebensstandards zusammenhängen.

3.6.3 Induktion der Immunantwort nach H. pylori Infektion

In diesem Rahmen wird nur kurz auf neuere Erkenntnisse eingegangen, welche die Rolle von T-Helferzellen im Entzündungsprozess betreffen.

Im Gegensatz zu den Verhältnissen in distalen Abschnitten des Gastrointestinaltraktes spielen mukosale Lymphozytenaggregate (Peyer-Plaques) im Magen offenbar keine gravierende Rolle in der Immunantwort bei Entzündungen der Mukosa, denn T- und B-Lymphozyten kommen in gesunder Magenmukosa in nur geringer Anzahl vor. Obwohl immunologische Prozesse auch im Magen durch Antigene gesteuert werden, scheinen Typ und Intensität der gastralen mukosalen Immunantwort ganz überwiegend von Zytokinen abzuhängen, die von verschiedenen T-Helferzellen produziert werden (s. Tab. 3.12).

Nach Exposition mit Interleukin 12 und 18 produzieren T1-Helferzellen selektiv die Zytoki-

Tab. 3.**12** Zytokinprofile und Charakteristika von T1- und T2-Helferzellen (nach Ernst)

Eigenschaft/Charakteristikum		T1-Helferzellen	T2-Helferzellen
Zytokine	IFN-γ	+++	–
	TNF-α	+++	+/–
	TNF-β	+++	–
	IL-2	+++	+
	IL-4	–	+++
	IL-5	–	+++
	IL-6	–	++
	IL-10	+/–	+++
	IL-13	+/–	+++
Immunität		+++	–
	zelluläre Immunität/Zytotoxizität	+++	–
	verzögerte Hypersensitivität	+++	+/–
	Phagozytose	++	+
	IgG	+	+++
	IgA	–	+++
	IgE	–	+++
klinische Relevanz		– Immunität gegenüber Viren, Tumoren, Bakterien – Autoimmunerkrankungen – vorhanden in Magenmukosa	– Immunität gegenüber Nematoden, mukosale Immunität – Allergien

ne Interferon-γ (IFN-γ), Tumornekrosefaktor-β (TNF-β) und Interleukin-2 (IL-2), die gemeinsam die zellvermittelte Immunantwort verstärken können. T2-Helferzellen induzieren demgegenüber die IgA-vermittelte Immunantwort, während T1-Helferzellen zu immunvermittelten Epithelläsionen im Magen beitragen können. Es wird daher angenommen, dass die Überrepräsentation bestimmter T1-Helferzellen in der Magenmukosa unter den Bedingungen einer H. pylori Infektion von grundsätzlicher pathogenetischer Bedeutung ist.

3.6.4 Pathogenese epithelialer Läsionen in der Magenmukosa

Für die Entstehung der durch Bakterien verursachten Schleimhautläsionen im Wirtsorganismus sind folgende grundlegende Prozesse zur Kolonisation des Bakteriums im „unwirtlichen" Magenmilieu notwendig: Adhäsion, Invasion und Toxinproduktion. Neben der Identifikation von Virulenzfaktoren (z. B. Urease und andere Enzymsysteme) und Eigenschaften (z. B. Flagellen zur Motilitätssteigerung), welche die Kolonisation des Keims ermöglichen, wurden in den letzten Jahren H. pylori Stämme identifiziert, die zytotoxinassoziierte Gene (cagA, vacA, iceA1) exprimieren und offensichtlich ein signifikant höheres Risiko für gastroduodenale Schleimhautläsionen darstellen. Ob bestimmte H. pylori Geno- bzw. Phänotypen allerdings für eine primäre Infektion im Kindesalter prädestinieren bzw. vorrangig oder ausschließlich die pädiatrische Population als Wirtsorganismus betreffen, ist bislang weitgehend unbekannt. Obwohl die Sequenz des H. pylori Genoms bereits vor Jahren entschlüsselt werden konnte, ist es gegenwärtig noch nicht gelungen, definitive genetische Marker des Bakteriums zu identifizieren, die signifikant mit der Genese gastroduodenaler Läsionen in Zusammenhang zu bringen sind. Durch Transformation genetischen Materials, vor allem von DNA, ist zu berücksichtigen, dass – insbesondere bei den nicht seltenen simultanen Infektionen mit unterschiedlichen H. pylori Stämmen – neue, genetisch wiederum differente H. pylori Stämme resultieren.

Die Beurteilung des pathogenetischen Potenzials unterschiedlicher H. pylori Stämme wird durch diese Prozesse erschwert. Ferner kann die Frage, ob eine klinisch relevante Läsion nach H. pylori Infektion womöglich entsteht oder ausbleibt, auch immer nur im Zusammenhang mit

der Wechselwirkung zwischen Bakterium und Wirt sowie mit Umwelteinflüssen betrachtet werden. Bezüglich der Entstehung epithelialer Läsionen in der Magenmukosa haben Moss et al. nachgewiesen, dass apoptotische Zellen in intakter Magenschleimhaut selten, d. h. nur mit einem Anteil von etwa 2,9 % und auch nur in oberflächlichen Zellschichten vorkommen. Demgegenüber sind Apoptosen in H. pylori infizierter Magenschleimhaut viel häufiger (16,8 %) und reichen tiefer in den Drüsenkörper hinein. Nach erfolgreicher H. pylori Eradikation tritt mit einer Häufigkeit apoptotischer Zellen von etwa 3,1 % wieder der ursprüngliche Zustand ein. Diese Beobachtungen sind in Studien von Jones et al. und Mannick et al. bestätigt worden und für die Erklärung der Entstehung von Mukosaläsionen plausibel. Apoptotische Zellen unterbrechen offensichtlich die epitheliale Barriere der Mukosa mit der Folge einer erhöhten Permeabilität der Schleimhaut und eines Zusammenbruchs zytoprotektiver Faktoren gegenüber der aggressiven Wirkung von Säure und Pepsin. Eine Erklärung für die Intensivierung der Apoptose durch IFN-γ wird neuerdings in der simultanen Zunahme der Expression zellulärer H. pylori Rezeptoren gesehen.

Um also die Folgen von H. pylori Infektionen beurteilen zu können ist es nicht nur wichtig zu wissen, **ob** die Infektion tatsächlich eingetreten ist, sondern auch **wann** sie akquiriert wurde. Ferner interessiert, mit welcher pathogenetischen Potenz ein bzw. mehrere H. pylori Stämme ausgestattet sind.

3.6.5 Klinik von H. pylori Infektionen im Kindes- und Jugendalter

Die klinischen Auswirkungen einer H. pylori Infektion lassen sich anhand der Erfüllung der Koch-Postulate belegen, wie es Marshall in seinen Selbstversuchen demonstriert hat.

! Chronische Gastritis, Magen- und Duodenalulzera und das MALT-Lymphom (mucosa associated lymphoid tissue-Lymphom) sind in hohem Grade mit einer chronischen H. pylori Infektion assoziiert. Dies gilt für das Erwachsenen- und in gleichem Maße für das Kindes- und Jugendalter. Die Weltgesundheitsorganisation (WHO) ist aufgrund vorliegender epidemiologischer Daten ferner zu dem Schluss gekommen, eine (chronische) H. pylori Infektion als signifikanten Risikofaktor für die

Genese eines Magenkarzinoms (Kanzerogen I. Klasse) einzustufen.

Wie bereits ausgeführt kann unterstellt werden, dass die Folgen und Risiken chronischer H. pylori Infektionen mit ihrer Dauer schwerwiegender werden bzw. zunehmen, so dass die Identifikation des Zeitpunktes einer akquirierten H. pylori Infektion von großem Interesse ist.

⚠️ Während im Erwachsenenalter die Symptome und Folgen einer chronischen H. pylori Infektion dominieren (chronische Gastritis, Ulkuskrankheit) und eine diagnostische Klärung induzieren, ist die im Kindesalter akquirierte akute H. pylori Primärinfektion ungleich schwieriger feststellbar, da Symptome meist fehlen oder uncharakteristisch sind. Insofern ist die akut akquirierte H. pylori Infektion bei Kindern nicht mit anderen, eine akute Symptomatik auslösenden gastroenteralen Infektionen, z. B. mit Enteroviren, Salmonellen oder pathogenen E. coli vergleichbar.

Histologische Untersuchungen haben gezeigt, dass nach H. pylori Infektion nahezu in jedem Fall eine Gastritis resultiert. Ob, wann und in welchem Ausmaß daraus eine Kondition mit klinischen Folgen, d. h. eine wirkliche Krankheit mit fassbaren Symptomen wird, muss derzeit noch offen bleiben.

3.6.5.1 H. pylori Infektion und funktionelle Bauchschmerzen bei Kindern

Nach einer gewissen „Kausalitätseuphorie" Ende der 80er bzw. Anfang der 90er Jahre haben sich die Hoffnungen relativiert, mit dem Nachweis von H. pylori und der histologisch sichtbaren Gastritis die entscheidende definitive Ursache für die in der pädiatrischen Praxis sehr bedeutsamen funktionellen Bauchschmerzen gefunden zu haben, worauf zunächst nicht wenige Studien hinwiesen, die im Kindesalter durchgeführt wurden.

⚠️ Heute muss aber konstatiert werden, dass die Assoziation zwischen einer H. pylori Gastritis und der Entstehung chronischer bzw. chronisch rezidivierender Bauchschmerzen (von kleineren Kindern meist periumbilikal angegeben) sehr vage ist und kontrovers diskutiert wird. Problematisch bleibt allerdings nach wie vor deren objektive Beurteilung bei Kindern. Nicht selten muss die Schmerzbeschrei-

bung durch Dritte (Eltern, andere Bezugspersonen) erfolgen oder sie wird durch nicht immer fassbare und interpretierbare exogene Einflüsse (Schulangst u. a.) konterkariert. In der Bemessung von Intensität, Dauer und Anzahl von Schmerzepisoden wird diesbezüglich unverändert auf die so genannten Apley-Kriterien zurückgegriffen, die älter als 4 Jahrzehnte sind. Die gegenwärtig als funktionelle Bauchschmerzen bezeichneten Beschwerden sind danach bei Kindern im Alter von mehr als 3 Jahren klinisch definiert durch mindestens 3 voneinander unabhängige Schmerzereignisse innerhalb von 3 Monaten, die so intensiv sind, dass das Spielen oder die normale Tagesaktivität unterbrochen wird.

Aktuellere Studien führten zu neuen Informationen über die kausalen Beziehungen zwischen einer H. pylori Infektion und funktionellen Bauchschmerzen: Italienische Autoren beschrieben kürzlich bei Kindern mit H. pylori Infektion zwar häufiger epigastrische Schmerzen, jedoch keine signifikanten Unterschiede in der Häufigkeit von Übelkeit, Erbrechen, postprandialem Völlegefühl, Blähungen und rezidivierenden abdominellen Beschwerden als bei Kindern ohne H. pylori Nachweis. In einer deutschen bzw. in einer dänischen Studie ließen sich überhaupt keine Unterschiede in der Häufigkeit und im Ausprägungsgrad von Bauchschmerzen oder Bauchschmerzattacken zwischen H. pylori positiven und H. pylori negativen Kindern nachweisen.

Die vorliegenden Studiendaten sind aber noch nicht ausreichend, um die klinisch-empirische Beobachtung vieler in der Praxis dokumentierter Einzelfälle in Frage zu stellen, wonach eine Assoziation zwischen einer H. pylori Infektion und abdominellen Beschwerden vermutet werden muss, z. B. weil sich nach Eradikation eine Besserung einstellte. Dass diese Besserung lediglich eine Folge der Omeprazol-Wirkung sein könnte (Säureblockade), muss diesbezüglich berücksichtigt werden.

3.6.5.2 H. pylori Infektion und peptische Ulzera

Wie für Erwachsene gilt auch für das Kindesalter: Die überwiegende Mehrzahl der Duodenal- und Magenulzera sind H. pylori assoziiert bzw. werden von H. pylori verursacht und unterhalten. In fast allen Studien wurde deutlich, dass das Ulcus duodeni in bis zu 100 % und das Magenulkus in ca. 80% der Fälle H. pylori assoziiert sind. Diese gut definierten Krankheiten sind im Kindesalter aber insgesamt eher selten und somit nicht mit den Verhältnissen in der Erwachsenenmedizin vergleichbar.

Wird bei Kindern daher ein Ulkus diagnostiziert, so kann mit hoher Wahrscheinlichkeit von einer H. pylori Genese ausgegangen werden. Ausnahmen hiervon erstrecken sich auf Ulzera, die durch exogene Faktoren, z. B. Stress (Intensivtherapie, Verbrennungskrankheit), NSAR oder Kortikosteroide erklärbar sind.

3.6.5.3 MALT-Lymphom und Magenkarzinom

> ⚠️ Malignome des Magens, d. h. das Adenokarzinom sowie das MALT(mucosa associated lymphoid tissue)-Lymphom sind keine Krankheiten des Kindes- und Jugendlichenalters. Diese Altersgruppe ist aber dennoch aus wissenschaftlichen Gründen, z. B. für die Entwicklung präventiver Strategien für diese Krankheiten von ausschlaggebender Bedeutung, da – wie bereits oben ausgeführt – eine Jahrzehnte während H. pylori Infektion zu nachhaltigen Mukosaschäden (Metaplasie) und Veränderungen der DNA-Information führen kann.

Bei Publikationen über diese Krankheiten im Kindesalter handelt es sich bislang aber niemals um Ergebnisse strukturierter Studien, sondern durchweg um einzelne Kasuistiken, wie z. B. jene französischer Autoren, die über ein Kind ohne Zeichen einer Immundefizienz berichten, bei dem sich ein MALT-Lymphom der Speicheldrüsen entwickelte. H. pylori konnte bei diesem Kind zwar nicht hier, jedoch im Magen nachgewiesen werden. Gastral fanden sich wiederum keine histologischen Befunde eines MALT-Lymphoms. Nach einer 3-wöchigen H. pylori Tripeltherapie (Omeprazol, Amoxizillin, Clarithromycin) zeigte der Tumor eine dramatische Regression.

Auch für das Adenokarzinom des Magens gilt, dass eine langdauernde H. pylori Infektion das Risiko einer Karzinogenese deutlich erhöht. Epidemiologische Untersuchungen zeigten, dass sich bei chronisch H. pylori infizierten Personen im Vergleich mit einer Kontrollgruppe 2–6-mal häufiger Magenkarzinome entwickeln. Die Frage, ob eine H. pylori Eradikationstherapie bei infizierten Kindern aus Gründen der Tumorprävention indiziert sei, wird nach übereinstimmenden

Tab. 3.13 H. pylori assoziierte Krankheitsbilder und Symptome bei Kindern und Jugendlichen

H. pylori assoziiertes Symptom/ Krankheitsbild	Autor(en)
transitorische Enteropathie mit Proteinverlust	Hill et al., Cohen et al.
chronische Diarrhö mit Malnutrition	Sullivan et al.
akute Anämie	Bruel et al.
chronische Eisenmangelanämie	Barabino et al.
Ösophagitis/Refluxösophagitis	Rosoriu et al.
„Hämoptysis"/Hämatemesis	Radke et al., Blecker et al.
gestörte ösophagogastro-duodenale Motilität	Rintala et al., Radke et al.
Schleimhautmetaplasien, Duodenitis	Shabib et al.
chronisch-atrophische Gastritis bei Diabetes mellitus	Salardi et al.
Wachstumsretardierung (wird kontrovers diskutiert)	Dale et al.

Positionen internationaler Fachgremien bislang negiert.

3.6.5.4 Weitere intestinale und extra-intestinale Manifestationen chronischer H. pylori Infektionen

Ohne auf aussagekräftige Ergebnisse größerer Studien bei Kindern und Jugendlichen zurückgreifen zu können, sind anhand kasuistischer Berichte bzw. aufgrund kleinerer klinischer Studien inzwischen eine Reihe von gastrointestinalen bzw. extraintestinalen Symptomen/Krankheitsbildern beschrieben worden, bei denen eine H. pylori Assoziation wahrscheinlich ist, ohne dass damit eine definitive Kausalität bewiesen wäre (Tab. 3.**13**).

3.6.6 Diagnostik

3.6.6.1 Nicht-invasive Testverfahren

^{13}C-Harnstoff-Atemtest (^{13}C-HAT): Nicht-invasive Testverfahren zur Diagnostik einer H. pylori Infektion sind im Kindesalter aus naheliegenden Gründen zu favorisieren. Insbesondere der ^{13}C-Harnstoff-Atemtest hat sich in vielen Studien als sehr valide erwiesen, wobei es für die Praxis unerheblich ist, ob die Bestimmung des relativen Anteils von $^{13}CO_2$ in der Ausatemluft massen- oder infrarotspektrometrisch erfolgt.

Bei Anwendung von 2 mg ^{13}C-Harnstoff/kg Körpergewicht (Maximum 100 mg) und einem unteren Grenzwert (cut off-level) von 3,5 delta over baseline (DOB) fanden Cadranel et al. bei 144 untersuchten Kindern eine Sensitivität von 95,7 % und eine Spezifität von 95,2 %. Noch besser sind die Ergebnisse einer Studie von Kalach et al., die – körpergewichtsabhängig – nur 2 Testdosen (entweder 50 oder 75 mg ^{13}C-Harnstoff) gaben. In dieser Studie lagen die Sensitivität und Spezifität jeweils sogar bei 100 %. Ebenfalls eine Spezifität und Sensitivität von jeweils 100 % fanden Delvin et al. mit einem cut off-Wert von 3,0 DOB. Wie für die Primärdiagnostik, eignet sich der ^{13}C-HAT auch für die Kontrolle des Eradikationserfolges nach Therapie und lässt evtl. sogar eine positive Korrelation zwischen der Höhe des Testergebnisses und der wahrscheinlich vorhandenen Bakteriendichte zu.

Der ^{13}C-HAT ist in der pädiatrischen Praxis inzwischen weitgehend etabliert, wobei verschiedene Testvariationen (z. B. unterschiedliche Testmahlzeiten, Entnahmezeitpunkte, Tracerdosen und cut off-Werte) Anwendung finden. Die meisten Laboratorien arbeiten heute mit cut off-Werten zwischen 3,5 und 5,0 DOB. Grenzwerte > 3,5 DOB müssen wahrscheinlich als pathologisch gelten. In der Praxis werden größtenteils nur noch zwei Atemgasproben zum Zeitpunkt 0 (vor Einnahme des ^{13}C-Harnstoffs) und 30 min danach untersucht. Einige Labors untersuchen Atemgas 20 oder auch 40 min nach ^{13}C-Harnstoff-Einnahme. Auf eine mehrstündige, am besten nächtliche Nüchternperiode folgend, erhalten Kinder nach den meisten Testvorschriften eine Tracerdosis von 75 mg ^{13}C-Harnstoff, unabhängig von ihrem Körpergewicht, der, in kühlem Apfel- oder Apfelsinensaft gelöst, getrunken wird.

Methodische Fehler können minimiert werden, wenn auf eine möglichst vollständige Exhalation geachtet und somit ausreichend endexspiratorische Atemluft untersucht wird. Bei Kleinkindern unter 4 Jahren müssen zudem physiologische Besonderheiten berücksichtigt werden, die mit der endogenen CO_2-Produktion und der Atemgaskollektion (u. U. Verwendung einer Atemmaske) zusammenhängen.

Falsch negative Ergebnisse müssen befürchtet werden, wenn Tage oder auch einige Wochen vor Testdurchführung eine Antibiotikatherapie aufgrund anderer Indikationen erfolgt ist, die nur zur Suppression von H. pylori geführt haben könnte.

Serologie: Obwohl die serologische Diagnostik einer Kapillar- oder Venenblutentnahme bedarf und somit strenggenommen eine invasive Untersuchung ist, kann sie im Vergleich mit der endoskopischen Untersuchung als nicht bzw. nur minimal invasiv angesehen werden.

Die meisten serologischen Verfahren beruhen auf einem enzyme-linked immunosorbent test (ELISA) mit Nachweis von IgG-Antikörpern. Durch Studien in den letzten Jahren hat sich gezeigt, dass ELISA-Grenzwerte aus Studien bei Erwachsenen im Kindesalter nicht anwendbar, weil nicht vergleichbar sind. Die meist unzureichende Sensitivität vieler kommerzieller Kits wird durch die bei Kindern relativ niedrigen Antikörper-Titern im Vergleich zu Erwachsenen bedingt. Selbst wenn die Titerwerte an die altersbezogenen Konditionen im Kindesalter adaptiert und die speziellen Verhältnisse der Antikörperproduktion im Kindesalter berücksichtigt werden, lassen sich mit ELISA-Untersuchungen nur mäßig befriedigende Ergebnisse (Sensitivität 85 %, Spezifität 87 %) erzielen. Problematisch und im Vergleich mit dem ^{13}C-HAT nachteilig bleibt zudem die Beurteilung des Erfolges einer Eradikationstherapie. Hierfür sind serologische Untersuchungen aus naheliegenden Gründen nur bedingt und mit Vorbehalten aussagekräftig.

Stuhldiagnostik: Ein ganz neuer Ansatz deutet sich mit einem Enzymimmunoassay (EIA) an, mit dem H. pylori Antigene im Stuhl nachgewiesen werden können. Ein solcher Test wäre für das Kindesalter Methode der ersten Wahl, da mit ihm die Altersspezifika, d. h. insbesondere die Probleme der Untersuchungen bei sehr jungen Kindern eliminiert wären. Der ^{13}C-HAT ist bei jungen, nicht kooperativen Kindern nur mit Vorbehalt und unter Berücksichtigung der endogenen CO_2-Produktion auswertbar. Auf Nachteile serologischer Untersuchungen wurde bereits eingegangen (s. dort).

Nach den Ergebnissen einer aktuellen, bei Erwachsenen durchgeführten Studie zur Validierung eines H. pylori Stuhlantigens-(HpSA)-EIA zeichnet sich bei diesem Test eine gute Sensitivität (94,1 %) und Spezifität (91,8 %) ab. Bislang gibt es nur wenige Studien, die die Validität des Testes bei Kindern untersuchten. Erste Ergebnisse sprechen aber dafür, dass sich diese Methode auch für den H. pylori Nachweis im Kindesalter eignet.

3.6.6.2 Invasive Testverfahren

Endoskopie: Die gastroduodenoskopische Untersuchung hat den Vorteil, dass sich mit ihr mehrere Untersuchungsmethoden zum H. pylori Nachweis kombinieren lassen:

1. Makroskopische Beurteilung (pathognomonische lymphofolliculäre Hyperplasie, Erosionen, Ulkus)
2. Ureaseschnelltest mittels kommerzieller Kits
3. Histologie (H. pylori Nachweis durch Spezialfärbung)
4. H. pylori Kultur/Antibiogramm (Indikation besonders nach erfolgloser Eradikation)
5. PCR aus Antrumschleimhaut (teure und nicht ausreichend valide Untersuchung).

Angesichts der Spezifika der zu untersuchenden Patientengruppe sowie der hohen diagnostischen Validität nicht-invasiver Verfahren und der vergleichsweise seltenen (Ulkus) oder praktisch überhaupt nicht vorkommenden gravierenden H. pylori assoziierten Erkrankungen bei Kindern (MALT-Lymphom, Magenkarzinom) muss die Indikation einer belastenden Gastroduodenoskopie in dieser Altersgruppe einer kritischen Diskussion standhalten. Im Gegensatz zu wissenschaftlichen Fragestellungen, bei denen invasive Diagnostikverfahren auch bei Kindern zunächst wohl kaum verzichtbar sind (z. B. wegen notwendiger Materialgewinnung), wird die Indikation einer endoskopischen Untersuchung mit der isolierten Fragestellung eines H. pylori Nachweises kaum aufrechtzuerhalten sein. Auch die Forderung, stets mehrere Verfahren zum H. pylori Nachweis anzuwenden, kann sich nur an einer wissenschaftlichen Problematik, nicht jedoch am einzelnen kranken Kind in der pädiatrischen Praxis orientieren. Die zudem häufig notwendige Analgosedierung bei endoskopischen Untersuchungen von Kindern und zunehmendes Kostenbewusstsein sind weitere Argumente für eine kritische Differenzierung von wissenschaftlichen Zielsetzungen und pragmatischen Handlungsmaximen.

3.6.7 Therapie

3.6.7.1 Indikationen zur H. pylori Eradikation in der pädiatrischen Praxis

Unumstritten ist eine H. pylori Eradikation bei Ulcus duodeni und Ulcus ventriculi und zwar unabhängig vom Alter des Patienten. Dies gilt grundsätzlich auch für weitere H. pylori assozi-

ierte Erkrankungen, z. B. Refluxösophagitis, Hämatemesis infolge erosiver Gastritis und Krankheiten durch andere Helicobacter Stämme, z. B. Helicobacter heilmannii.

Die Indikation zur H. pylori Eradikation bei rezidivierenden abdominellen/epigastrischen Beschwerden wird kontrovers und uneinheitlich diskutiert. Bisher durchgeführte Studien konnten keinen sicheren kausalen Zusammenhang mit einem positiven H. pylori Status nachweisen. Theoretische Erwägungen (potenzielle Kanzerogenität chronischer H. pylori Infektionen) und dementsprechende präventive Überlegungen lassen eine H. pylori Eradikation zwar plausibel erscheinen. Konsens für eine Eradikationstherapie bei Kindern aus diesen Gründen besteht jedoch nicht und somit auch keine allgemein akzeptierte Behandlungsindikation.

Kritisch ist jeder konkrete Einzelfall in der pädiatrischen Praxis zu betrachten: Es dürfte beispielsweise problematisch sein, eine H. pylori Eradikation zu versagen, wenn eine rezidivierende Beschwerdesituation bei gleichzeitigem Vorliegen eines positiven ^{13}C-HAT-Ergebnisses besteht. Eine Eradikation in diesem Fall von einer endoskopischen Diagnostik abhängig zu machen, ist vor dem Hintergrund der hohen diagnostischen Validität des ^{13}C-HAT und der relativen Seltenheit gastrointestinaler Ulzera im Kindesalter sowie aufgrund der Belastung durch die endoskopische Untersuchung fragwürdig.

Im Einzelfall ist es daher folgerichtig und konsequent, die 1996 verabschiedeten Maastricht-Kriterien, d.h. bei H. pylori positiven erwachsenen dyspeptischen Patienten < 40 Jahre eine Eradikationstherapie durchzuführen, auch für das Kindesalter anzuwenden. Dieses pragmatische Vorgehen könnte zumindest so lange gelten, bis hierzu valide Ergebnisse aus größeren Studien im Kindesalter vorliegen. Bei Erwachsenen werden mit einer solchen „test and treat"-Strategie gravierende Krankheiten in keinem höheren Umfang übersehen als bei primärer Durchführung einer Endoskopie.

> ⚠ Es spricht einiges dafür, auch bei H. pylori positiven Kindern (vorzugsweise ein positives ^{13}C-HAT-Ergebnis) mit anhaltenden oder rezidivierenden Bauchschmerzen eine solche Strategie zu verfolgen, d. h. eine H. pylori Eradikation durchzuführen, wohl wissend, dass ein statistisch signifikanter Kausalzusammenhang zwischen beiden Konditionen nicht bewiesen ist.

Tab. 3.**14** Effektivität verschiedener Therapieverfahren zur H. pylori Eradikation bei Kindern

Tripeltherapie*/ Dauer	H. pylori Nachweis plus	Probanden (n)	Eradikations- rate (%)	Autoren
OCM/1 Woche	Gastritis, rezidivierende Bauchschmerzen	32	87,5	Casswall et al. 1998
LCA/1 Woche	Gastritis, Magen- oder Duodenalulkus	15	87,0	Kato et al. 1998
OAC/2 Wochen	Gastritis	26	75,0	Tieren et al. 1999

* A = Amoxicillin, C = Clarithromycin, L = Lansoprazol, M = Metronidazol, O = Omeprazol

3.6.7.2 Untersuchungen zur Effektivität der H. pylori Eradikation bei Kindern

Wie bereits in der 2. Auflage dieses Buches 1996 formuliert, sind auch heute noch keine Ergebnisse aus größeren kontrollierten Therapiestudien bei Kindern verfügbar, anhand derer definitive Aussagen über die Effektivität verschiedener Eradikations-Schemata möglich wären. In einigen kleineren, meist offenen und nicht kontrollierten Studien mit relativ wenigen Patienten wurden die Erfolgsraten verschiedener Therapie-Schemata überprüft (Tab. 3.**14**).

Die unbefriedigenden Resultate werden in erster Linie auf eine unzureichende Compliance, besonders bei der 2-wöchigen Therapie bzw. auf intrafamiliäre Reinfektionen zurückgeführt. War jedoch eine H. pylori Eradikationstherapie erfolgreich, besonders bei Ulcus duodeni, so kann von einer effektiven, anhaltenden Ausheilung ausgegangen werden, zumal die Reinfektionsrate bei Kindern > 5 Jahre mit 2,4% bzw. 1,36% pro Jahr vergleichsweise niedrig ist, vorausgesetzt, es bestehen keine Risikofaktoren sozialer oder familiärer Art.

3.6.7.3 H. pylori Eradikation in der pädiatrischen Praxis

In Deutschland und in den meisten westeuropäischen Ländern wird seit einigen Jahren die sog. französische Tripeltherapie zur H. pylori Eradikation bevorzugt. Sie besteht aus einer 1-wöchigen Gabe von Omeprazol, Amoxicillin und Clarithromycin. Einige Arbeitsgruppen bevorzugen die italienische Tripeltherapie, bestehend aus der einwöchigen Gabe von Omeprazol, Amoxicillin und Metronidazol.

Wie für jede medikamentöse Therapie bei Kindern gilt, dass eine eingehende Beratung und Aufklärung der Eltern eine unabdingbare Voraussetzung für den Therapieerfolg ist. **Protonenpumpenhemmer** sind für die Anwendung im Kindesalter in Deutschland nach wie vor mit Anwendungsbeschränkungen durch das Bundesamt für Arzneimittel und Medizinprodukte (BfArM) belegt. Als einziger Wirkstoff dieser Gruppe ist Omeprazol bei Kindern mit Refluxösophagitis in einer internationalen Multizenterstudie hinsichtlich Wirksamkeit, Verträglichkeit und pharmakologischer Parameter geprüft und für die Anwendung bei Kindern als gut verträglich, sehr gut wirksam und somit als geeignet charakterisiert worden. Eine inzwischen etablierte neuartige Galenik durch Mikroverkapselung des Wirkstoffs Omeprazol hat zu einer weiteren Verbesserung seiner Bioverfügbarkeit geführt.

Für die Anwendung der Antibiotika gilt die Berücksichtigung der lokalen Resistenzsituation. In einigen Regionen ist es unübersehbar, dass die in der pädiatrischen Praxis häufig durchgeführte antibiotische Therapie mit **Clarithromycin** wegen anderer Indikationen zur erheblichen **Resistenzentwicklung** von H. pylori geführt hat.

Amoxicillin ist weiterhin ein effektives Antibiotikum zur H. pylori Eradikation. Resistenzen sind weltweit kaum nachgewiesen worden. Bei Beachtung evtl. vorhandener Kontraindikationen handelt es sich um ein sicheres Medikament, bei dem – abgesehen von vorübergehenden Störungen der intestinalen Mikroflora – kaum Nebenwirkungen auftreten.

Metronidazol wird bei Kindern generell zurückhaltend und möglichst auch nur kurzzeitig eingesetzt. Die inzwischen weltweite Zunahme der **Resistenz** von H. pylori gegenüber Metronidazol lässt dieses Medikament wohl weiter in den Hintergrund treten.

Wismutpräparate, im Kindesalter vorzugsweise Wismutsubsalizylate, werden vor allem wegen ihrer Nebenwirkungen nur noch bei zuvor erfolgloser Eradikation, d. h. als Reservetherapeu-

Tab. 3.**15** Altersgruppen-bezogene Tagesdosierungen von Medikamenten zur einwöchigen H. pylori Eradikation bei Kindern und Jugendlichen

Wirkstoff	Kleinkinder (bis 20 kg Körpergewicht)	Schulkinder (bis 35 kg Körpergewicht)	Schulkinder/Jugendliche (> 35 kg)
Omeprazol	2 × 10 mg	2 × 20 mg	2 × 20 mg
Amoxicillin	2 × 500 mg	2 × 750 mg	2 × 1 000 mg
Clarithromycin	2 × 250 mg	1 × 500 plus 1 × 250 mg	2 × 500 mg
Metronidazol	2 × 125 mg	2 × 250 mg	2 × 400 mg
Wismut	2 × 5 g (Suspension)	2 × 10 g	2 × 20 g

tikum, z. B. als Bestandteil einer Quadrupeltherapie (Tripeltherapie + Wismut) angewandt.

Die Dosierungen der Medikamente erfolgen zwar körpergewichtsbezogen, können aus praktischen Gründen aber wie in Tab. 3.**15** angegeben, gestaltet werden.

Empfohlen wird übereinstimmend, den Behandlungserfolg 4 Wochen nach Therapieende mittels eines nicht-invasiven Verfahrens, optimal mittels ^{13}C-HAT zu kontrollieren. Erfolgreich ist die Eradikation bei einer ^{13}C-Konzentration in der Exhalationsluft < 3,5 bzw. 5,0 DOB (laborabhängig). War die Behandlung erfolglos, empfiehlt sich eine Keimgewinnung und -anzüchtung (Endoskopie) mit Bestimmung der aktuellen Resistenzlage und erneute Behandlung nach Antibiogramm.

3.6.7.4 Neue Präventionsstrategien

In einer Studie in Bangladesh wurde Säuglingen orales hyperimmunes Rinderkolostrum in der Hoffnung appliziert, eine H. pylori Kolonisation im Magen zu verhindern oder zumindest zu erschweren. Die Ergebnisse waren aber derart enttäuschend, so dass diese Untersuchungen nicht weiter verfolgt wurden.

Ermutigender scheinen die Bemühungen um die Entwicklung eines oralen Impfstoffs gegen H. pylori zu sein. Derzeit befindet sich eine ganze Reihe unterschiedlicher oraler Vakzine in der experimentellen Prüfung, wobei besonderes Augenmerk auf die Rolle der T-Helferzellen innerhalb des mukosalen Entzündungsprozesses gelenkt wird.

Am Tiermodell wird derzeit versucht, die bei einer H. pylori Infektion durch T2-Helferzellen vermittelte Zytokinproduktion in eine IgA-vermittelte gewebsprotektive Immunreaktion „um-zumünzen", um daraus evtl. einen neuen Ansatz zur Impfstoffentwicklung zu finden. In den nächsten Jahren dürfte ein gewisser Optimismus begründet sein, der auf die Entwicklung und Prüfung einer oral applizierbaren H. pylori Vakzine hoffen lässt.

Literatur

Ernst PB, Gold BD. Helicobacter pylori in childhood: New insight into the immunopathogenesis of gastric disease and implications for managing infection in children. J Pediatr Gastroenterol Nutr 1999; 28: 462 – 473

Dale A, Thomas JE, Darboe MK, Coward WA, Harding M, Weaver LT. Helicobacter pylori infection, gastric acid secretion and infant growth. J Pediatr Gastroenterol Nutr 1998; 26: 393 – 397

Thomas JE, Harding M, Coward WA, Cole TJ, Weaver LT. Helicobacter pylori colonization in early life. Pediatr Res 1999; 45: 215 – 223

Radke M, Wutzke K-D, Heine W. Prevalence of Helicobacter pylori in asymptomatic children determined by 13C-urea breath test. J Pediatr Gastroenterol Nutr 1995; 20: 463 – 464

Macarthur C, Saunders N, Feldman W. Helicobacter pylori, gastroduodenal disease, and recurrent abdominal pain in children. J Am Med Ass 1995; 273: 729 – 734

Rutigliano V, Ierardi E, Francavilla R, Castellaneta S, Margiotta M, Amoruso A, et al. Helicobacter pylori and nonulcer dyspepsia in childhood: clinical pattern, diagnostic techniques, and bacterial strains. J Pediatr Gastroenterol Nutr 1999; 28: 296 – 300

Bode G, Rothenbacher D, Brenner H, Adler G. Helicobacter pylori and abdominal symptoms: a population-based study among preschool children in Southern Germany. Pediatrics 1998; 101: 634 – 637

Wever V, Andersen LP, Paerregaard A, Gernow AB, Hart Hansen JP, Matzen P, Krasilnikoff PA. The prevalence and related symptomatology of Helicobacter pylori in children with recurrent abdominal pain. Acta Paediatr 1998; 87: 830 – 835

Barabino A, Dufour C, Marino CE, Claudiani F, Alessandri A. Unexplained refractory iron-deficiency anemia associated with Helicobacter pylori gastric infection in children: further clinical evidence. J Pediatr Gastroenterol Nutr 1999; 28: 116–119

Radke M, Dahne S, Wutzke KD, Klipstein P. Delayed gastric emptying due to H. pylori infection in children and adolescents with recurrent abdominal pain. Gut 1997; 41 (Suppl 1): A65

Cadranel S, Corvaglia L, Bontems P, Deprez C, Glupczynski Y, Van Riet A, Keppens E. Detection of Helicobacter pylori infection in children with a standardized and simplified ^{13}C-urea breath test. J Pediatr Gastroenterol Nutr 1998; 27: 275–280

Kalach N, Briet F, Raymond J, Benhamou PH, Barbet P, Bergeret M. The 13 carbon urea breath test for the noninvasive detection of Helicobacter pylori in children: comparison with culture and determination of minimum analysis requirements. J Pediatr Gastroenterol Nutr 1998; 26: 291–296

Delvin EE, Brazier JL, Deslandres C, Alvarez F, Russo P, Seidman E. Accuracy of the ^{13}C-urea breath test in diagnosing Helicobacter pylori gastritis in pediatric patients. J Pediatr Gastroenterol Nutr 1999; 28: 59–62

Czinn SJ. Serodiagnosis of Helicobacter pylori in pediatric patients. J Pediatr Gastroenterol Nutr 1999; 28: 132–134

Camorlinga-Ponce J, Torres J, Perez-Perez G, Leal-Herrera Y, Gonzalez-Ortiz B, Madrazo de la Garza A. Validation of a serologic test for the diagnosis of Helicobacter pylori infection and the immune response to urease and CagA in children. Am J Gastroenterol 1998; 93: 1264–1270

3.7 Intestinale und hepatobiliäre Manifestationen der Helicobacter pylori Infektion

K. Agha Amiri

3.7.1 Einleitung

Nachdem die kausale Bedeutung der H. pylori Infektion in der Pathogenese der chronischen Gastritis und der Ulkuskrankheit erwiesen war, wurde auch ein Zusammenhang zwischen Helicobacter pylori und diversen anderen Krankheitsbildern anvisiert. Bei einzelnen extragastralen Erkrankungen konnte eine Assoziation mit H. pylori plausibel gemacht werden. Für die meisten Hypothesen gibt es bislang nur unzureichende Anhaltspunkte eines grundlegenden Zusammenhanges.

Als Pathogenitätsmechanismen, über die H. pylori zu krankhaften Manifestationen außerhalb des Magens führen kann, wird die Freisetzung von Ammoniak, die Besiedelung außerhalb des Magens, eine chronische Stimulation des Immunsystems oder eine cross-Mimicry zwischen Bakterium und Wirts-Antigenen im Sinne einer Autoimmunität postuliert.

3.7.2 Autoimmunität

Der zugrundeliegende Pathogenitätsmechanismus, durch den eine chronische Persistenz der H. pylori Infektion möglich wird, beruht z.T. auf einer „Maskierung" des Keimes. H. pylori exprimiert Lipopolysaccharide entsprechend der Lewis x und/oder Lewis y Blutgruppenantigene, die nicht als körperfremd erkannt werden und somit eine Adhäsion an die Mukosa vermitteln. Die zentralen Oligosaccharide der H. pylori Lipopolysaccharide, zusammen mit einem Adhäsin, ermöglichen die Bindung des Bakteriums an ein Wirts-Glykoprotein, das Laminin. Im Vergleich zu anderen Gram-negativen Bakterien induzieren diese Lipopolysaccharide nur eine geringe immunologische Aktivität. Diese Lipopolysaccharide induzieren außerdem eine geringe prokoagulierende Aktivität und den Plasminogen Aktivator Inhibitor Typ 2 aus mononukleären Zellen. Ob dieser Mechanismus nur zu einer lokalen Immunant-

wort führt oder über einen systemischen Effekt auch bei der extragastrischen Pathologie eine Rolle spielt, bleibt eine offene Frage. Die chronische Entzündung selbst verursacht eine Gewebsschädigung und auch die Bildung von Antikörpern gegen das Wirtsgewebe selbst.

> **Antigastrale Autoantikörper** werden bei mehr als 30% der Patienten mit chronisch aktiver H. pylori Gastritis gefunden. 2 unterschiedliche Zielorte dieser Autoantikörper wurden beschrieben:
> 1. Bindung an die luminale Membran des foveolaren Epitheliums
> 2. Bindung an die kanalikulären Membranen der Parietalzellen

Die gastrische H^+/K^+-ATPase, gegen die bei der klassischen autoimmunen Gastritis Autoantikörper gebildet werden, ist auch bei der atrophischen H. pylori Gastritis das verantwortliche Antigen. Daher korreliert die Anwesenheit von Autoantikörpern gegen kanalikuläre Strukturen der menschlichen Parietalzellen mit dem Grad der Athrophie der gastrischen Mukosa.

Antikörperkreuzreaktionen und Autoantikörper, die während der Immunantwort auf die chronische Infektion mit H. pylori entstehen, könnten auch zu extragastralen Schädigungen führen. Antikörper gegen H. pylori wurden in der zerebrospinalen Flüssigkeit von Patienten mit Guillain-Barre-Syndrom nachgewiesen. Ebenfalls wurde die Bindung polyklonaler H. pylori Antikörper an das Nierengewebe von Patienten mit membranöser Nephropathie nachgewiesen.

Die Autoimmunität könnte auch Auslöser anderer Erkrankungen sein oder einen aggravierenden Einfluss auf andere chronisch entzündliche Erkrankungen ausüben. So wurde unter anderem beschrieben, dass die H. pylori Infektion bei Patienten mit Diabetes mellitus Typ 2 einen Risikofaktor zur Entwicklung einer autonomen Neuropathie darstellt.

3.7.3   Entzündliche Darmerkrankungen

Entzündliche Darmerkrankungen als Folge der Infektion mit Helicobacter Spezies sind bislang nur im Tiermodell nachgewiesen worden. Es ist bekannt, dass eine spezifische Form der Gastritis ein häufiger Befund bei Patienten mit chronisch entzündlichen Darmerkrankungen ist.

! Die Prävalenz von H. pylori positiver Gastritis bei Patienten mit chronisch entzündlichen Darmerkrankungen ist niedriger als bei Vergleichsgruppen sowohl im Kindesalter als auch beim Erwachsenen, so dass keine Assoziation zwischen einer Infektion von H. pylori und chronisch entzündlichen Darmerkrankungen abgeleitet werden kann.

Die Ursache dieser erniedrigten Prävalenz kann sowohl in der Verhinderung der Infektion durch eine vorbestehende Entzündung, als auch in der Wirkung von Medikamenten wie z.B. dem Sulphasalazin oder der häufigeren Antibiotika-Einnahme liegen.

3.7.4   Helicobacter pylori und Nahrungsmittelallergie

Die meisten Antigene erreichen das Immunsystem über die Mukosa. Die gastrointestinale Mukosa ist eine Barriere für Nahrungsmittelallergene. Inflammatorische Prozesse, wie die H. pylori assoziierte Gastritis, können, indem sie die mukosale Permeabilität erhöhen, die Integrität dieser Barriere verändern. Ein möglicher Zusammenhang zwischen symptomatischer Nahrungsmittelallergie und der H. pylori Infektion wurde anhand serologischer Untersuchungen postuliert. 38 erwachsene Patienten mit symptomatischer Nahrungsmittelallergie und 53 Kontrollpatienten wurden bezüglich ihres H. pylori und CagA Status untersucht. Aus dieser Untersuchung ergab sich eine ähnliche Prävalenz der H. pylori Infektion bei Patienten mit Nahrungsmittelallergie und Kontrollen (42,1% und 48,3%). Anti-CagA Antikörper bei H. pylori positiven Personen wurden allerdings bei 62,5% der Patienten mit Nahrungsmittelallergie und nur bei 28% der Kontrollen nachgewiesen (p = 0,030).

! Anhand diesen Daten wurde bei Infektion mit CagA-positiven Stämmen ein erhöhtes Risiko zur Entwicklung von Nahrungsmittelallergien abgeleitet.

Bei einer Untersuchung von 90 Kindern wurde festgestellt, dass H. pylori IgG Antikörper bei Kindern mit Nahrungsmittelallergie signifikant erhöht waren. Für die anti-CagA IgG-Konzentrationen konnte jedoch im Gegensatz zu der vorher erwähnten Studie kein Unterschied festgestellt werden. Diese Ergebnisse könnten auf einen unterschiedlichen Mechanismus der Nahrungsmittelallergie-Entstehung im Kindes- und Erwachsenenalter deuten.

3.7.5   Helicobacter pylori und hepatobiliäre Erkrankungen

3.7.5.1   Hepatische Enzephalopathie

! Über die hohe Ureaseaktivität von H. pylori wird im Magen viel **Ammoniak** gebildet. Dies kann eine zusätzliche Quelle des systemischen Ammoniaks bei Patienten mit Leberinsuffizienz sein und damit zur Ausprägung oder einem erhöhten Schweregrad einer hepatischen Enzephalopathie beitragen.

Eine Reduktion der Ammoniakkonzentration durch Eradikation von H. pylori wurde bei Patienten mit gleichmäßiger H. pylori Verteilung im Magen und vor allem bei Patienten mit Leberzirrhose in Child B/C erzielt. Im Einzelfall konnte eine Verbesserung der Symptome bei Patienten mit hepatischer Enzephalopathie erzielt werden.

3.7.5.2   Direkte Schädigung durch Zytotoxine

Als wesentliche pathogene Faktoren von H. pylori wurden das VacA („vacuolating cytotoxin" A), die cag-Pathogenitätsinsel („cytotoxin associated gene" A) und Lipopolysaccharide identifiziert. Die Sekretion von Zytotoxinen, mit möglichen pathogenen Effekten in Organen entfernt vom Ort der Keimbesiedelung, gaben Anlass, den Einfluss von Helicobacter Spezies und verwandten Keimen auf das hepatobiliäre System zu untersuchen.

Bislang gibt es nur den Hinweis einer direkten Schädigung des hepatobiliären Systems durch die Ausscheidung von Zytotoxinen im Tiermodell. 1994 wurde erstmals über eine Helicobacter Infektion der Maus berichtet, die eine chronisch aktive Hepatitis und Lebertumoren induzieren kann. Dieser Keim wurde nach dem Bild der hervorgerufenen Erkrankung Helicobacter hepaticus genannt. Da im Lebergewebe der infizierten Tiere Keime nur vereinzelt in den Gallenwegen nachgewiesen werden konnten, wurde für die Pathogenese der Leberveränderungen die Ausscheidung eines Zytotoxins, ähnlich dem vakuolisierenden Zytotoxin (VacA) von H. pylori, verantwortlich gemacht.

Mittlerweile sind über 30 unterschiedliche Helicobacter Spezies in Haus- und Labortieren identifiziert worden, von denen folgende im pathogenetischen Zusammenhang mit Erkrankungen des hepatobiliären Systems gesehen werden. In der Regel wird dabei ein Zusammenhang zwischen Darmbesiedelung und Veränderungen der Leber beobachtet. H. bilis, H. canis, H. pullorum, H. hepaticus und H. cholecystus konnten aus Lebergewebe bzw. Gallenblasen von infizierten Tieren kultiviert werden. Als assoziierte Veränderungen und Erkrankungen wurden beschrieben:

1. enterohepatische Läsionen
2. multifokale nekrotisierende Hepatitis
3. fokale Infiltration von Entzündungszellen in der Leber
4. Cholangiofibrose
5. Ausprägung einer chronischen aktiven Hepatitis, die zur Tumorbildung führen kann.

⚠️ Beim Menschen wird die Möglichkeit der Lebergewebsschädigung durch H. pylori spezifische Zytotoxine diskutiert. Der direkte Nachweis einer Leberzellschädigung ist nicht erbracht.

3.7.5.3 Biliäre Infektionen mit Helicobacter Spezies

1983 beobachteten Wayne und Whelan, dass bei 90% der Patienten mit Gallensteinleiden eine Infektion der Galle mit zumindest einem Keim nachweisbar ist. Die Galle der Patienten in dieser Studie war sogar mit bis zu 7 unterschiedlichen Organismen infiziert. Zudem wurde eine Erhöhung der Gallefluss-Rate bei diesen Patienten nachgewiesen. Aus diesen Veränderungen wurde gefolgert, dass bakterielle Infektionen die Sekretion der Gallengangszellen stimulieren und gleichzeitig die Transportaktivität von Gallensalzen und Bilirubin in den Hepatozyten inhibieren.

Erste Hinweise darauf, dass auch Helicobacter Spezies das hepatobiliäre System des Menschen infizieren können, wurden von Lin et al. 1995 gegeben. Diese Autoren präparierten DNA aus der Galle und amplifizierten mittels PCR das für Helicobacter pylori spezifische ureA-Gen. In-vitro-Versuche zeigten jedoch, dass Helicobacter pylori nicht fähig ist, in der Anwesenheit von Gallesalzen zu wachsen und dass somit ein passives Eindringen wahrscheinlicher ist als die Kolonisation der Gallenwege durch H. pylori. Die Veränderungen der Gallesalzkonzentrationen durch bereits bestehende bakterielle Infektionen wurde in diesen Untersuchungen jedoch nicht berücksichtigt.

1998 führten J. G. Fox et al. Untersuchungen an Gallenblasengewebe und Galle von Chilenen mit chronischer Cholezystitis durch. Aufgrund des 30fach erhöhten Risikos für Gallenblasenkarzinome in Chile wurde nach möglichen Risikofaktoren gesucht. In 13 von 23 Galleproben und in 9 von 23 Gallenblasengeweben von Patienten mit chronischer Cholezystitis konnte eine Infektion mit Helicobacter Spezies mittels PCR nachgewiesen werden. Eine Kultivierung dieser Spezies war nicht möglich. 8 dieser Spezies wurden durch Sequenzierung des Amplifikationsproduktes identifiziert. 5-mal wurden Infektionen mit H. bilis Stämmen, 2-mal mit „Helicobacter rappi-

Tab. 3.**16** Helicobacter Spezies – Nachweis in der Galle und Gallenblase des Menschen

Nachweis	Erkrankung	% Infektion	Spezies	Land
Galle (n = 23)	Chronische Cholezystitis	56	H. bilis, H. rappini	Chile
Galle (n = 73)	Chronische Cholezystitis, Verschluss der Gallenwege, perkutaner Galledrainage, ERCP	0	H. pylori	Deutschland
Galle (n = 32)	Gallensteine, Gallengangskarzinom, Pankreaskarzinom	31,3	H. pylori	Korea
Gallenblase (n = 23)	Chronische Cholezystitis	39	H. bilis, H. pullorum	Chile

ni" (früher Flexispira) und einmal mit H. pullorum mit Hilfe dieser Methode nachgewiesen.

In einer deutschen Untersuchung wurden Galleproben von 73 Patienten mit akuter oder chronischer Cholezystitis, Verschluss der Gallenwege, perkutaner Galledrainage oder endoskopischer retrograder Cholangiopankreatographie untersucht. In keiner dieser Proben konnten mittels PCR oder Kultur das Vorkommen von Helicobacter Spezies nachgewiesen werden. Daraus schlossen die Autoren, dass Helicobacter Spezies in Deutschland, einer Region mit niedriger Gallenblasenkarzinom-Inzidenz, für die hepatobiliäre Pathologie keine Rolle spielen (Tab. 3.**16**).

Die Tatsache, dass sich Bakterien der Spezies Helicobacter und verwandte Keime in der Galle, im Gallenblasengewebe sowie im Lebergewebe nachweisen lassen, stellt eine höchst interessante Neuigkeit auf dem Gebiet der hepatobiliären Erkrankungen dar. Allerdings bleibt es weiteren Studien überlassen, zwischen Pathogenität oder möglichem Epiphänomen der bakteriellen Besiedelung des hepatobiliären Systems zu unterscheiden.

Literatur

Corrado G, Luzzi I, Lucarelli S, Frediani T, Pacchiarotti C, Cavaliere M, Rea P, Cardi E. Positive association between Helicobacter pylori infection and food allergy in children. Scand J Gastroenterol 1998; 33: 1135–1139

Dasani BM, Sigal SH, Lieber CS. Analysis of risk factors for chronic hepatic encephalopathy: the role of Helicobacter pylori infection. Am J Gastroenterol 1998; 93: 726–731

Faller G, Steininger H, Appelmelk B, Kirchner T. Evidence of novel pathogenic pathways for the formation of antigastric autoantibodies in Helicobacter pylori gastritis. J Clin Pathol 1998; 51: 244–245

Figura N, Perrone A, Gennari C, Orlandini G, Giannace R, Lenzi C, Vagliasindi M, Bianciardi L, Rottoli P. CagA-positive Helicobacter pylori infection may increase the risk of food allergy development. J Physiol Pharmacol 1999; 50: 827–883

Foltz CJ, Fox JG, Cahill R, Murphy JC, Yan L, Shames B, Schauer DB. Spontaneous inflammatory bowel disease in multiple mutant mouse lines: association with colonization by Helicobacter hepaticus. Helicobacter 1998; 3: 69–78

Fox JG, Dewhirst FE, Shen Z, Feng Y, Taylor NS, Paster BJ, Ericson RL, Lau CN, Correa P, Araya JC, Roa I. Hepatic Helicobacter species identified in bile and gallbladder tissue from Chileans with chronic cholecystitis. Gastroenterology 1998; 114: 755–763

Halme L, Rautelin H, Leidenius M, Kosunen TU. Inverse correlation between Helicobacter pylori infection and inflammatory bowel disease. J Clin Pathol 1996; 49: 65–67

Lin TT, Yeh CT, Wu CS, Liaw YF. Detection and partial sequence analysis of Helicobacter pylori DNA in the bile samples. Dig Dis Sci 1995; 40: 2214–2219

Miyaji H, Ito S, Azuma T, Ito Y, Yamazaki Y, Ohtaki Y, Sato F, Hirai M, Kuriyama M, Kohli Y. Effects of Helicobacter pylori eradication therapy on hyperammonaemia in patients with liver cirrhosis. Gut 1997; 40: 726–730

Pena AS, Crusius JE. Food allergy, coeliac disease and chronic inflammatory bowel disease in man. Vet Q 1998; 20: 49–52

Rudi J, Rudy A, Maiwald M, Stremmel W. Helicobacter sp. are not detectable in bile from German pat with biliary disease. Gastroenterology 1999; 116 (4): 1016–1017

Ward JM, Fox JG, Anwer MA, Haines DC, George CV, Collins MJ Jr, Gorelick PL, Nagashima K, Gonda MA, Gilden RV, Tully JG, Russel RJ, Benveniste RE, Paster BJ, Dewhirst FE, Donovan JC, Anderson LM, Rice JM. Chronic active hepatitis and associated liver tumors in mice caused by a persistent bacterial infection with a novel Helicobacter species. J Natl Cancer Inst 1994; 86: 1222–1227

Zullo A, Rinaldi V, Hassan C, Folino S, Winn S, Pinto G, Attili AF. Helicobacter pylori and plasma ammonia levels in cirrhotics: role of urease inhibition by acetohydroxamic acid. Ital J Gastroenterol Hepatol 1998; 30: 405–409

3.8 Helicobacter pylori: Extraintestinale Krankheitsmanifestationen

H. S. Füeßl

3.8.1 Einleitung

Die epochale Entdeckung, wonach Helicobacter pylori (H. pylori) eine überragende Rolle für die Ätiologie und Pathogenese der gastroduodenalen Ulkuskrankheit, verschiedener Formen der Gastritis und des MALT-Lymphoms spielt, veranlasste zahlreiche Kliniker, Epidemiologen und Mikrobiologen, auch extraintestinale, bislang ätiologisch ungeklärte Krankheiten auf eine Assoziation zur Helicobacter Infektion hin zu untersuchen. Dies überrascht zunächst, da nach unseren gegenwärtigen Kenntnissen die Infektion auf orthotope, heterotope und metaplastische Magenmukosa beschränkt ist. Immerhin kommt es dort, wahrscheinlich vermittelt durch Zytokine und Autoantikörper gegen die H^+/K^+-ATPase gastraler Zellen, zu einem lokalen entzündlichen Prozess, der sogar eine systemische Immunantwort mit Bildung von zirkulierenden Antikörpern auslöst. Insofern erschien es nicht völlig ausgeschlossen, dass Helicobacter pylori, z.B. durch seine Fähigkeit der Produktion von CagA- und VacA-Zytotoxinen, auch an der Pathogenese von Krankheiten extraintestinaler Organe und Organsysteme beteiligt ist. Seit 1993 das Konzept der extraintestinalen Krankheitsmanifestation bei Infektion mit H. pylori entwickelt wurde, erschien eine große Zahl von Untersuchungen und Fallbeobachtungen zu diesem Thema.

Für die Aufdeckung einer Assoziation oder Kausalität mit anderen Erkrankungen bedeutet die enorme Häufigkeit der H. pylori Infektion das größte Problem. Wenn, je nach Alterskohorte, mindestens 50% einer Population mit H. pylori infiziert sind, so muss es schon aus rein statistischen Gründen häufig zu zufälligen Koinzidenzen von H. pylori Infektion und anderen Krankheiten kommen. Assoziationen sagen zudem prinzipiell noch nichts über Kausalitäten aus. Bei einer derart häufigen Infektion sind zum Nachweis von statistisch signifikanten, überzufällig häufigen Assoziationen an die methodische Qualität von Studien hohe Anforderungen zu stellen. Der höchste Grad der wissenschaftlichen Evidenz ergibt sich aus randomisierten und kontrollierten Studien. Ein großer Teil der bislang zum Thema extraintestinale Manifestationen der H. pylori Infektion publizierten Literatur besteht jedoch aus methodisch zweifelhaften Untersuchungen wie Kohortenstudien, Fall-Kontroll-Studien, beobachtenden Querschnittsuntersuchungen und kasuistischen Mitteilungen.

Nach Sackett et al. müssen die folgenden 9 Fragen positiv beantwortet werden, wenn man von einer möglichen Assoziation auf eine Kausalität schließen will:

1. Gibt es experimentelle Befunde beim Menschen?
2. Ist die Assoziation ausgeprägt?
3. Ist die Assoziation in allen Untersuchungen in gleicher Weise nachgewiesen?
4. Besteht ein zeitlicher Zusammenhang zwischen postulierter Ursache und Wirkung?
5. Gibt es eine Dosis-Wirkungs-Beziehung?
6. Macht die Assoziation epidemiologisch Sinn?
7. Macht die Assoziation biologisch Sinn?
8. Ist die Assoziation spezifisch?
9. Ist die Assoziation analog einer früher bewiesenen kausalen Assoziation?

Tab. 3.**17** zeigt das Ergebnis einer MEDLINE-Suche, in der versucht wurde, sämtliche verfügbaren, bislang zum Thema extraintestinale Erkrankungen und H. pylori Infektion publizierten Erkenntnisse zu sichten und zu bewerten. Dabei wurden auch Kurzfassungen von Vorträgen sowie veröffentlichte Ergebnisse von Tagungen berücksichtigt. Die Angabe der Literaturstellen muss aus Umfangsgründen in vielen Fällen unterbleiben.

Einige der geforderten Fragen dürften für den Fall der H. pylori Infektion prinzipiell kaum zu beantworten sein. Abgesehen von zwei gut dokumentierten Selbstversuchen gibt es keine experimentellen oder inzidentellen Infektionen mit

koronare Herzkrankheit	Hyperammonämie
zerebrovaskuläre Insuffizienz	Hyperlipidämie
periphere arterielle Verschlusskrankheit	Hyperfibrinogenämie
kardiale Arrhythmien	Hyperviskosität
Migräne	Thrombozytose
Raynaud-Phänomen	Leukozytose
Diabetes mellitus	CRP-Erhöhung
Thyreoiditis	TNFα-Erhöhung
Akromegalie	Hyperhomocysteinämie
Rosazea	AK gegen Hitzeschockproteine
Psoriasis	
chronische Urtikaria	
Purpura Schönlein-Henoch	
atopische Dermatitis	
Sweet-Syndrom	
rheumatoide Arthritis	
Sklerodermie	
Sjögren-Syndrom	
Eisenmangelanämie	
idiopathische thrombozytopenische Purpura	
chronische Laryngitis	
plötzlicher Kindstod	
Wachstumsverzögerung im Kindesalter	
Alterskachexie	

Tab. 3.**17** Extraintestinale Erkrankungen und Laborveränderungen mit postulierter Assoziation zur H. pylori Infektion

H. pylori beim Menschen. Für den Nachweis der H. pylori Infektion steht eine Reihe von Möglichkeiten mit unterschiedlicher Sensitivität und Spezifität zur Verfügung. Dieser Umstand hat wesentlichen Einfluss auf die festgestellte Prävalenz der Infektion und führt zu Problemen beim Vergleich verschiedener Untersuchungen. Als Zeitpunkt für die Infektion wird im Allgemeinen die frühe Kindheit angenommen, woraus zum einen folgt, dass die Dauer der Infektion in der Regel unbekannt ist, zum anderen aber praktisch jede im Erwachsenenalter auftretende Erkrankung der Infektion folgt. Nachdem der Nachweis der H. pylori Infektion nur qualitativ und nicht quantitativ erfolgt, ist eine „Dosis-Wirkungs-Beziehung" prinzipiell nicht herstellbar. Bei vielen der postulierten Assoziationen fällt es schwer, eine biologisch rationale Begründung für den potentiellen Zusammenhang bzw. einen möglichen pathogenetischen Mechanismus zu entwickeln.

⚠ Legt man einen kritischen Maßstab an, so liegen für die meisten Fragen entweder überhaupt keine soliden Daten vor, erbrachten die Studien widersprüchliche Ergebnisse und sind mögliche Assoziationen keinesfalls spezifisch. Durchweg handelt es sich nur um sehr schwache Assoziationen zwischen den untersuchten Erkrankungen und der H. pylori Infektion. Tab. 3.**18** zeigt eine Zusammenstellung von Erkrankungen und Laborbefunden, für die in der Literatur der letzten Jahren eine Assoziation zur H. pylori Infektion postuliert wurde.

3.8.2 Gefäßkrankheiten

3.8.2.1 Koronare Herzkrankheit

Seit dem ersten Bericht im Jahre 1994 wurden mehr als 20 epidemiologische Untersuchungen mit zusammen etwa 2600 Patienten veröffentlicht, in denen mit unterschiedlichem Grad der Evidenz eine Assoziation zwischen einer chroni-

Tab. **3.18** Anwendung der 9 diagnostischen Testkriterien nach Sackett et al. auf extraintestinale Erkrankungen, für die eine postulierte Assoziation mit der Helicobacter pylori Infektion besteht (modifiziert nach Bardham PK et al.)

Testfragen	KHK	zerebrovask. Erkrankungen	Hypertonie	Raynaud-Phänomen	Migräne	Rosazea	chron. Urtikaria	Eisenmangelanämie	ITP	Hyperammonämie	plötzlicher Kindstod	Wachstumsverzögerung	Alterskachexie	chron. Laryngitis
Gibt es experimentelle Befunde beim Menschen?	nein	nein	nein	nein	nein	nein	nein	nein	nein	nein	nein	nein	nein	nein
Ist die Assoziation ausgeprägt?	nein	nein	nein	nein	nein	nein	nein	?	?	nein	nein	nein	nein	nein
Ist die Assoziation in allen Untersuchungen in gleicher Weise nachgewiesen?	nein	nein	nein	nein	?	nein	nein	?	?	nein	nein	nein	?	?
Besteht ein zeitlicher Zusammenhang zwischen postulierter Ursache und Wirkung?	?	?	?	?	?	?	?	?	?	?	ja	ja	nein	nein
Gibt es eine Dosis-Wirkungs-Beziehung?	?	?	?	?	?	?	?	?	?	?	?	?	?	?
Macht die Assoziation epidemiologisch Sinn?	?	?	?	?	?	?	nein	nein	nein	?	?	nein	?	?
Macht die Assoziation biologisch Sinn?	?	?	?	?	?	nein	nein	?	?	ja	?	?	nein	?
Ist die Assoziation spezifisch?	nein	nein	nein	nein	nein	nein	nein	nein	nein	nein	nein	nein	nein	nein
Ist die Assoziation analog einer früher bewiesenen kausalen Assoziation?	nein	nein	nein	nein	nein	nein	nein	nein	nein	nein	nein	nein	nein	nein

ITP: idiopathische thrombozytopenische Purpura, ?: Fehlen von ausreichend wissenschaftlicher Evidenz

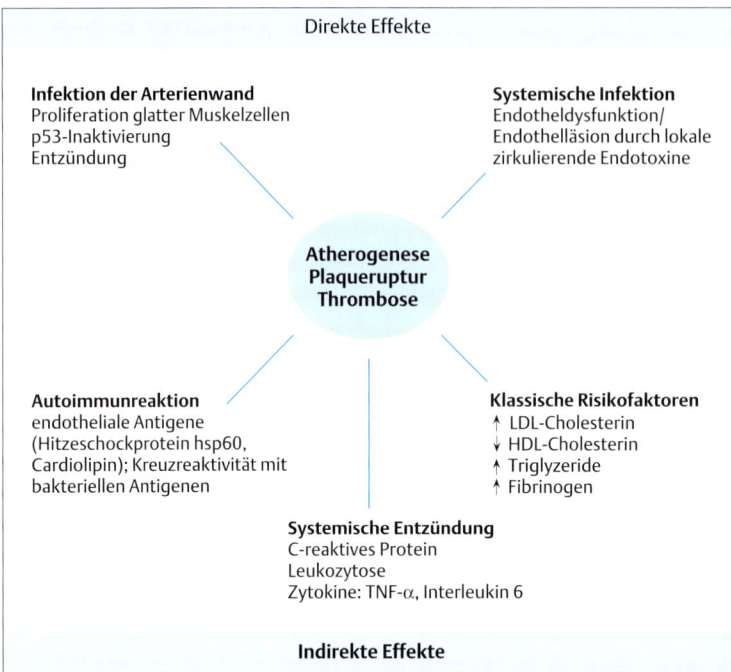

Abb. 3.**15** Hypothetische Möglichkeiten der bakteriellen Genese atherosklerotischer Veränderungen.

schen H. pylori Infektion und verschiedenen Manifestationen der koronaren Herzkrankheit nachgewiesen wurde. Der Nachweis der H. pylori Infektion erfolgte in diesen Studien überwiegend serologisch. Zwei Metaanalysen aus den Jahren 1997 bzw. 1998 von 20 bzw. 18 Studien mit unterschiedlichem Design kommen allerdings zu dem Schluss, dass lediglich eine schwache Assoziation besteht, die zudem in vielen Untersuchungen wahrscheinlich durch ungenügend kontrollierte konfundierende Risikofaktoren bedingt sein dürfte. Querschnittsuntersuchungen mit 34–100 KHK- und entsprechenden Kontrollpatienten aus England, Nordirland, Finnland, Italien, Spanien, Deutschland und den USA ergaben eine maximale Odds Ratio für die KHK von 2,15 bei Personen mit H. pylori Infektion. Die Ergebnisse erwiesen sich in vielen Fällen zwar als statistisch signifikant, doch wurden die Aussagen der meisten Studien wegen zu kleiner Patientenzahl, ungenügender Auswahl und Untersuchung der Kontrollen, multipler statistischer Vergleiche sowie mangelnder Berücksichtigung des sozioökonomischen Status kritisiert und eine kausale Assoziation angezweifelt. Gerade der letzte Punkt erscheint methodisch problematisch, da ein niedriger sozioökonomischer Status sowohl

für KHK als auch für H. pylori Infektion einen Risikofaktor darstellt und Unterschiede zwischen Fall- und Kontrollpatienten auf diesem komplexen Gebiet nur schwer zu erfassen sind.

Die beste Evidenz einer Assoziation zwischen H. pylori Infektion und KHK stammt von einer Fall-Kontroll-Studie aus England. 95 Männer im mittleren Lebensalter, die einen Myokardinfarkt überlebt hatten, wiesen eine Seroprävalenz von 70% auf verglichen mit nur 57% bei 78 Kontrollen (OR = 1,77; p = 0,03). In einer Untersuchung an 312 Patienten mit stabiler KHK und 479 Kontrollen ließ sich dagegen kein signifikanter Unterschied der Seroprävalenz von H. pylori und der Prävalenz CagA-positiver H. pylori Stämme zeigen.

Die Assoziation zwischen koronarer Herzkrankheit und chronischen oder persistierenden Infektionen mit Chlamydia pneumoniae, Helicobacter pylori oder Zytomegalievirus führte zur allgemeinen Hypothese einer infektiösen Genese der koronaren Herzkrankheit (siehe Abb. 3.**15**). Als pathogenetisches Bindeglied erschienen eine Fülle von Berichten über Assoziationen zwischen lokalen und systemischen Infektionsmarkern und Hyperlipidämie, Fibrinogenkonzentration, CRP-Erhöhung, Leukozytose, Aktivierung von Zytokinen und weiteren Hinweisen auf Autoimmunreaktionen. Viele dieser nicht kontrollierten Untersuchungen bezogen sich auf kleine Patientenkollektive, die Ergebnisse konnten in Studien an größeren Patientenzahlen und Metaanalysen meist nicht bestätigt werden. Überhaupt scheint bei einer Prävalenz gerade der H. pylori Infektion von 50% und mehr die Patientenzahl entscheidend für das Ergebnis zu sein: Alle Untersuchungen mit positiven Assoziationen zur H. pylori Infektion bezogen nur 50–200 Patienten ein, alle Studien mit mehr als 500 Patienten und Metaanalysen kamen zu einem negativen Ergebnis.

❗ Dieses Resultat wirft ein bezeichnendes Licht auf die Validität und Relevanz der Studienergebnisse. Es ist nicht auszuschließen, dass die Verbreitung der Hypothese einer Assoziation zwischen H. pylori Infektion und KHK auch vorwiegend auf einer selektiven Publikation positiver Assoziationen beruht, die im Zuge der Publizität des Keims durch die bahnbrechenden Erfolge der Eradikationsbehandlung in der Therapie der gastroduodenalen Ulkuskrankheit betrieben wurden.

3.8.2.2 Zerebrovaskuläre Insulte und periphere arterielle Verschlusskrankheit

In einer Fall-Kontroll-Studie an 238 Patienten mit ischämischem Apoplex oder transitorisch-ischämischen Attacken wiesen Fallpatienten mit 59% eine signifikant höhere Seroprävalenz auf als ihre Ehegatten mit 45%.

❗ Der Effekt war gering ausgeprägt und bezog sich auch nur auf die Untergruppe von Patienten mit Angiopathie der großen Hirnarterien oder lakunären Apoplexien, nicht jedoch auf embolische Hirninfarkte oder Ischämien anderer Genese. In anderen Untersuchungen konnte er nicht bestätigt werden.

3.8.2.3 Arterielle Hypertonie

In einer Studie über den Zusammenhang zwischen nicht-ulzeröser Dyspepsie und H. pylori Infektion fanden Barnes et al. unerwartet und wohl eher zufällig eine Assoziation zwischen Hypertonie und H. pylori Befall. Im Gefolge dieser Beobachtung konnten zwei Studien mit kleinen Patientenzahlen eine Assoziation zwischen Hypertonie und Seroprävalenz zeigen, die jedoch

von mindestens sieben weiteren Untersuchungen nicht bestätigt wurde. Danesh und Peto zeigten in ihrer Metaanalyse, dass seropositive Personen signifikant höhere systolische Blutdruckwerte im Vergleich zu seronegativen hatten. Ein mittlerer Unterschied von nur 0,9 mm Hg und die fehlende Assoziation zum diastolischen Blutdruck lassen das Ergebnis trotz der statistischen Signifikanz als eher zufällig bedingt erscheinen.

❗ Insgesamt ist die Evidenz gering, dass die H. pylori Infektion mit einer Hypertonie assoziiert sein könnte.

3.8.2.4 Migräne

In einer Studie aus Italien fand man mittels Atemtest unter 225 Patienten mit primärer Migräne eine Seroprävalenz von 48%. Nach einschlägiger Therapie kam es unter den 83% der Patienten mit erfolgreicher Eradikation im Verlauf der nachfolgenden 24 Wochen bei 23% zu einem vollständigen Verschwinden und bei 77% zu einer signifikanten Besserung der Migräne. Bei den Patienten mit fehlgeschlagener Eradikation änderten sich Art und Schwere der Attacken dagegen nicht. Die Untersuchung liefert ein auf den ersten Blick eindrucksvolles Ergebnis, sie war allerdings weder randomisiert noch doppelblind geführt und somit nicht ausreichend kontrolliert. Gerade bei einem funktionellen Krankheitsbild wie der Migräne erscheint dies als schwerwiegender Mangel hinsichtlich der Aussagekraft. Auch fehlt eine biologisch plausible Rationale für eine Assoziation zwischen Migräne und H. pylori Infektion.

3.8.2.5 Raynaud-Phänomen

Die Studien über eine mögliche Assoziation der H. pylori Infektion zur KHK induzierten auch Untersuchungen über die Beziehung zu anderen organischen und funktionellen Angiopathien. Zwar fand man einen signifikanten Unterschied der Seroprävalenz (81% vs. 20%), doch beziehen sich diese Angaben auf eine Studie an 26 Patienten mit primärem Raynaud-Phänomen und zehn alters- und geschlechtsgleiche Kontrollen. Ähnlich wie bei der Migräne fanden dieselben Autoren eine signifikante Besserung der Raynaud-Attacken im Follow-up der Patienten mit erfolgreicher Eradikation, doch war auch diese Untersuchung nicht randomisiert und doppelblind geführt. Die biologische Begründung für einen möglichen Wirkungsmechanismus der Therapie bleibt unklar.

3.8.3   Endokrine Erkrankungen

3.8.3.1 Diabetes mellitus

Im Zuge einer möglichen Klärung der bei Diabetikern gehäuften gastrointestinalen Beschwerden wurde die Seroprävalenz der H. pylori Infektion bei Patienten mit Diabetes mellitus untersucht. Während in einigen ungenügend kontrollierten Fall-Kontroll-Studien an kleinen Gruppen von Typ 1- und Typ 2-Diabetikern die Prävalenz der Infektion signifikant über den Kontrollpatienten lag, konnte dieser Befund in anderen Untersuchungen nicht bestätigt werden. Hinsichtlich Krankheitsverlauf, Diabeteseinstellung und Insulinbedarf war kein signifikanter Unterschied zwischen Diabetikern mit und ohne H. pylori Infektion erkennbar. Angesichts der Häufigkeit beider Erkrankungen erscheinen die in den Studien üblichen Patientenzahlen von 50–100 methodisch als unzureichend. Die dürftige und heterogene Datenlage stützt keineswegs die Hypothese, dass H. pylori Infektion und Diabetes mellitus in einer kausalen Beziehung stehen.

3.8.3.2 Thyreoiditis

16 von 30 Patienten mit verschiedenen Autoimmunerkrankungen der Schilddrüse, aber auch 16 von 30 Kontrollpatienten mit dyspeptischen Beschwerden ohne Schilddrüsenerkrankung wiesen eine H. pylori Infektion auf. Die Höhe der Schilddrüsenhormone und der Antikörpertiter steht offensichtlich in keiner Beziehung zur H. pylori Infektion. Nachdem nicht einmal eine plausible Hypothese für einen möglichen Zusammenhang existiert, handelt es sich bei diesen Befunden um die Ergebnisse eines mehr oder weniger ungezielten Screenings. Eine Rationale für dieses Vorgehen ist nicht erkennbar.

3.8.3.3 Akromegalie

Bei Patienten mit Akromegalie treten unter Therapie mit Octreotid nicht selten gastrointestinale Beschwerden auf. Im Zuge der Abklärung fand sich bei etwa einem Drittel der wenigen bisher untersuchten Patienten auch eine H. pylori Infektion bzw. eine Gastritis. Dies entspricht ungefähr der Prävalenz in der Allgemeinbevölkerung. Nachdem keine plausible Hypothese für einen kausalen Zusammenhang zwischen beiden Erkrankungen vorstellbar ist, handelt es sich wahrscheinlich um einen Zufallsbefund.

Die Untersuchungen sind insofern von Interesse, als sie aufzeigen, wie durch das Verfahren der routinemäßigen Sammlung von Befunden ohne zugrundeliegende Hypothese wenig plausible Daten in die Literatur Eingang finden, die eben deshalb Anlass zu weiteren Untersuchungen Anlass geben und so perpetuiert werden.

3.8.4   Dermatologische Krankheiten

3.8.4.1 Rosazea

Eine seit mehr als 30 Jahren postulierte Beziehung der Rosazea zu Magenkrankheiten führte zur Untersuchung der H. pylori Seroprävalenz bei Rosazea-Patienten. Eine nicht kontrollierte italienische Studie an 31 Patienten ergab eine Prävalenz von 85%, die aber durch 2 kontrollierte Studien aus England und den USA nicht bestätigt werden konnte. Nachdem die Rosazea mit Antibiotika behandelt wird, die durchaus auch zur Eradikation von H. pylori geeignet sind, dürfte es im Rahmen einer Therapiestudie kaum möglich sein, den Einfluss von H. pylori auf die Erkrankung zu untersuchen. Die biologische Plausibilität für einen Zusammenhang zwischen beiden Phänomenen ist gering.

3.8.4.2 Psoriasis

Aufgrund anekdotischer Fallberichte über eine Besserung der Psoriasis nach H. pylori Eradikation tauchte der Keim auf der Liste möglicher Auslöser der ätiologisch nach wie vor ungeklärten Hauterkrankung auf. Weder durch die Daten zur Seroprävalenz noch durch eine Besserung nach antibiotischer Keimelimination wird diese Hypothese gestützt.

3.8.4.3 Chronische Urtikaria

Die mögliche pathogenetische Verbindung zwischen H. pylori Infektion und der chronischen Urtikaria besteht im Auftreten zirkulierender Immunkomplexe, deren Bildung durch H. pylori ausgelöst sein könnte. In einer therapeutisch erfolgreichen Studie waren 8 von 10 Patienten seropositiv, doch konnte bei 104 Patienten keine Assoziation zwischen H. pylori Infektion und Urtikaria gezeigt werden. In einer nicht kontrollierten Therapiestudie an 25 Patienten war die

Eradikation erfolgreich, in einer kontrollierten Studie an 85 Patienten blieb der Verlauf der Urtikaria durch die Eradikation unbeeinflusst. Auch in diesem Fall ist die wissenschaftliche Evidenz für eine Assoziation gering, eine biologische Rationale existiert nicht.

3.8.4.4 Angioneurotisches Ödem

Ein Fallbericht aus Ungarn schildert eine Patientin mit erworbenem C1-INH-Mangel und H. pylori Infektion, bei der nach Keimeradikation die Symptomatik verschwand und sich der Serum-Komplementspiegel normalisierte. Es wird spekuliert, dass es durch die Antikörper gegen H. pylori zu einem übermäßigen Komplementverbrauch und dem C1-Esterasemangel kam.

3.8.4.5 Verschiedene weitere Hauterkrankungen

Einzelfallberichte über mögliche Assoziationen zur H. pylori Infektion liegen vor für die Purpura Schönlein-Henoch, Alopecia areata, die atopische Dermatitis und das Sweet-Syndrom. Eine biologisch begründbare Hypothese gibt es dafür nicht.

3.8.5 Erkrankungen des rheumatologischen Formenkreises und Kollagenosen

3.8.5.1 Chronische Polyarthritis, Sklerodermie, Sjögren-Syndrom

Die H. pylori Seroprävalenz von 14 Patienten mit chronischer Polyarthritis unterschied sich nicht von 24 altersgleichen Kontrollpatienten. Eine Eradikationsbehandlung führte bei einer geringen Zahl von Patienten mit chronischer Polyarthritis zu einem Rückgang der Antikörper-Titer gegen H. pylori, doch blieb der Krankheitsverlauf durch diese Maßnahme unbeeinflusst. Die Evidenz für eine Assoziation ist gering, eine biologische Hypothese gibt es nicht. Gleiches trifft für die Sklerodermie zu.

Für das Sjögren-Syndrom gibt es Hinweise aus einer italienischen Studie über eine erhöhte Seroprävalenz, die durch Daten aus Finnland nicht bestätigt wurden. Versuche einer therapeutischen Beeinflussung durch antibiotische Therapien wurden bei dieser Erkrankung noch nicht unternommen.

3.8.6 Hämatologische Erkrankungen

3.8.6.1 Eisenmangelanämie

H. pylori könnte über mindestens 2 Mechanismen zu einer Eisenmangelanämie führen: Zum einen gibt es Hinweise auf einen direkten Eisenverbrauch des Bakteriums, wodurch es zu einer Eisenmangelanämie des Wirts ohne Blutverlust kommen könnte; zum anderen führt eine im frühen Kindesalter erworbene Infektion möglicherweise zu einer atrophischen Gastritis, welche die Eisenabsorption beeinträchtigen könnte. Einige Fallberichte über Assoziationen zwischen H. pylori Infektion und Eisenmangelanämie bei Kindern wurden durch eine Querschnittsuntersuchung an 103 Kindern in Bangladesch zunächst bestätigt, durch eine Studie an 2000 Erwachsenen in Dänemark für die Verhältnisse in Europa widerlegt. Hier standen die Erythrozyten-Indizes in keiner Beziehung zum H. pylori Status der untersuchten Personen.

Es gibt zwar eine plausible biologische Begründung für einen Eisenmangel bei H. pylori Infektion, doch handelt es sich bei diesem Phänomen wahrscheinlich nur um ein Zeichen für Unterernährung in der frühen Kindheit aufgrund schlechter sozialer Verhältnisse.

3.8.6.2 Idiopathische thrombozytopenische Purpura

In einer Untersuchung an 15 Patienten mit idiopathischer thrombozytopenischer Purpura (ITP) wiesen 67 % Antikörper gegen H. pylori auf. Unter 7 von 10 Patienten kam es nach einer Eradikation des Keims zu einem deutlichen Anstieg der Thrombozytenzahl bei gleichzeitigem Verschwinden der antithrombozytären Antikörper. Dagegen blieben beide Parameter bei nicht erfolgreich behandelten Patienten unverändert. Diese unkontrollierten Daten einer kleinen Fallserie reichen sicher nicht aus, um H. pylori als Ursache der Erkrankung annehmen zu können. Die Beobachtungen erscheinen aber so interessant, dass man sie in einer größeren prospektiven randomisierten Studie überprüfen sollte.

3.8.7   Verschiedene andere Erkrankungen

3.8.7.1   Hyperammonämie

Bei Patienten mit Leberzirrhose und Ammoniakerhöhung ist die Darmdekontamination mit nicht resorbierbaren Antibiotika eine gängige Maßnahme zur Prophylaxe einer hepatischen Enzephalopathie. Theoretisch könnte Helicobacter pylori, insbesondere wegen seiner hohen Urease-Aktivität, bei der Erzeugung von Ammoniak im Blut durchaus eine Rolle spielen. Tatsächlich fanden sich in einigen Beobachtungsstudien bei Patienten mit hepatischer Enzephalopathie höhere Seroprävalenzen von H. pylori als bei Leberzirrhotikern ohne Ammoniakerhöhung. Die Eradikation von H. pylori führte bei 2 Patienten mit rezidivierender Enzephalopathie zu einem anhaltenden Rückgang der Ammoniakwerte. In mehreren Untersuchungen von vergleichbarer Qualität konnten diese Befunde aber nicht bestätigt werden. Bei heterogener Datenlage ist ein Zusammenhang zwischen H. pylori Infektion und Hyperammonämie immerhin biologisch plausibel.

3.8.7.2   Plötzlicher Kindstod

In einer ersten Serie von Autopsien von 7 am plötzlichen Kindstod verstorbenen Kindern konnte aus dem Magenantrum und der Trachea H. pylori isoliert werden. Nur ein Jahr später gelang derselben Forschergruppe dieser Nachweis in einer zweiten Serie von 22 Autopsien auch unter Einsatz von PCR-Techniken nicht mehr. Falls bei Kindern tatsächlich eine Kolonisierung des oberen Respirationstrakts mit H. pylori auftritt, wäre eine ursächliche Beteiligung des Keims am plötzlichen Kindstod plausibel. Daher sollte man dieser Beobachtung weiter nachgehen.

3.8.7.3   Wachstumsverzögerung bei Kindern

Mehrere Kohortenstudien fanden, dass Kinder mit H. pylori Infektion signifikant kleiner waren als ihre nicht infizierten Altersgenossen. Es erscheint jedoch nicht zulässig, daraus auf eine kausale Beziehung zwischen beiden Phänomenen zu schließen. Wahrscheinlicher handelt es sich nicht um einen unabhängigen Risikofaktor für Kleinwuchs, sondern um zwei unterschiedliche Befunde mit gemeinsamer Ursache. Diese dürfte im niedrigeren sozioökonomischen Status infizierter Kinder zu suchen sein.

3.8.7.4   Alterskachexie

Ein Fallbericht beschreibt 3 betagte multimorbide Patienten mit H. pylori Infektion, die im Altenheim lebten. Die nicht bestätigte Keimeradikation mit einem suboptimalen Therapieregime führte prompt zu einer Gewichtszunahme. Als Beleg für einen kausalen Zusammenhang kann diese Untersuchung sicher nicht dienen. Sie zeigt aber exemplarisch auf, welch niedrige Anforderungen manchmal selbst von seriösen Zeitschriften an kasuistische Mitteilungen gestellt werden, wenn die Beobachtung nur als Beleg für eine interessante und mit großen potenziellen Konsequenzen einhergehende Hypothese dient.

3.8.7.5   Chronische Laryngitis

Der gastroösophageale Reflux gilt als wichtigste Ursache für die chronische Laryngitis. Ergebnisse einer deutschen universitären HNO-Arbeitsgruppe lassen den Schluss zu, dass H. pylori für diese Laryngitis ursächlich verantwortlich sein könnte und die Patienten möglicherweise von einer Keimeradikation profitieren. Allerdings lag die Seroprävalenz bei 38 Patienten mit gesicherter chronischer Laryngitis bei nur knapp 37 %, und die Laryngitis der H. pylori positiven Patienten ließ sich durch eine suffiziente Eradikationsbehandlung nicht bessern. Ausgenommen waren allerdings Patienten mit Refluxösophagitis. Unter einer verlängerten PPI-Therapie kam es bei allen 7 Refluxpatienten zur Abheilung der Refluxösophagitis, zusätzlich aber auch bei 6 zur Abheilung der Laryngitis. Nicht H. pylori, sondern vielmehr der Säurereflux scheint bei der chronischen Laryngitis die wichtigste Rolle zu spielen.

3.8.8   Zusammenfassung

■ Bei der Analyse der Literatur zum Thema der extragastrointestinalen Manifestationen der H. pylori Infektion ist man erstaunt, welche geringen Qualitätsanforderungen offenbar an wissenschaftliche Manuskripte gestellt werden, wenn das Thema nur als neu, potenziell interessant und „im Trend liegend" erscheint. Eine Fülle von ätiologisch ungeklärten Erkrankungen verschiedener Fachgebiete wurde nach dem Prinzip des ungezielten Screenings auf die Assoziation zur H. pylori Infektion hin „abgegrast", ohne dass man plausible Hypothesen entwickelte. So wurden Arbeiten durchgeführt und publiziert, die aufgrund methodischer Mängel a priori keinen relevanten Beitrag zum Thema leisten können, wohl aber die Literaturarchive füllen und eine Thematik zumindest in der Diskussion halten, die eigentlich keiner weiteren Aufmerksamkeit mehr bedürfte. Primär für die Fragestellung insuffiziente Methoden werden durch ähnlich unzulängliche Untersuchungen zunächst scheinbar bestätigt, wobei in diesen Fällen sicher eine Tendenz zur Nichtpublikation negativer Befunde besteht. In fast allen Fällen haben dann methodisch hochwertigere Studien, vor allem aber Untersuchungen mit größeren Patientenzahlen, die zunächst positive Assoziation widerlegt. Viele der postulierten Assoziationen sind bestenfalls spekulativ.

Nach der derzeitigen Datenlage erscheint es allenfalls bei der ITP und beim plötzlichen Kindstod gerechtfertigt, noch Zeit und Ressourcen in das Thema zu investieren, da hier Befunde vorliegen, die auf eine mögliche Assoziation zur H. pylori Infektion hinweisen. Was wir zur Klärung möglicher kausaler Beziehungen aber brauchen sind keine weiteren zufälligen Koinzidenzen, sondern gut geplante, ausreichend kontrollierte und sorgfältig interpretierte Studien. ■

Literatur

Cammarota G, Tursi A, de Marinis L et al. Gastric mucosa-associated lymphoid tissue in autoimmune thyroid diseases. Scand J Gastroenterol 1997; 32: 869–872

Danesh J, Collins R, Peto R. Chronic infections and coronary heart disease: is there a link? Lancet 1997; 350: 430–436

Danesh J, Peto R. Risk factors for coronary heart disease and infection with Helicobacter pylori: meta-analysis of 18 studies. Brit med J 1998; 316: 1130–1132

Farkas H, Gyeney L, Majthényi P, Füst G, Varga I. Angioedema due to acquired C1-esterase inhibitor deficiency in a patient with Helicobacter pylori infection. Z Gastroenterol 1999; 37: 513–518

Franceschi F, Gasbarrini A, Tartaglione R et al. Regression of autoimmune thrombocytopenic purpura after Helicobacter pylori eradication. Gastroenterology 1998; 114: A124

Gasbarrini A, Serricchio M, Tondi P, Gasbarrini G, Pola P. Association of helicobacter pylori infection with primary Raynaud phenomenon (Letter). Lancet 1996; 348: 966–967

Gasbarrini A, de Luca A, Fiore G. et al. Beneficial effects of Helicobacter pylori eradication on migraine. Hepato-Gastroenterol 1998; 45: 765–770

Jaspersen D, Weber R, Diehl KL, Kind M, Arps H, Draf W. Ist die chronische Laryngitis Helicobacter-pylori-assoziiert? Ergebnisse einer prospektiven Studie. Z Gastroenterol 1998; 36: 369–372

Koenig W, Rothenbacher D, Hoffmeister A et al. Infection with Helicobacter pylori is not a major independent risk factor for stable coronary heart disease. Circulation 1999; 100: 2326–2331

Leontiadis GI, Sharma VK, Howden CW. Non-gastrointestinal tract associations of Helicobacter pylori infection. Arch Intern Med 1999; 159: 925–940

Wald NJ, Law MR, Morris JK, Bagnall AM. Helicobacter pylori infection and mortality from ischaemic heart disease: negative results from a large, prospective study. Brit med J 1997; 315: 1199–1201

Whincup PH, Mendall MA, Perry IJ, Strachan DP, Walker M. Prospective relations between Helicobacter pylori infection, coronary heart disease, and stroke in middle aged men. Heart 1996; 75: 568–572

4 Diagnose und Therapie

4.1 Diagnostische Verfahren bei Helicobacter pylori Infektion

M. Nilius, A. Leodolter, P. Malfertheiner

4.1.1 Einleitung

Die Vielfalt diagnostischer Möglichkeiten zum Nachweis der Helicobacter pylori Infektion wird sowohl durch die Lokalisation der Infektion im Magen als auch durch die besonderen Eigenschaften des Keims bestimmt.

Abhängig von der Vorgehensweise lassen sich die entsprechenden Nachweismethoden in invasive und nicht-invasive Methoden unterteilen (Tab. 4.**1**).

Die Diagnose der Helicobacter pylori Infektion wird heute nicht nur an speziellen gastroenterologischen Zentren durchgeführt, sondern hat mittlerweile Eingang in die allgemeine internistische Praxis gefunden. Dies wird auch in den allgemeinen Konsensusdiskussionen empfohlen. Dadurch gewinnen für den niedergelassenen Internisten vor allem die nicht-invasiven Methoden an Bedeutung, während die invasiven Methoden zukünftig nur noch dann erforderlich sind, wenn es um wissenschaftliche Fragestellungen und die Gewinnung zusätzlicher, spezieller Informationen geht, die nur aus der Biopsie ermittelt werden können. Nachfolgend werden die einzelnen Methoden hinsichtlich ihrer Durchführung und Wertigkeit beschrieben.

4.1.2 Invasive Methoden

Diese Verfahren sind dadurch charakterisiert, dass der Nachweis der Infektion an Biopsiematerial erfolgt, das während einer Gastroduodenoskopie aus dem Magen – vorwiegend aus dem Antrum und dem Korpus – entnommen wird. Diese Biopsien dienen zur Durchführung
1. des Nachweises der Ureaseaktivität
2. histologischer Methoden
3. mikrobiologischer Methoden
4. molekularbiologischer Methoden.

Die H. pylori Diagnostik im Rahmen einer Gastroduodenoskopie ist keine Mehrbelastung für den Patienten, da es bei diesen Patienten um die Abklärung von Oberbauchbeschwerden geht, bei der diese Untersuchungsmethode als Standard gilt (s. Tab. 4.**2**).

Der endoskopische Befund allein ist kein ausreichend verlässliches Verfahren, weder für den Nachweis der chronischen Gastritis, noch für das Vorliegen einer H. pylori Infektion.

Zwar gibt vor allem die gänsehautartige Beschaffenheit der Antrumschleimhaut bei Erwachsenen und Kindern einen spezifischen Hinweis auf das Vorliegen einer H. pylori Infektion,

Tab. 4.**1** Direkte und indirekte Nachweisverfahren für die H. pylori Infektion

invasive Nachweisverfahren (an Biopsiematerial)	nicht-invasive Nachweisverfahren
– Urease-Schnelltest – Histologie (HE-, Warthin-Starry-, Giemsafärbung) – direkte Mikroskopie – Kultur – PCR	– ^{13}C-Harnstoffatemtest – Antikörpertests – Stuhl-Antigentest – Speicheltests – Fadentest – PCR aus Magensaft, Speichel

Tab. 4.**2** H. pylori Diagnostik bei Patienten mit Oberbauchbeschwerden

1. Endoskopische Diagnose mit Biopsieentnahme:
   - 1 (2) × Antrum für Urease-Schnelltest
   - 2 × Antrum für Histologie
   - 2 × Antrum für Mikrobiologie
   - 1 (2) × Korpus für Histologie
   - 1 (2) × Korpus für Urease-Schnelltest
2. Therapiekontrolle: 4 Wochen nach Ende der Behandlung (= Eradikation), ^{13}C-Atemtest, Stuhl-Antigentest (oder wie bei 1.)
3. Langzeitverlauf: Serologie, ^{13}C-Atemtest, Stuhl-Antigentest

Tab. 4.3 Vergleich der Treffsicherheit einzelner Nachweisverfahren

Urease-Schnelltest		Histologie		Mikrobiologie		Antikörpertests		¹³C-Atemtest		Stuhl-Antigentest		PCR		Literatur
Sens. %	Spez. %	Sens. %	Spez. %	Sens. %	Spez. %	Sens. %	Spez. %	Sens. %	Spez. %	Sens. %	Spez. %	Sens. %	Spez. %	
92	92	96	91			96	88	96	100					Lin et al. 1992
		92,2	90,8	92,2	90	95	85,3							Goosens et al. 1992
100	100	100	100	82,1	100			92,5	97,3					Labenz et al. 1993
88	96	90	88	70	98	94	98					94	100	Weiss et al. 1994
79	92			86	100							95	100	Fabre et al. 1994
94,7	95,5	92,1	95,5	100	95,5							88,4	96,8	Lage et al. 1995
						79–100	65–98			94	91	80–87	68–88	Vaira et al. 1999

die Sensitivität dieses Befundes ist jedoch insbesondere beim Erwachsenen gering. Auch in einer makroskopisch völlig normal wirkenden Schleimhaut kann häufig eine H. pylori Infektion nachgewiesen werden. Die in Sydney beim Weltkongress 1990 vorgeschlagenen endoskopischen Kriterien für die Klassifikation der H. pylori Gastritis sind in ihrer verbesserten Form (Updated-Sydney-System) mittlerweile Standard für die histologische Befunderhebung.

4.1.2.1 Urease-Tests

In dieser Gruppe von Tests hat sich der Urease-Schnelltest (z. B. HUT®-Test), der an der frisch entnommenen Magenbiopsie durchgeführt wird, in der klinischen Praxis durchgesetzt (s. Abb. 4.**1**, Farbtafel **V**). Das Prinzip dieses Tests beruht auf der potenten Ureaseproduktion von H. pylori. Dabei wird der im Medium (Agar oder Flüssigkeit) enthaltene Harnstoff durch die Urease in Ammonium und CO_2 gespalten. An diesen Vorgang ist eine pH-Verschiebung in den alkalischen Bereich geknüpft, wodurch ein Farbindikator aktiviert wird und durch Farbumschlag (z. B. rot bei Verwendung von Phenolrot) das Vorliegen des Keims anzeigt. Bei optimalem Harnstoffgehalt des Mediums (2–6%), in das die H. pylori enthaltende Biopsie gebettet wird, erfolgt der Farbumschlag häufig innerhalb von 30 min. Die Durchführung des Urease-Schnelltests an einer einzelnen Biopsie erzielt eine Sensitivität von 90% und eine Spezifität von 95%. Die Sensitivität kann durch das gleichzeitige Durchführen des Schnelltests an 2 Biopsien auf 95% angehoben werden. Im direkten Vergleich mit den zeitaufwendigeren Verfahren erweist sich der Urease-Schnelltest als ebenbürtig (Tab. 4.**3**). Für die klinische Praxis ist dieser Test deshalb von großem Vorteil, weil er dem Arzt erlaubt, innerhalb kurzer Zeit H. pylori nachzuweisen und gegebenenfalls die Therapieindikation sofort zu stellen.

4.1.2.2 Histologische Verfahren

Der Nachweis von H. pylori kann bei entsprechender Erfahrung und adäquater mikroskopischer Vergrößerung bereits anhand der histologischen Routinefärbung mit Hämatoxylin und Eosin (HE) erfolgen. Klassisch und durch optimalen Kontrast der Mikroorganismen charakterisiert ist die Warthin-Starry-Färbung, die in der Originalbeschreibung der Bakterien von Warren angewandt wurde (s. Abb. 2.**5**, Farbtafel **II**).

Neben dieser Spezialfärbung hat sich vor allem eine modifizierte Giemsafärbung durchgesetzt, die sich durch einen geringeren methodischen Aufwand auszeichnet. Daneben gibt es eine Reihe weiterer Färbemethoden, wie Kresolviolett, Acridin-Orange, Karbolfuchsin, die allesamt eine kontrastreiche Darstellung der Keime erlauben, jedoch hinsichtlich der Sensitivität und Spezifität nur von unwesentlichem Vorteil sind.

Der immunhistochemische Nachweis von H. pylori mittels spezifischer gegen H. pylori gerichteter Antikörper hat den Vorteil einer hohen Spezifität und einer niedrigen Interobserver-Variabilität.

Unter Berücksichtigung sämtlicher Studien darf die Treffsicherheit histologischer Verfahren im Nachweis von H. pylori mit über 90 % angegeben werden, wobei Ergebnisse der einzelnen Autoren zwischen 85 % – 98 % schwanken.

Für die klinische Routine ist die Entnahme von 2 Biopsien aus dem Antrum und Corpus empfohlen.

Die direkte Mikroskopie mittels modifizierter Gramfärbung wird wenig angewandt, erlaubt jedoch eine schnelle und zuverlässige Diagnose, die von der histologischen Untersuchung nur um weniges übertroffen wird. Die besondere Bedeutung der histologischen Untersuchung liegt darin, dass neben dem H. pylori Nachweis auch eine Beurteilung der Magenschleimhaut (Art und Ausprägung der Gastritis) erfolgt. Kriterien zur Klassifikation und Graduierung der chronischen Gastritis sind im Kapitel „Pathologie der Helicobacter pylori Krankheiten" von M. Stolte abgehandelt.

4.1.2.3 Mikrobiologischer Nachweis

Die Isolierung und Anzüchtung von H. pylori in einem speziellen Medium oder Agar wird als Goldstandard betrachtet, da nur wenige Keime in einer Biopsie ausreichen, um bei optimalen Kulturbedingungen ein positives Ergebnis zu erbringen (s. Abb. 4.**2**, Farbtafel **V**). Für eine hohe Ausbeute des Kulturverfahrens ist ein geeignetes Transportmedium zur Verhinderung der Austrocknung des Gewebes, sowie die Aufbewahrung bei Temperaturen zwischen 4 und 7 °C und die Übertragung auf das Kulturmedium innerhalb weniger Stunden nötig. Mit dem kommerziell verfügbaren Port-a-germ pylori kann der Zeitraum auf 24 h ausgedehnt werden.

Die bevorzugten Kulturmedien bestehen aus frischem Kochblutagar oder Wilkins-Chalgren-Agar mit Zusatz von Erythrozytenkonzentrat unter Verwendung zusätzlicher selektiver Substanzen zur Vermeidung von Kontamination mit anderen Mikroorganismen (Skirrow's Supplement) (Tab. 4.**4**).

Mittlerweile sind auch kommerzielle Agarplatten zur speziellen Anzucht von H. pylori auf dem Markt.

Es wird empfohlen, für die Agar-Kultur mindestens 2 Biopsien zu entnehmen. Die Dauer bis zu einem positiven Kulturergebnis liegt bei 3 – 5 Tagen. Die Anzüchtung von H. pylori in Flüssigmedien dient vor allem dem Studium der Bakterienphysiologie (Abb. 4.**3 a** u. **b**, Farbtafel **V**). Die längerfristige Aufbewahrung von H. pylori Stämmen wird in Natrium-Glycerin bei – 70 °C bis – 80 °C empfohlen. Trotz der hohen Spezifität der H. pylori Kultur wird dieses Verfahren in der klinischen Routine nur an Zentren ausgeführt, die in der Lage sind, den Keim mikrobiologisch zu bearbeiten, da die hohe Sensitivität für das Verfahren nur unter optimalen Bedingungen von Entnahme, Transport und Kultur gegeben ist.

Im klinischen Alltag ist eine Kultur dann gefragt, wenn die Empfindlichkeit der Stämme auf Antibiotika getestet werden soll (z. B. Metronidazol-Resistenz). Dies ist um so wichtiger, je vielfältiger die Antibiotika-Kombinationstherapien sind.

Wenige Antibiotika wurden als effektiv in der Therapie erkannt, wobei H. pylori schnell resistent gegen die am meisten verwendeten Substanzen Metronidazol und Clarithromycin werden kann. Die Resistenzraten sind weltweit jedoch sehr unterschiedlich.

4.1.2.4 PCR aus Biopsiematerial

Verschiedene PCR-Ansätze wurden entwickelt, um H. pylori im Biopsiematerial nachzuweisen, wobei sich die PCR als eine empfindliche Methode (das Äquivalent von 2 H. pylori Genomen ist nachweisbar) erwiesen hat.

Es konnten eine Reihe von Genen und Genprodukten charakterisiert werden, die eine zuverlässige Diagnose der H. pylori Infektion erlauben.

Vor allem das für die Toxinaktivität von H. pylori codierende VacA-Gen und das zytotoxinassoziierte Antigen(cagA)-Gen, die beide H. pylori spezifisch sind, stehen im Mittelpunkt des Interesses. Diese Gene können in Biopsien direkt durch PCR-Amplifikation nachgewiesen werden.

Dabei wird die bakterielle DNA aus den Biopsien gewonnen, vermehrt und die spezifischen

Transport der Biopsie:	Transportsystem für Anaerobier (z. B. Port-a-germ pylori von BioMérieux)	Tab. 4.**4** Steckbrief für die mikrobiologische Anzüchtung
Biopsie überimpfen:	Biopsie mit steriler Impfnadel bzw. Pinzette mehrmals über die Agarplatte ziehen	
Agar:	Kochblutagar oder Wilkins-Chalgren-Agar	
Zusätze:	1. 7 % Pferdeblut oder 7 % Hammelblut oder 7 % Humanerythrozytenkonzentrat 2. Supplement nach Skirrow (zur Unterdrückung der Begleitflora)	
Alternativ:	kommerzielle H. pylori Fertignährböden (z. B. H. pylori Agar von BioMérieux)	
Inkubationszeit:	3 – 5 Tage bei 37 °C	
Wachstumsbedingungen:	mikroaerophiles Klima 5 % O_2, 10 % CO_2, 85 % N_2, entweder durch direkte Begasung oder durch Anaerobiose-Systeme (z. B. Anaerocult C, Merck oder Campy Pak, BBL)	
Subkultur:	entweder auf Agarplatten oder in Flüssigkultur	
Flüssigmedium:	Brucella-Medium supplementiert mit 3 % fötalem Kälberserum oder Newborn-Calf-Serum	
Nachweis des Keims:	mikroskopisch durch Gramfärbung	
Enzymtests:	Urease mit Urease-Schnelltest Katalase mit verdünntem H_2O_2 Oxidase mit Oxidase-Teststreifen (Merck)	
Resistenzen gegen:	Nalidixinsäure Vancomycin Trimetophrim Amphothericin B Polymyxin B	

Gene in den DNA-Fragmenten nachgewiesen. Vor allem die ureC-PCR erreicht mittlerweile die Sensitivität und Spezifität anderer Nachweisverfahren, da ureC-Genamplifikationen nur mit H. pylori DNA, aber nicht mit anderen Urease-positiven oder verwandten Bakterien gelingen (Tab. 4.**2**).

Die PCR aus Biopsiematerial ist vor allem dann von Bedeutung, wenn sie zur Klassifizierung der einzelnen Virulenzfaktoren von H. pylori und zur Beurteilung des Risikoprofils der Patienten eingesetzt wird, da die genetische Variabilität von H. pylori enorm ist. Der schnelle und zuverlässige Nachweis der in der cag-PAI (cag-pathogenicity island) codierenden Virulenzgene wäre von Bedeutung, um das individuelle Risikoprofil der Patienten (Ulkuskrankheit, Karzinom) abschätzen zu können.

Auch epidemiologische Studien profitieren von dieser Methodik. Die Verbreitung spezifi-scher Stämme kann mittels spezifischer PCR-Typisierungs-Methoden verfolgt werden und erlaubt auch Rückschlüsse über mögliche Reinfektionen.

Dennoch ist die PCR aufgrund des ständigen Risikos der PCR-Kontamination primär eine Methode der Wissenschaft und eignet sich möglicherweise nicht für die klinische Praxis.

4.1.2.5 In-situ-Hybridisierung

Inzwischen gibt es auch kommerzielle Ansätze zur gleichzeitigen Identifikation von H. pylori und zur Erfassung seiner Antibiotika-Resistenzlage (Crea-FAST® H. pylori).

Mit diesem Test werden die Bakterien mit Hilfe von spezifischen fluoreszenzmarkierten Oligonukleotidsonden identifiziert, die an eine genotypische bakterielle rRNA-Sequenz und die für die Resistenz verantwortlichen Sequenzen binden. Über die unterschiedliche fluorochrome Markierung kann über die Fluoreszenzmikroskopie eine Unterscheidung in resistente und sensible Bakterien getroffen werden. Auch eine bakterielle Mischinfektion kann auf diese Weise nachgewiesen werden (Abb. 4.**4 a – d**, Farbtafel **VI**).

4.1.3 Nicht-invasive Methoden

Für den nicht-invasiven Nachweis der H. pylori Infektion bietet sich eine große Vielfalt von Methoden an, die den Patienten wenig belasten und vor allem auch in der klinischen Praxis gut durchzuführen sind.

In dieser Gruppe von Testverfahren haben sich bisher die Anwendung stabiler Isotope und serologische Verfahren zur H. pylori Antikörperbestimmung bereits einen wesentlichen Stellenwert verschafft. Dem Nachweis von H. pylori im Stuhl, als der neuesten Entwicklung einfacher, schneller und genauer Methoden, kann ein durchschlagender Erfolg garantiert werden.

4.1.3.1 ^{13}C-Atemtest

Der ^{13}C-Harnstoff-Atemtest gilt zur Zeit noch als der Gold-Standard der nicht-invasiven Diagnostik.

Der Test ist ein einfach durchzuführendes Nachweisverfahren, welches bei einem hohen apparativen Messaufwand eine optimale diagnostische Wertigkeit bietet. Die Durchführung des Tests ist an keinen bestimmten Ort gebunden, da die zur Messung in einem Massenspektrometer bzw. Infrarotspektrometer notwendige Beatmung der Glasreagenzröhrchen problemlos transportiert werden können und es mittlerweile als Arzneimittel zugelassene Testkits gibt, die alle notwendigen Hilfsmittel für die Durchführung des ^{13}C-Harnstoff-Atemtests beinhalten (Pylobactell®, Helicobacter Test INFAI®).

Das Prinzip des Tests beruht, ebenso wie beim invasiven Urease-Schnelltest (HUT), auf der potenten Urease-Enzymaktivität von H. pylori. Durch die Urease wird der oral zugeführte ^{13}C-Harnstoff, ein natürliches, stabiles Isotop des Kohlenstoffs, zu $^{13}CO_2$ und Ammoniak (NH_3) abgebaut und das CO_2 über die Lunge abgeatmet (Abb. 4.**5**, Farbtafel **VII**).

Der Testvorgang ist einfach und wird nach dem in Tab. 4.**5** dargestellten Protokoll durchgeführt.

Tab. 4.**5**   Standardmethode für ^{13}C-Harnstoff-Atemtest

Zeit	
2 min	Atemprobe Basalwert Patient atmet kräftig ein und bläst die Atemluft in ein entsprechendes Behältnis (Glasreagenzröhrchen oder Atemsammelbeutel)
0 min	Testgetränk mit 75 mg (oder 100 mg) ^{13}C-Harnstoff
30 min	erneute Atemprobe Patient atmet kräftig ein und bläst die Ausatemluft in ein entsprechendes Behältnis (s. oben)

Ein optimiertes Protokoll schließt die Gewinnung von Basalatemproben, Verabreichung von 75 mg ^{13}C-Harnstoff gelöst in 200 ml 0,1 M Zitronensäure (4,2 g in 200 ml) und eine erneute Atemprobengewinnung nach 30 Minuten ein.

Neben Zitronensäure, zur Verzögerung der Magenentleerung, wird auch Orangensaft als Testgetränk verwendet. Im Vergleich zur Zitronensäure wurde jedoch eine geringere Sensitivität beschrieben. Trotzdem wird auch mit Orangensaft als Testgetränk eine hohe diagnostische Genauigkeit erreicht.

Apfelsaft wird bei Erwachsenen als Testgetränk nicht empfohlen, hatte bei Kindern jedoch keinen Einfluss auf die diagnostische Genauigkeit.

Eine weitere Vereinfachung gegenüber früheren Testprotokollen besteht in der gleichzeitigen Verabreichung des Substrates mit dem Testgetränk.

Die Sensitivität und Spezifität des Tests liegt bei über 90 %.

Klassische Indikation für den Atemtest ist die Kontrolle einer Eradikationstherapie bei unkompliziertem Ulcus duodeni oder funktioneller Dyspepsie 4 Wochen nach Therapieende. Beeinflusst wird der Test bei der Einnahme von Protonenpumpeninhibitoren (PPI), Wismut-Präparaten und Antibiotika. Dies kann zu falsch negativen Ergebnissen führen, da die Substanzen dosisabhängig einen Urease-hemmenden Effekt haben. Die Einnahme von niedrig dosierten PPI (20 bzw. 40 mg Omeprazol) über einen kurzen Zeitraum (< 5 Tage) hat nur einen geringen Einfluss auf das Atemtestergebnis. Bei höheren PPI-Dosen (80 mg/Tag) werden bereits nach 5 Tagen 50 % der Atemtests falsch negativ.

Für den klinischen Alltag ist es wichtig, die auch in den meisten Studien genannte Zeit von 4 Wochen nach Therapieende einzuhalten, bevor ein erneuter Atemtest durchgeführt wird.

4.1.3.2 Antikörper-Tests

Die H. pylori Infektion beschränkt sich nicht nur auf die Induktion einer lokalen Immunreaktion, sondern löst in aller Regel auch eine systemische Immunantwort aus. Dies wurde für die Entwicklung serologischer Nachweisverfahren genutzt.

Die serologischen Nachweisverfahren werden aufgrund ihrer schnellen Ergebnisse und der vergleichsweise geringen Kosten bei vergleichbarer Genauigkeit häufig zur Erstdiagnose der H. pylori Infektion eingesetzt.

Trotz der Heterogenität der Immunantwort haben sich im Laufe der Zeit eine Reihe von Anti-

genen herauskristallisiert, die zum spezifischen serologischen Nachweis der H. pylori Infektion herangezogen werden können.

Die einzelnen Testverfahren unterscheiden sich ausschließlich in der Art der Träger für die Antigenbeschichtung (Mikrotiterplatte, Blot-Membran, Latex, Erythrozyten) und der Auswahl der verwendeten Antigene (Gesamtproteinextrakte, gereinigte Antigene, rekombinante Antigene). Der Nachweis von IgG-Antikörpern im Serum mit diesen Methoden ist ausreichend und akkurat.

ELISA: Derzeit findet sich ein großes Angebot käuflich verfügbarer ELISA's, die teilweise hochgereinigte und spezifische H. pylori Antigene verwenden (Tab. 4.6).

Die Sensitivität der am besten dokumentierten ELISA's liegt bei 90 – 98 % und ihre Spezifität bei 88 – 99 %. Vergleichende Untersuchungen mit di-

Tab. 4.**6**   Kommerzielle Antikörpertests zur H. pylori Antikörperbestimmung

Firma	Name	Test-Format	Sensitivität (%)	Spezifität (%)
Biowhittaker, USA	Pyloristat	ELISA	91 – 99	70 – 94
Orion, Finnland	Pyloriset	ELISA	81 – 97	69 – 97
Shield, Großbritannien	Helico G	ELISA	71 – 97	65 – 95
Roche, Schweiz	Cobas Core	ELISA	87 – 98	83 – 98
Amrad, Australien	Hel-p Test	ELISA	89 – 100	62 – 93
BioLab, Belgien	MalaKit	ELISA	79 – 87	86 – 98
BioRad, USA	GAP IgG	ELISA	76 – 100	26 – 99
Roche, Schweiz	Roche MTP	ELISA	94 – 99	83 – 86
Genesis, Großbritannien	HpG screen	ELISA	83 – 93	68 – 91
Sigma, USA	SIA Helicobacter	ELISA	85 – 90	80 – 98
EntericProc., USA	HM-CAP	ELISA	83 – 98	80 – 96
Behring, BRD	Enzygnost	ELISA	80	74
Dako, Schweden	Helicobacter Test	ELISA	98	96
DPC-Biermann	Milenia H. pylori	ELISA	95	98
Pharmacia-Upjohn (ELIAS), BRD	Synelisa	ELISA	100	90
Meridian	Premier HPSa	Stuhl-ELISA	92 – 98	90 – 95
Orion, Finnland	Pyloriset LA	LA	68 – 92	56 – 79
	Pyloriset Dry	LA	64 – 97	75 – 95
Cortecs, Großbritannien	Helisal RBT	IMC	82 – 92	55 – 91
Smith-Kline, USA	FlexSure	IMC	76 – 96	77 – 100
Quidel, USA	QuickVue	IMC	78 – 89	70 – 93
VEDA, Frankreich	Quadratech HEP	IMC	83	57
GeneLab, Singapur	HelicoBlot 2.0	WB		
Chiron, USA	RIBA	WB	97	75
DPC-Biermann, BRD	J. D. Blot	WB	97	75
BioSens		WB	96	68

rekten Nachweisverfahren (Kultur, Histologie) räumen den ELISA's eine vergleichbare Treffsicherheit im Nachweis der H. pylori Infektion ein.

Diese Tests wurden deshalb von der europäischen H. pylori Study Group in ihren Konsensus-Richtlinien zusammen mit dem ^{13}C-Harnstoff-Atemtest als Tests zur Erstdiagnose der Infektion bei dyspeptischen Patienten < 45 Jahre, ohne Vorliegen weiterer so genannter Alarmsymptome empfohlen.

Bei Patienten > 45 Jahre oder bei Patienten jeglichen Alters, aber mit Alarmsymptomen gilt, dass die Gastroduodenoskopie als Eingangsuntersuchung primär indiziert ist, da Erkrankungen des oberen Gastrointestinaltraktes (z. B. Neoplasien, Lymphome) diagnostiziert werden können.

Da diese Tests zu allermeist auch quantitative Aussagen über die Titerhöhe erlauben, ist im Prinzip auch eine Therapiekontrolle möglich.

Da die Antikörper nach einer erfolgten Eradikationstherapie in der Regel erst nach 3 – 6 Monaten signifikant abfallen, wird in der klinischen Praxis für das Monitoring des Therapieerfolgs der unmittelbar aussagekräftige Atemtest bevorzugt.

In neueren Untersuchungen werden auch Urin-ELISAs getestet, die H. pylori Antikörper im Urin der Patienten nachweisen. Die bisherigen Ergebnisse zeigen eine den Serum-ELISA's vergleichbare Sensitivität und Spezifität.

Agglutinationsmethoden: Neben der ELISA-Methode mit quantitativer Angabe der H. pylori Antikörpertiter erlaubt der Latex-Agglutinationstest, bei dem die Antigene an Latexpartikel gebunden sind, eine rasche Aussage innerhalb von 10 Minuten über das Vorliegen einer Infektion. Der Test ist in seiner Durchführung sehr einfach und bietet im Vergleich zum ELISA bei entsprechender Routine (visuelle Auswertung) vergleichbare Ergebnisse (Tab. 4.3; Abb. 4.6, Farbtafel **VII**).

Bei den ebenfalls kommerziell erhältlichen Immunhämagglutinationstests ist das Antigen an Schafserythrozyten gekoppelt. Die Reaktion mit dem Patientenserum wird in Rundboden-Mikrotiterplatten durchgeführt und ergibt bei visueller Auswertung entweder eine titerabhängige Agglutinationsreaktion am Plattenboden oder im negativen Falle einen Erythrozyten-Ring.

Diese Tests haben sich in der klinischen Praxis jedoch wohl aufgrund einer vergleichsweise schlechteren Sensitivität und Spezifität bisher nicht durchsetzen können.

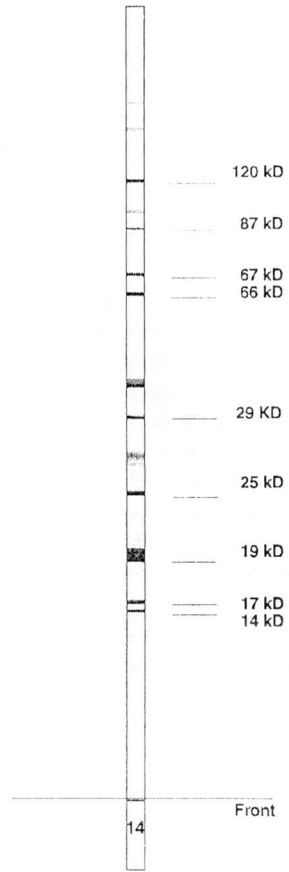

Helicobacter IgG Westernblot - Strip mit allen immunologisch wichtigen Antigenen

Abb. 4.7 BAG-pylori-Blot. Kommerzieller Immunoblot zum Nachweis von IgG-Antikörpern gegen H. pylori Antigene (Aufnahme Biologische Analysensystem GmbH, Lich).

Immunoblot: Obwohl in der Durchführung sehr zeitaufwendig, haben sich neben den ELISA's in der Routinediagnostik vor allem die kommerziellen Immunoblot-Kits zur Diagnose der H. pylori Infektion durchgesetzt (s. Tab. 4.3, Abb. 4.7).

Die Methode ist sehr sensitiv, was in der Praxis oft zu Problemen führen kann. Im Vergleich zum ELISA kann es große Differenzen in den Ergebnissen geben, da der Test visuell meist mittels eines Vergleichs-Blot-Streifens ausgewertet wird, der ELISA jedoch mit einem definitiven „cut-off" arbeitet. Das bedeutet schwach positive Seren werden im ELISA schon negativ bewertet, im Immunoblot ist die Antikörperreaktion jedoch noch positiv.

Der Vorteil des Immunoblot liegt vor allem auch in der Möglichkeit, die Antikörperreaktion gegenüber spezifischen H. pylori Antigenen nachweisen zu können. Antigene wie z. B. das CagA werden – zumindest in der westlichen Hemisphäre – vermehrt im Serum von Patienten mit Ulkus oder Karzinom nachgewiesen. Für Asien gilt dieser Zusammenhang jedoch nicht. Deshalb lässt sich zur Zeit keine eindeutige Notwendigkeit für die Durchführung des Immunoblots zur Differenzierung des Risikoprofils eines Patienten ableiten. Gleichwohl könnten durch zukünftige Untersuchungen Antigene determiniert werden, die eine solche Unterscheidung zulassen, dann wäre der Immunoblot die Methode der Wahl.

Serologische Schnelltests: Die Entwicklung dieser Tests ist in der Vergangenheit stark vorangetrieben worden. Es handelt sich dabei um Tests, die zur Durchführung der serologischen Diagnose beim niedergelassenen Arzt bzw. Hausarzt konzipiert sind. Den Patienten werden meist nur wenige Tropfen Blut aus der Fingerbeere entnommen und in das Testsystem übertragen (Abb. 4.**8**, Farbtafel **VII**). Eine positive Reaktion wird entweder durch einen Punkt oder durch einen entsprechenden Streifen in einem Sichtfenster nach wenigen Minuten angezeigt.

Die meisten Studien, die mit diesen Testverfahren durchgeführt wurden, zeigen eine ausreichende Sensitivität, aber eine insuffiziente Spezifität. Vor allem bei Patienten über 45 Jahren sank die Spezifität erheblich. Daher erscheinen diese Tests nicht als akzeptable Alternative zu den gängigen serologischen Testverfahren.

Speicheltests: Helicobacter pylori Antikörper sind nicht nur im Serum der Patienten, sondern auch in anderen Körperflüssigkeiten wie z. B. dem Speichel nachweisbar.

Diese Tatsache machte man sich bei der Entwicklung von Speicheltests zunutze. Solche Tests haben den Vorteil, dass die Materialgewinnung noch einfacher ist, als bei Serumtests. Es lassen sich sowohl IgG- als auch IgA-Antikörper nachweisen, wobei zu beachten ist, dass IgG-AK gegenüber den Serumtitern im Speichel in erheblicher Verdünnung vorliegen. Deshalb sind die Grenzwerte, die Spezifität und Sensitivität der

Tests bestimmen, im Vergleich zu den Serumwerten erheblich niedriger anzusetzen, was sich auf die Trennschärfe zwischen H. pylori Positiven und H. pylori Negativen auswirkt.

Die Sensitivität der bisher verfügbaren Speicheltests (z. B. Helisal, Cortecs) wird ähnlich den Serum-Schnelltests zwischen 65 und 84 % angegeben. Die Spezifität liegt zwischen 55 und 70 %. Dies macht die Tests im Moment noch unbrauchbar für die tägliche, klinische Diagnostik.

4.1.3.3 Stuhl-Antigentest

Der größte diagnostische Durchbruch der letzten Zeit ist ein neu entwickelter Test, bei dem H. pylori Antigene im Stuhl der Patienten nachgewiesen werden können. Es wird lediglich eine geringe Portion Stuhl benötigt, die dann nach Aufarbeitung im Labor mittels eines ELISA analysiert werden kann.

In einer großen europäischen Studie zeigte sich eine hohe diagnostische Genauigkeit (Sensitivität und Spezifität deutlich > 90 %), die der des Harnstoff-Atemtests vergleichbar ist (s. auch Tab. 4.**2**). Aufgrund der besonders einfachen Handhabung und der hohen diagnostischen Treffsicherheit stellt der Test eine echte Alternative zum bisherigen Goldstandard der nichtinvasiven Primärdiagnostik, dem Atemtest, dar. Ob der Test auch bei der Eradikationskontrolle vergleichbare Ergebnisse liefert, ist derzeit Gegenstand wissenschaftlicher Untersuchungen (Tab. 4.**7**). Erste Untersuchungen zeigen deutliche Unterschiede im Testergebnis zur Therapiekontrolle. Ein möglicher Grund dafür könnte der vom Hersteller definierte Grenzwert sein, erst nach Anpassung mittels ROC-Analyse konnte in unserem eigenen Labor eine Genauigkeit von > 90 % erreicht werden. Ein weiterer Grund ist die Polyklonalität der zum Nachweis verwendeten Antikörper, die unter Umständen zu Chargenschwankungen führt. Ein neuer, kürzlich am Markt eingeführter monoklonaler Test verspricht diese Ungenauigkeiten zu überwinden. Von großem Interesse sind deshalb die im Moment laufenden Studien, die die Eignung des Tests für das Monitoring der Eradikationstherapie und als Diagnostikum bei Kindern überprüfen. Sollten die Ergebnisse positiv ausfallen, wird dieser Test langfristig einen festen Stellenwert in der Primärdiagnose einnehmen.

	vor Therapie		4 – 6 Wochen nach Therapie		Tab. 4.**7** Stuhl-Antigentest
	Sensitivität (%)	Spezifität (%)	Sensitivität (%)	Spezifität (%)	
Trevisiani et al.	94,0	90	93	82	
Makristhatis et al.	88,9	94,6	85,7	68,3	
Vaira et al.	94,1	91,8	90	95,3	
Calvet et al.	92,8	92,3			
McNamara et al.	96	75			
Fanti et al.	98,2	93,1			
Agha-Amiri et al.	96,4	92,3			
Lehmann et al.	96	92,3			
Braden et al.			93	95	
Masoero et al.			95,2	57,6	
Leodolter et al.			93,3	94	

4.1.3.4 **Fadentest**

Dieser Test soll hier nur seiner Originalität halber erwähnt werden. Er dient zur Gewinnung von H. pylori für die Kultur und stellt eine überaus billige und den Patienten wenig belastende Nachweismethode dar.

Dabei wird ein hochabsorbierender Nylonfaden mit Hilfe einer am Ende befindlichen Kapsel geschluckt, das andere Ende wird im Mundbereich fixiert. Der Faden reicht bis ins Duodenum und wird nach einer Liegezeit von ca. 1 Stunde wieder herausgezogen. Nach dem Transport in einer sterilen Petrischale wird mit dem Fadenende eine Agar-Platte beimpft.

Mit dieser Methode ist es möglich, unter Umgehung einer Endoskopie, den Keim direkt zu gewinnen. Diese Methode hat im Moment, verglichen mit der Anzucht von H. pylori aus Biopsien, eine Übereinstimmung von etwa 90 %.

Indikation für diesen Test ist z. B. die Keimgewinnung nach einer erfolglosen Eradikationstherapie zur Erstellung eines Resistogramms. Auch der Nachweis von H. pylori mittels PCR ist mit dieser Methode möglich.

Literatur

Andersen LP, Kiilerick S, Pedersen G, Thoreson AC, Jörgensen F, Rath J, et al. An analysis of seven different methods to diagnose Helicobacter pylori infections. Scand J Gastroenterol 1998; 33: 24 – 30

Aucher P, Petit ML, Mannant PR, Pezennec L, Babin P, Fauchère JL. Use of immunoblot assay to define serum antibody patterns associated with Helicobacter pylori infection and with H. pylori related ulcers. J Clin Microbiol 1998; 36: 931 – 936

Current European concepts in the management of Helicobacter pylori infection. The Maastricht Consensus Report. European Helicobacter pylori Study Group. Gut 1997; 41: 8 – 13

Dixon MF, Genta RM, Yrdley JH, Correa P, et al. Classification and grading of gastritis – The updated Sydney System. Am J Surg Pathol 1996; 20: 1161 – 1181

Leodolter A, Dominguez-Munoz JE, von Armin U, Kahl S, Peitz U, Malfertheiner P. Validity of a modified 13C-urea breath test for pre- and posttreatment diagnosis of Helicobacter pylori infection in the routine clinical setting. Am J Gastroenterol 1999; 94: 2100 – 2104

Logan RP. Urea breath tests in the management of Helicobacter pylori infection. Gut 1998; 43 (Suppl 1): S47 – S50

Perez-Trallero E, Montes M, Alcorta M, Zubillaga P, Telleria E. Non-endoscopic method to obtain Helicobacter pylori for culture. Lancet 1995; 345: 622 – 623

Piccolomini R, Bonaventura G, Festi D, Catamo G, Laterza F, Neri M. Optimal combination of media for primary isolation of Helicobacter pylori from gastric biopsy specimens. J Clin Microbiol 1997; 35: 1541 – 1544

Suerbaum S, Josenhans C. Virulence factors of Helicobacter pylori: implications for vaccine development. Mol Med Today 1999; 5: 32 – 39

Vaira D, Hoton J, Menegatti M, Ricci C, Landi F, Ali A, Gatta L, Acciardi C, Farinelli S, Crosatti M, Gerardi S, Miglioli M. New immunological assays for the diagnosis of Helicobacter pylori infection. Gut 1999; 45 (Suppl 1): I23 – I27

Vaira D, Malfertheiner P, Mégraud F, Axon AT, Deltenre M, Hirschl AM, Gasbarrini G, O'Morain C, Garcia JM, Quina M, et al. Diagnosis of Helicobacter pylori infection with a new non-invasive antigen-based assay. HpSA European study group. Lancet 1999; 354: 30–33

van Doorn LJ, Figueiredo C, Rossau R, Jannes G, van Asbroeck M, Sousa JC, et al. Typing of Helicobacter pylori vacA gene and detection of cagA gene by PCR and reverse hybridization. J Clin Microbiol 1998; 36: 1271–1276

van Zwet AA, Mégraud F. Diagnosis – The year in Helicobacter pylori 1998. Curr Opin Gastroenterol 1998; 14 (Suppl 1) S27–S33

Yousfi MM, El-Zimaity HM, Cole RA, Genta RM, Graham DY. Comparison of agar gel (CLOtest) or reagent strip (PyloriTek) rapid urease tests for detection of Helicobacter pylori infection. Am J Gastroenterol 1997; 92: 997–999

4.2 Therapie der Helicobacter pylori Infektion

J. Labenz, G. Börsch

4.2.1 Einleitung

Das spiralförmige oder gebogene, gramnegative Stäbchen Helicobacter pylori (H. pylori) induziert bei jedem persistierend Infizierten eine chronische, mehr oder minder aktive Gastritis, auf deren Boden sich in Abhängigkeit vom Akquisitionsalter, der Gastritisdistribution, der bakteriellen Virulenz, Wirts- und nicht zuletzt Umweltfaktoren klinisch relevante Folgeleiden entwickeln können. Gesichert ist heute die kausale Rolle der Infektion für die genuine gastroduodenale Ulkuskrankheit. Auch die Bedeutung des Keims in der Pathogenese des nichtkardialen Adenokarzinoms und des niedrigmalignen MALT(mucosa associated lymphoid tissue)-Lymphoms des Magens ist allgemein akzeptiert. Eine Sonderform der H. pylori Gastritis sind gastrale Riesenfalten mit und ohne Eiweißverlust. Auch seltene Gastritisformen wie die Autoimmungastritis und die lymphozytäre Gastritis können spezielle Reaktionsformen auf die H. pylori Infektion sein. Weiterhin kontrovers diskutiert wird die Bedeutung der Infektion für die funktionelle Dyspepsie. Extragastrale Erkrankungen, wie z. B. die koronare Herzkrankheit, Hauterkrankungen und rheumatische Erkrankungen wurden in den vergangenen Jahren mit der Infektion assoziiert, eine kausale Rolle des H. pylori kann hier aber (noch) nicht als gesichert angesehen werden. In verschiedenen Regionen Europas fand sich eine signifikante Korrelation zwischen H. pylori Prävalenz und altersadjustierter Todesrate. Auf der Basis von Todesursachenstatistiken dürfte die H. pylori Infektion für etwa 2 % aller Todesfälle in Ländern der westlichen Welt verantwortlich sein. Damit wird klar, dass die H. pylori Infektion einen bedeutenden Beitrag zur Morbidität und auch Mortalität der Bevölkerung leistet und prophylaktische sowie therapeutische Maßnahmen eine hohe Priorität erlangen müssen. In den letzten Jahren wurde verschiedentlich spekuliert, dass die H. pylori Infektion auch einen gewissen Schutzfaktor, z. B. im Hinblick auf die Entwicklung einer gastroösophagealen Refluxkrankheit und ihrer schwerwiegendsten Folge, dem Adenokarzinom des gastroösophagealen Überganges, darstellen könnte. Grundlage für diese Spekulationen waren epidemiologische Zeittrends der Erkrankungen des oberen Verdauungstraktes, Fallkontrollstudien und Beobachtungen einzelner Untersucher, dass nach Sanierung der H. pylori Infektion gehäuft Refluxösophagitiden manifest wurden.

4.2.2 Indikationen zur Therapie der H. pylori Infektion

4.2.2.1 Ulkuskrankheit

Zahlreiche Studien weltweit haben übereinstimmend gezeigt, dass die Sanierung der H. pylori Infektion – als einzig kausaler Therapieansatz – die Ulkusheilungskinetik im Vergleich zur alleinigen antisekretorischen Behandlung beschleunigt, therapierefraktäre Ulzera zu heilen vermag und die Ulkusrezidivrate drastisch senkt (Abb. 4.**9** und 4.**10**). Die längsten Nachbeobachtungen nach Heilung der Infektion betragen fast 10 Jahre. Darüber hinaus lassen sich auch Ulkuskomplikationen wirkungsvoll verhindern (Tab. 4.**8**). Die H. pylori Eradikation bei Ulkuskrankheiten steigert die Lebensqualität und wahrscheinlich auch die Lebenserwartung, zudem stellt sie den weitaus ökonomischsten Ansatz im langfristigen Management der ansonsten chronisch-rezidivierend verlaufenden Ulkuskrankheit dar.

Die zweithäufigste Ulkusursache ist die Einnahme ulzerogener Pharmaka wie Acetylsalizylsäure (ASS) und nicht-steroidale Antirheumatika (NSAR). Studien zur Interaktion von H. pylori mit ASS bzw. NSAR haben in den vergangenen Jahren verwirrende Ergebnisse erbracht. In einer aktuellen, randomisierten, doppelblinden, internationalen Multizenterstudie, die mehr als 800 Patienten einschloss, konnte gezeigt werden, dass eine

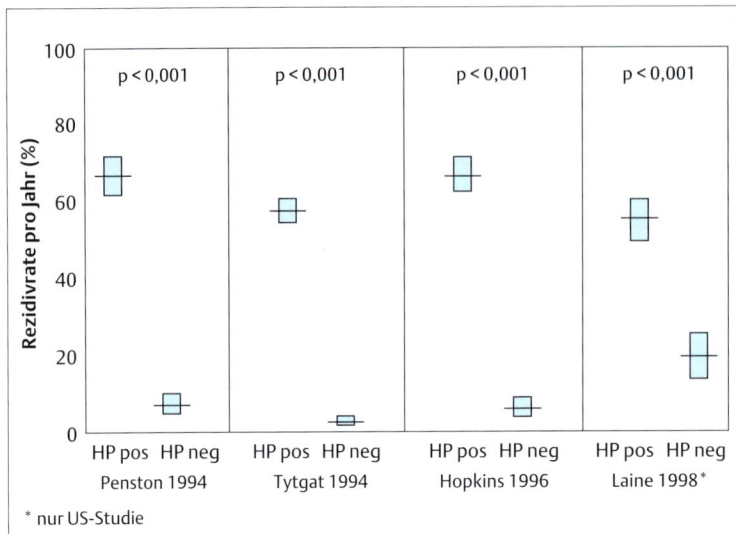

Abb. 4.**9** Ergebnisse von Metaanalysen zur 1-Jahres-Rezidivrate duodenaler Ulzera in Abhängigkeit vom posttherapeutischen H. pylori Status (nach Malfertheiner et al. 2000).

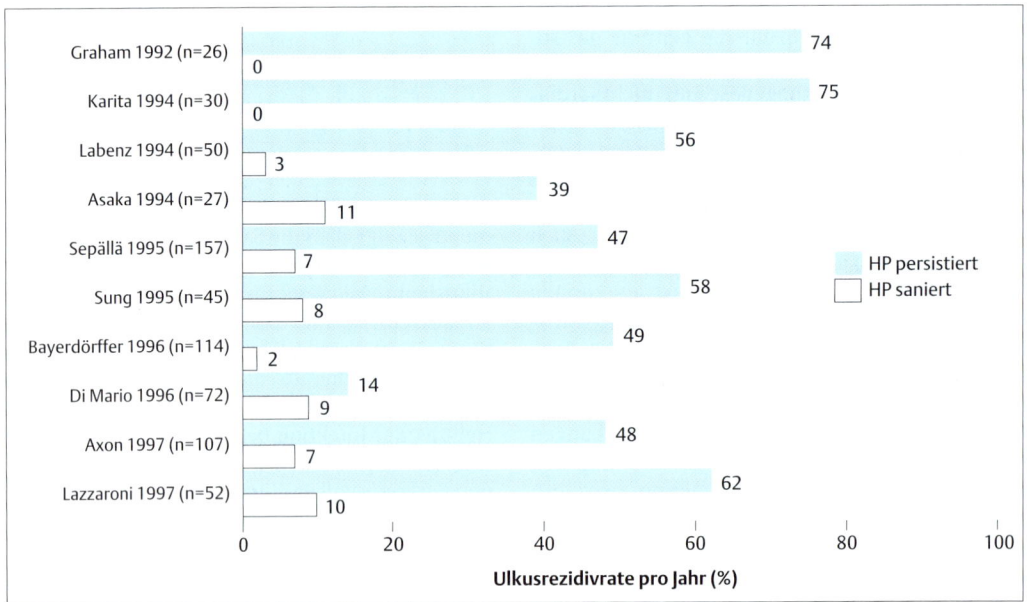

Abb. 4.**10** Effekt einer H. pylori Eradikation auf die 1-Jahres-Rezidivrate gastraler Ulzera (nach Labenz 1997).

H. pylori Sanierung die Ulkusinzidenz und die Häufigkeit therapiepflichtiger dyspeptischer Symptome unter einer Therapie mit Diclofenac signifikant reduziert. Hierdurch wurde eine 1997 publizierte Studie aus Hongkong bestätigt. In der Sekundärprophylaxe (nach einem NSAR-Ulkus) ist eine alleinige H. pylori Therapie dagegen nicht ausreichend wirksam.

Auf der Basis dieser Daten muss heute eine H. pylori Therapie bei allen Ulkuskranken mit nachgewiesener Infektion, sei es bei der Erstmanifestation, einem Rezidiv oder einer Remissionsphase unter einer medikamentösen Dauertherapie erfolgen.

Tab. 4.**8** Effekt einer H. pylori Eradikation auf die langfristige Rezidivblutungsrate peptischer Ulzera (nach Labenz 2000)

Erstautor (Jahr)	Pat. (n)	Follow-up (Monate)	Rezidivblutungen (%)	
			Säuresekretions-hemmung	Anti H. pylori Therapie
Graham (1993)	31	10	28	0
Rokkas (1995)	31	12	33	0
Santander (1996)	125	12	12	2
Riemann (1997)	95	24	8*	4
			H. pylori positiv	H. pylori negativ
Labenz (1994)	66	17	37	0
Jaspersen (1995)	51	12	29	0
Salandin (1996)	50	12–24	7	0
Macri (1996)	32	46–70	70	0
Pezzi (1996)	32	12–24	100	8
Sung (1997)	250	12	2*	0

* Dauertherapie mit Ranitidin nach Ulkusheilung

4.2.2.2 MALT-Lymphom des Magens

Zahlreiche Studien, allerdings zumeist mit kleinen Patientenzahlen und unkontrolliert, haben gezeigt, dass insbesondere Patienten mit frühen Formen eines niedrigmalignen MALT-Lymphoms des Magens, d.h. Beschränkung des Tumorwachstums auf Mukosa und Submukosa, durch die Therapie in hohem Prozentsatz in eine offenbar langanhaltende, komplette Remission gebracht werden können. Aufgrund der noch limitierten Erfahrungen und möglicher juristischer Konsequenzen sowie der großen Bedeutung der prätherapeutischen Diagnostik, empfiehlt es sich dringend, in Betracht kommende Patienten in spezialisierten Zentren und im Rahmen von wissenschaftlichen Studien zu behandeln.

4.2.2.3 Dyspepsie

Dyspeptische Beschwerden sind in der Allgemeinbevölkerung häufig. Viele Patienten mit dyspeptischen Beschwerden leiden an einer so genannten funktionellen Dyspepsie, d.h. es lässt sich keine organische Ursache eruieren. Als Alternative zum herkömmlichen Management mit empirischer Therapie oder primär endoskopischer Diagnostik kommt bei jungen Patienten (< 45 Jahre) ohne Alarmsymptome wie Gewichtsverlust, Dysphagie, Blutungshinweise etc. und ohne Einnahme potenziell ulzerogener Pharmaka als primäre klinische Management-Option auch ein nicht-invasives Testen auf H. pylori (z. B. ^{13}C-Harnstoff-Atemtest, Stuhltest) mit nachfolgender

H. pylori Therapie der Testpositiven und symptomatischer Therapie der Testnegativen in Betracht („test-and-treat"-Strategie). Durch diese Vorgehensweise können Endoskopien und finanzielle Ressourcen eingespart werden. Dagegen ist der Stellenwert der H. pylori Therapie bei Patienten mit funktioneller Dyspepsie weiterhin umstritten. Große, gut angelegte Studien mit Langzeit-Follow-up haben kontroverse Ergebnisse erbracht. Bestenfalls ist davon auszugehen, dass der langfristige therapeutische Gewinn der H. pylori Eradikation bei 5–10% liegt.

4.2.2.4 Andere Indikationen

Seltene Indikationen sind die Riesenfaltengastritis, die Autoimmungastritis im prä-atrophischen Stadium und die lymphozytäre Gastritis. Empfohlen wird auch die Therapie der H. pylori Gastritis im Restmagen nach resezierenden Eingriffen, der Effekt dieser Maßnahme im Hinblick auf Rezidivulzera und das Risiko eines Magenstumpfkarzinoms ist aber nicht etabliert. Auch sollte eine Behandlung nach endoskopischer Therapie eines Magenfrühkarzinoms erfolgen.

Kontrovers ist die Empfehlung zur H. pylori Therapie bei Patienten mit gastroösophagealer Refluxkrankheit. Der Verlauf der Krankheit wird durch eine H. pylori Sanierung wahrscheinlich nicht wesentlich beeinflusst. Unter einer Therapie mit PPI wandelt sich häufig die Distribution der H. pylori Gastritis im Magen zu einer corpusdominanten Form, die aufgrund einer Fallkontrollstudie mit einem erhöhten Risiko für die Entwicklung eines Magenkarzinoms einhergeht. Diese Entwicklung kann durch Eradikation der Infektion verhindert werden. Andererseits ist eine PPI-Langzeittherapie über einen Zeitraum von 10–15 Jahren sicher, und es nimmt die pH-anhebende Wirkung der PPI, das entscheidende therapeutische Prinzip bei Refluxkrankheit, nach Heilung der Infektion ab. Aufgrund dieser Sachlage erscheint gegenwärtig eine H. pylori Eradikation bei jüngeren Patienten, die einer PPI-Langzeittherapie bedürfen, ratsam.

4.2.3 Therapie der H. pylori Infektion

Die erfolgreiche Behandlung der H. pylori Infektion hat sich als schwierig erwiesen. Dies liegt zum einen daran, dass sich der Keim in einer ökologischen Nische des menschlichen Organismus befindet. Aufgrund eines außerordentlich starken Gewebetropismus kolonisiert H. pylori nur auf der Oberfläche der gastralen Mukosa – auch bei heterotoper Lokalisation wie z.B. im Ösophagus, im Duodenum oder einem Meckelschen Divertikel – und in der schützenden Mukusschicht. Darüber hinaus kommt der Keim auch in der Mundhöhle vor. Diese Kompartimente müssen von den Anti-H.pylori-Therapeutika in ausreichender Konzentration erreicht werden, um eine Sanierung der Infektion zu erzielen. Im Gegensatz zu vielen anderen bakteriellen Infektionen trägt das menschliche Immunsystem offenbar nicht wesentlich zur Ausrottung der Bakterien bei.

Da pharmakologische Daten zur antibiotischen Therapie im Magen aus der Vor-H.pylori-Ära nicht vorlagen und ein geeignetes Tiermodell nicht existierte, und sich zudem Ergebnisse von In-vitro-Untersuchungen nicht zwanglos auf die Verhältnisse in vivo übertragen ließen, beruhten Therapiestudien in den ersten Jahren allein auf dem „trial-and-error"-Prinzip. In den letzten Jahren haben pharmakologische Studien das grundlegende Verständnis der H. pylori Eradikation wesentlich verbessert.

4.2.3.1 Interpretation von Therapiestudien

Bei der großen Zahl, häufig auch nur in Abstract-Form publizierter Studien zur Therapie der H. pylori Infektion ist es für den praktizierenden Arzt praktisch unmöglich, einen raschen Überblick zu gewinnen, stets auf dem neuesten Stand der Wissenschaft zu bleiben und v.a. auch Bewährtes von Pilotprojekten zu unterscheiden, die häufig

schon wegen der kleinen Fallzahl und damit einem weiten Konfidenzintervall keine verlässlichen Schlüsse zulassen. Dies sei an einem einfachen Beispiel verdeutlicht. Eine randomisierte Studie mit zwei Therapiearmen, in denen jeweils 20 Patienten eingeschlossen wurden, ergab für Therapie A eine Erfolgsrate von 80% (16/20) und für Therapie B eine Erfolgsquote von 50% (10/20), ein Unterschied also von 30%, der, wenn er tatsächlich existent wäre, dazu führen muss, dass Therapie B verworfen wird. Die 95%-Vertrauensintervalle sind allerdings für Therapie A mit 56–94% und für Therapie B mit 27–73% überlappend, entsprechend liegt auch kein statistisch signifikanter Unterschied (p = 0,1) vor. Das bedeutet nichts anderes, als dass aus dieser Studie trotz großer Differenz nicht geschlossen werden darf, dass Therapie A der Therapie B überlegen ist. Fehlende statistische Signifikanz erlaubt auf der anderen Seite aber auch nicht, auf Gleichwertigkeit (Äquivalenz) der beiden Therapieprotokolle zu schließen; hierzu bedarf es eines separaten statistischen Ansatzes mit adäquater Fallzahlschätzung vor Beginn der Studie. Dieser kleine Exkurs in die Statistik soll verdeutlichen, dass zur abschließenden Urteilsbildung entsprechend große, gut konzipierte Studien erforderlich sind. Liegen zu einer Therapieform keine adäquat dimensionierten Einzeluntersuchungen vor, kommen als statistisches Vehikel so genannte Metaanalysen in Betracht. Hierunter versteht man die systematische Auswertung zahlreicher Studienprojekte zu einem Therapieschema, die für sich allein keine zuverlässige Aussage ermöglichen, in ihrer Summe allerdings wichtige Hinweise geben können.

Heute sind zur H. pylori Therapie zahlreiche, höchste Ansprüche erfüllende Studien vorhanden, die eine wohlfundierte Therapieempfehlung für die klinische Routine erlauben. Ein Teil dieser Studien war auch Grundlage für behördliche Zulassungen.

4.2.3.2. Antibiotika

Obwohl in vitro zahlreiche Antibiotika gegen H. pylori wirksam sind, haben sich in vivo nur einzelne Substanzen bewährt. Gründe hierfür sind eine unzureichende Akkumulation oder unzureichende Wirksamkeit der Antibiotika im Biotop von H. pylori sowie eine rasche Resistenzentwicklung der Keime. Grundsätzlich können sekundäre Resistenzen durch horizontalen Gentransfer (z.B. mit Hilfe von Plasmiden) und durch vertikalen Transfer von chromosomalen Alterationen wie z. B. Punktmutationen, Deletionen und Insertionen erfolgen.

Amoxicillin: Amoxicillin, ein halbsynthetisches Penicillin, ist in vitro mit minimalen Hemmkonzentrationen von etwa 0,016 mg/l hocheffizient gegen H. pylori. Die Wirkung ist bakterizid. Resistenzen wurden mittlerweile in Einzelfällen in bestimmten Regionen, nicht aber in Deutschland, beobachtet. Der Resistenzmechanismus ist wahrscheinlich das Fehlen eines von 4 penicillinbindenden Proteinen, die sich in der bakteriellen Zellwand befinden. Aufgrund der derzeit sicher noch sehr seltenen Amoxicillin-Resistenz ist eine Resistenztestung nicht erforderlich. Amoxicillin ist eine amphoterische Substanz und biologisch nur in einem pH-Bereich von 5,5 – 7,5 aktiv. Die antibakterielle Wirkung ist zudem pH-abhängig, d. h. die minimale Hemmkonzentration nimmt mit steigenden pH-Werten ab. Nach oraler Applikation wird Amoxicillin rasch in der antralen Mukosa aufgenommen, genügende Konzentrationen werden in der Korpus- und Fundusschleimhaut jedoch nicht erreicht. Hier persistiert die Infektion bei kombinierter Therapie mit einem H_2-Rezeptorantagonisten. Amoxicillin erreicht auch über die systemische Zirkulation die gastrale Mukosa, die Mukusschicht und den Magensaft, wobei die gemessenen Konzentrationen im Verhältnis zum Plasmaspiegel gering sind, bei gleichzeitiger Omeprazol-Gabe aber deutlich ansteigen und oberhalb der minimalen Hemmkonzentration liegen.

Makrolide: Das Makrolidantibiotikum Clarithromycin interagiert mit bakteriellen Ribosomen und wirkt über die gestörte Proteinsynthese außerordentlich rasch bakterizid. Sowohl Clarithromycin selbst als auch sein 14-OH-Metabolit sind in vitro gegen H. pylori hochwirksam mit minimalen Hemmkonzentrationen in der Größenordnung des Amoxicillins. Prätherapeutische Resistenzen sind in Deutschland noch selten (ca. 2 – 3 %), werden aber in Ländern, in denen Makrolide seit vielen Jahren häufig aus anderer Indikation eingesetzt werden (z. B. Frankreich), häufiger beobachtet (10 – 15 %). Der Resistenzmechanismus ist eine Punktmutation mit dem Effekt, dass Makrolide nicht mehr an das Zielribosom binden können. In vitro ist die Makrolidresistenz mitunter reversibel, es ist jedoch unbekannt, ob eine Reversion auch in vivo auftritt. Nach erfolgloser Therapie mit einem makrolidhaltigen Schema ist häufig mit einer Resistenzinduktion (sekundäre Resistenz) zu rechnen. Clarithromycin und sein gegen H. pylori wirksamer Metabolit sind relativ säurestabil und im sauren Milieu löslich. Dennoch sinkt auch bei diesem Antibiotikum die minimale Hemmkonzentration mit steigendem pH. Nach oraler Aufnahme erreicht Clarithromycin über die systemische Zirkulation den Magen. Die Substanz wird im Gewebe stark angereichert, wodurch Konzentrationen erzielt werden, die die minimale Hemmkonzentration weit übersteigen. Bei Komedikation mit Omeprazol steigt die AUC (area under the curve) im Plasma sowohl von Omeprazol als auch von Clarithromycin signifikant an. Dieser Effekt ist für andere PPI bislang nicht nachgewiesen. Darüber hinaus verdoppelt sich die Konzentration des Antibiotikums in der Antrumschleimhaut und verzehnfacht sich in der Mukusschicht.

Während Clarithromycin in zahlreichen Studien systematisch untersucht wurde und in vielen Ländern aufgrund der guten Wirksamkeit und Verträglichkeit zur Therapie der H. pylori Infektion behördlich zugelassen ist, sind andere Makrolide, wie Erythromycin, Roxithromycin und auch Azithromycin bisher nur in sehr begrenztem Umfang in der Therapie der H. pylori Infektion evaluiert worden. Erythromycin ist offensichtlich ungeeignet. Die Datenlage für das säurestabile Azithromycin, das eine sehr lange Halbwertszeit in der gastralen Mukosa aufweist, ist kontrovers und lässt eine generelle Empfehlung derzeit nicht zu. Dies gilt auch für Roxithromycin.

Nitroimidazole: Die bakteriziden Nitroimidazole Metronidazol und Tinidazol sind in vitro gegen H. pylori nicht ganz so effizient wie Amoxicillin und Clarithromycin. Darüber hinaus werden prätherapeutische Resistenzen recht häufig beobachtet (ca. 25 – 30 % in Deutschland). Ursache der Resistenz ist wahrscheinlich eine reduzierte Fähigkeit der Bakterien, die aktive Nitro-Gruppe zu reduzieren. Nach erfolgloser Therapie mit einem nitroimidazolhaltigen Regime ist in nahezu allen Fällen mit einer Resistenz zu rechnen. Die Resistenzentwicklung lässt sich wahrscheinlich durch Wismutsalze und auch durch Omeprazol günstig beeinflussen. Metronidazol wirkt ebenfalls über die systemische Zirkulation – nach aktiver Sekretion – im Magen antibakteriell. Die Bioverfügbarkeit der Substanz wird durch eine profunde Säuresekretionshemmung nicht beeinflusst, allerdings nimmt die Konzentration im Magensaft signifikant ab. Aufgrund eines niedrigen pK-Wertes von 2,65 liegt Metronidazol bei steigenden pH-Werten überwiegend in nicht-ionisierter Form vor und kann so wahrscheinlich die bakterielle Zellwand besser penetrieren.

Andere Antibiotika: Weitere, zur Therapie der H. pylori Infektion geeignete Antibiotika, die bisher allerdings nur Anwendung in Reserveschemata finden, sind Tetrazyklin (nicht Doxycyclin!), Rifabutin und das in Deutschland nicht erhältliche Furazolidon. Insbesondere Rifabutin, ein Derivat des Rifamycin S, ist aufgrund einer sehr niedrigen minimalen Hemmkonzentration gegen H. pylori in vitro und ersten Pilotuntersuchungen bei Therapieversagern eine interessante Substanz, deren Stellenwert aber noch nicht abschließend beurteilt werden kann.

Antibiotika-Kombinationen: Antibiotika-Kombinationen wirken generell einer Resistenzentwicklung entgegen. Darüber hinaus lassen sich gelegentlich auch die Dosierung der Einzelsubstanzen reduzieren und die Therapiedauer verkürzen, Faktoren die der Compliance zuträglich sind. In vitro wirken Amoxicillin und Metronidazol additiv, möglicherweise sogar synergistisch gegen H. pylori. Ebenso ist die Wirkung von Clarithromycin mit seinem 14-OH-Metaboliten, mit Amoxicillin, Metronidazol und Omeprazol additiv.

4.2.3.3 Monotherapie

Monotherapien, bestehend aus Wismutsalzen oder Antibiotika, haben sich grundsätzlich mit Eradikationsraten zumeist deutlich unter 30% nicht bewährt. Aufgrund der Unwirksamkeit und der Möglichkeit einer raschen Resistenzinduktion gilt eine Monotherapie heute als kontraindiziert. Das Antibiotikum mit der höchsten keimeradizierenden Potenz in der Monotherapie ist das Makrolid Clarithromycin. In einer randomisierten, doppelblinden Studie konnte gezeigt werden, dass eine Sanierung der H. pylori Infektion dosisabhängig in bis zu 54% der behandelten Fälle möglich ist. Unter den Säuresekretionshemmern besitzen die Protonenpumpenhemmer in vitro antibakterielle Aktivität mit minimalen Hemmkonzentrationen in der Größenordnung der Wismutsalze. In der Monotherapie gelingt mit diesen Substanzen allerdings zumeist nur eine Suppression der Infektion im Antrum – wahrscheinlich beruhend auf einer Milieuänderung und nicht einer direkten antibakteriellen

Wirkung –, eine Eradikation erfolgt dagegen höchst selten. H_2-Rezeptorantagonisten haben keine intrinsische antibakterielle Aktivität.

4.2.3.4 Dualtherapie

Kombinationsschemata bestehend aus einem Wismutsalz und einem Antibiotikum (z. B. Amoxicillin, Metronidazol) haben sich mit einer mittleren Eradikationsrate von etwa 50% nicht bewährt. Auch die Kombination von zwei Antibiotika (z. B. Clarithromycin plus Metronidazol) kann aufgrund der Datenlage nicht zur routinemäßigen Behandlung empfohlen werden.

Wenn man heute von Dualtherapie spricht, versteht man im Allgemeinen eine kombinierte Behandlung mit einem Sekretionshemmer und Amoxicillin oder Clarithromycin.

PPI-basierte Dualtherapie: Die Therapie mit Omeprazol und Amoxicillin wurde seit Ende der 80er Jahre intensiv untersucht. Diese Therapieform verhalf der H. pylori Eradikation zum Einzug in die tägliche Routine. Auch erfolgten behördliche Zulassungen in zahlreichen Ländern. Heute spielt diese Therapie nur noch als Reserveoption bei Therapieversagern, insbesondere mit Doppelresistenz gegen Clarithromycin und Metronidazol, eine Rolle.

Wesentlicher Nachteil der Therapie mit Omeprazol plus Amoxicillin ist die große Schwankungsbreite der publizierten Eradikationsraten (0–92%), darüber hinaus ist die Therapie – auch bei optimaler Durchführung – weniger wirksam und teurer als die heute üblichen PPI-basierten Tripel-Therapien. Hinsichtlich der keimeradizierenden Potenz besteht eine klare Dosis-Wirkungs-Beziehung zum Omeprazol und wahrscheinlich auch zum Amoxicillin. Der Behandlungserfolg wird durch die Compliance, Rauchen, Alter und Schweregrad der Gastritis beeinflusst. Eine Vorbehandlung mit PPI in üblicher Dosierung hat dagegen keinen negativen Effekt im Hinblick auf die Keimeradikation. Auch der Einnahmezeitpunkt des Antibiotikums (prä- versus postprandial) ist ohne Relevanz. Vorteile dieser Therapieform sind eine relativ gute Verträglichkeit – in erster Linie ist mit Diarrhöen, Reizungen im Mund-Rachen-Bereich und allergischen Hauterscheinungen zu rechnen – sowie fehlende Resistenzprobleme.

Omeprazol und Amoxicillin führen für sich allein nicht zu einer Keimeradikation in nennenswertem Umfang. Grundsätzlich kommt eine Reihe von Faktoren in Betracht, die die synergistische Wirkung von Omeprazol und Amoxicillin in vivo erklären. Im Mittelpunkt stehen ohne Zweifel die Effekte, die durch die profunde gastrale Säuresekretionshemmung erzielt werden. Amoxicillin ist nur in einem pH-Bereich von 5,5 – 7,5 antibakteriell wirksam, wobei die minimalen Hemmkonzentrationen gegen H. pylori mit steigenden pH-Werten sinken. Es ist daher verständlich, dass durch eine Anhebung des intraluminalen pH auch der pH-Gradient in der Mukusschicht zwischen Schleimhautoberfläche und Lumen (unbehandelt: pH 1 – 2 bis pH 7) abgeflacht und damit erst eine antibakterielle Aktivität von Amoxicillin auch in den lumenseitigen Anteilen der Mukusschicht ermöglicht wird. Darüber hinaus zeichnet sich H. pylori durch ein ambivalentes Verhalten gegenüber Säure aus. Wird die Säure durch Therapie entzogen, kann der durch die bakterielle Urease gebildete Ammoniak nicht mehr abgepuffert werden und wirkt autotoxisch („Suizid"). Etwa zwischen pH 3 – 5 vermehrt sich H. pylori nicht; in diesem Bereich ist der Keim also durch Antibiotika, die sich vermehrende Mikroorganismen voraussetzen (z. B. Amoxicillin, Clarithromycin) nicht angreifbar. Es ist auch durchaus denkbar, dass durch die Anhebung des pH im umgebenden Milieu des Keims bakterielle Stoffwechselprozesse dahingehend modifiziert werden, dass eine höhere Vulnerabilität gegen antibakteriell wirksame Substanzen resultiert. Persistierend intragastrale pH-Werte über 3 erlauben zudem eine bakterielle Überwucherung des Magens. Durch Kompetition könnte H. pylori aus seinem Biotop verdrängt werden. Möglicherweise tragen auch Wirtsfaktoren wie eine verlängerte Halbwertszeit von Immunglobulinen und eine verbesserte Funktion von neutrophilen Granulozyten bei steigenden pH-Werten zur Elimination der Bakterien bei. Omeprazol, das unter den Bedingungen der intragastralen Hypochlorhydrie aus den dünndarmlöslichen Kapseln freigesetzt werden kann und zudem partiell biliär ausgeschieden wird, zeichnet sich durch eine Hemmung der bakteriellen Urease und H^+/K^+-ATPase aus und wirkt über diese Mechanismen antibakteriell; bis heute ist aber nicht bekannt, ob Omeprazol auch in vivo in genügender Konzentration in die Kompartimente des Magens gelangt, in denen H. pylori kolonisiert.

Die duale Therapie mit Omeprazol und Clarithromycin, ebenfalls in mehreren Ländern zur H. pylori Therapie zugelassen, ist allenfalls marginal wirksamer als die Therapie mit Omeprazol und Amoxicillin. In einer Metaanalyse lag die durchschnittliche Eradikationsrate bei gut 70 %. Die Behandlungsergebnisse sind in den publizierten Studien insgesamt konsistenter als diejenigen mit Omeprazol und Amoxicillin. Rauchen erwies sich nicht als negativer Prädiktor für den Therapieerfolg. Aufgrund der – im Vergleich zur PPI-basierten Tripel-Therapie – unzureichenden Eradikationsrate, des hohen Preises und v. a. einer hohen Rate induzierter Sekundärresistenzen bei Therapieversagern kann diese Therapieform heute nicht mehr empfohlen werden.

Andere Säuresekretionshemmer wie Lansoprazol, Pantoprazol, Rabeprazol und H_2-Rezeptorantagonisten wurden nur in wenigen Studien in der dualen Therapie mit Amoxicillin oder Clarithromycin untersucht. Die publizierten Eradikationsraten sind starken Schwankungen unterworfen, bessere Behandlungsergebnisse als mit Omeprazol können nicht erwartet werden.

In der dualen Therapie mit Omeprazol erwiesen sich Ciprofloxacin, Cefixim, Penicillin, Tetrazyklin, Erythromycin, Azithromycin, Roxithromycin und Wismutsalze als unzureichend effektiv.

4.2.3.5 PPI-basierte Tripel-Therapie

Im Jahr 1993 wurde erstmals überzeugend gezeigt, dass im Konzept der klassischen Tripel-Therapie (Wismutsalz plus 2 Antibiotika) das Wismutsalz durch einen Säuresekretionshemmer ersetzt werden kann. Die Behandlung mit Ranitidin über 6 Wochen sowie Amoxicillin und Metronidazol, 3-mal täglich gegeben, über 12 Tage führte bei 89 % der Patienten zu einer H. pylori Eradikation. Die guten Ergebnisse mit diesem Therapieschema konnten allerdings andernorts nicht bestätigt werden. Hierfür ist wahrscheinlich die außerordentlich niedrige Rate primärer Metronidazol-Resistenz in der Studie von Hentschel verantwortlich.

> Seit 1993 wurden weltweit 1-wöchige, PPI-basierte Tripel-Therapieschemata bestehend aus einem PPI in Kombination mit 2 der 3 Antibiotika Amoxicillin, Clarithromycin und Metronidazol evaluiert. Diese Therapieformen sind auch unter den Begriffen **italienische Tripel-Therapie** (PPI plus Clarithromycin plus Metronidazol oder Tinidazol), **französische Tripel-Therapie** (PPI plus Clarithromycin plus Amoxicillin) und **englische Tripel-Therapie** (PPI plus Amoxicillin plus Metronidazol) bekannt. Sie stellen den aktuellen Therapie-

standard dar und werden von Konsensus-Konferenzen empfohlen.

Herausragende Studien zur Beurteilung der Wirksamkeit und Verträglichkeit der PPI-basierten Tripel-Therapien sind die so genannten MACH(Metronidazol, Amoxicillin, Clarithromycin, H. pylori)-Studien. In der MACH-1-Studie, eine internationale, randomisierte, doppelblinde und plazebokontrollierte Studie, wurden insgesamt 787 Patienten mit duodenaler Ulkuskrankheit über eine Woche mit 2×20 mg Omeprazol in Kombination mit 2×1 g Amoxicillin plus 2×500 mg Clarithromycin (OAC 500), 2×1 g Amoxicillin plus 2×250 mg Clarithromycin (OAC 250), 2×400 mg Metronidazol plus 2×500 mg Clarithromycin (OMC 500), 2×400 mg Metronidazol plus 2×250 mg Clarithromycin (OMC 250), 2×1 g Amoxicillin plus 2×400 mg Metronidazol (OAM) oder Plazebo statt der Antibiotika behandelt. Herausragende Therapieschemata waren OAC 500 und OMC 250 (Tab. 4.9). Unerwünschte Wirkungen waren in erster Linie Diarrhö (OAC 500 31 % versus OMC 250 13 %) und Geschmacksstörungen (OAC 500 25 % versus OMC 250 12,5 %). Diarrhöen traten v. a. in den Amoxicillin-haltigen Schemata auf, während die Geschmacksstörungen v. a. von der Dosis des Clarithromycins beeinflusst wurden. In die MACH-2-Studie (Tab. 4.9), ebenfalls eine internationale, randomisierte, doppelblinde Multizenterstudie, wurden insgesamt 539 Patienten mit duodenaler Ulkuskrankheit integriert. Die Patienten erhielten über eine Woche entweder OAC 500, AC 500, OMC 250 oder MC 250. Zudem wurden prä- und posttherapeutische Resistenzbestimmungen durchgeführt. Für die beiden Therapieschemata OAC 500 und OMC 250 konnten die guten Eradikationsraten der MACH-1-Studie bestätigt werden. Darüber hinaus wurde dokumentiert, dass die Antibiotika allein unzureichend wirksam sind, wenngleich für die Kombination Metronidazol plus Clarithromycin eine erstaunliche Eradikationsrate von etwa 70 % bestimmt wurde. Diese beiden Substanzen, die für sich allein in der eingesetzten Dosierung kaum wirksam sind, weisen offenbar in vivo eine ausgeprägte synergistische Wirkung auf. Eine prätherapeutische Metronidazolresistenz (27 % der Isolate) führte zu einem Wirkungsverlust der italienischen Tripel-Therapie von 19 %, ein Bereich der auch in anderen Studien mitgeteilt wurde. Eine prätherapeutische Clarithromycinresistenz war selten (3 %), so dass sich keine verlässlichen Aussagen

zum Einfluß auf das Therapieergebnis machen ließen (Tab. 4.10). Höheres Lebensalter und Nichtraucherstatus erhöhten die Wahrscheinlichkeit eines Therapieerfolgs.

In die randomisierte, doppelblinde DU-MACH-Studie wurden insgesamt 149 Patienten mit endoskopisch gesichertem Ulcus duodeni integriert und über eine Woche mit OAC 500, OMC 250 oder Omeprazol allein behandelt. Die bekannt hohen Eradikationsraten wurden bestätigt. Während des 6-monatigen Follow-up erlitten erwartungsgemäß signifikant mehr Patienten nach alleiniger Omeprazol-Therapie ein Rezidiv als nach PPI-Tripel-Therapie. In der vom Design vergleichbaren internationalen, randomisierten, doppelblinden GU-MACH-Studie wurden 160 Patienten mit endoskopisch gesichertem Ulcus ventriculi mit OAC 500, OMC 250 oder Omeprazol allein behandelt. Die Eradikationsrate war für OAC etwas geringer als in den anderen MACH-Studien, insgesamt wurden aber erneut die guten Behandlungsergebnisse bestätigt. Während des 6-monatigen Follow-up hatten Patienten mit sanierter Infektion eine statistisch signifikant niedrigere Ulkusrezidivrate.

In einer internationalen Multizenterstudie wurden 255 Patienten mit H. pylori assoziiertem Ulcus duodeni über eine Woche mit 2×20 mg Omeprazol und 2×1000 mg Amoxicillin plus 2×800 mg Metronidazol oder 3×500 mg Amoxicillin plus 3×400 mg Metronidazol behandelt. Diese beiden Therapieschemata erwiesen sich als vergleichbar wirksam (Tab. 4.9).

In einer einfachblinden, randomisierten Multizenterstudie wurden 508 Patienten mit H. pylori assoziiertem Ulcus duodeni oder Gastritis über eine Woche mit 2×30 mg Lansoprazol und 2×1 g Amoxicillin plus 2×250 mg Clarithromycin (LAC), 2×400 mg Metronidazol plus 2×250 mg Clarithromycin (LMC) oder 2×1 g Amoxicillin plus 2×400 mg Metronidazol (LAM) oder mit 2×20 mg Omeprazol in Kombination mit 2×1 g Amoxicillin plus 2×400 mg Metronidazol (OAM) behandelt (Tab. 4.9). LAC und LMC waren signifikant wirksamer als LAM. OAM war numerisch etwa 10 % wirksamer als LAM sowohl bei Metronidazol-empfindlichen als auch -resistenten H. pylori Stämmen.

Eine systematische Metaanalyse deutet an, dass Omeprazol sowohl bei der italienischen als auch bei der französischen Tripel-Therapie etwas wirksamer ist als Pantoprazol und Lansoprazol (Abb. 4.11). Dies ließe sich durch die Interaktion von Clarithromycin und Omeprazol im Leber-

Tab. 4.**9** Heilung der H. pylori Infektion durch PPI-basierte Tripel-Therapie (nach Malfertheiner et al. 2000)

Erstautor (Jahr)	Pat. (n)	Design	Therapieschema	Dauer	ITT-Eradikation (95%-KI)	PP-Eradikation (95%-KI)
Lind (1996)	787	r, db, mc	Omeprazol 2 × 20 mg Clarithromycin 2 × 250 mg Amoxicillin 2 × 1000 mg	7 Tage	80 (72–87)	85 (78–92)
			Omeprazol 2 × 20 mg Clarithromycin 2 × 500 mg Amoxicillin 2 × 1000 mg	7 Tage	91 (85–96)	98 (95–100)
			Omeprazol 2 × 20 mg Clarithromycin 2 × 250 mg Metronidazol 2 × 400 mg	7 Tage	90 (84–95)	95 (90–99)
			Omeprazol 2 × 20 mg Clarithromycin 2 × 500 mg Metronidazol 2 × 400 mg	7 Tage	86 (79–92)	93 (87–98)
			Omeprazol 2 × 20 mg	7 Tage	1 (0–3)	1 (0–3)
Lind (1999)	539	r, db, mc	Omeprazol 2 × 20 mg Clarithromycin 2 × 500 mg Amoxicillin 2 × 1000 mg	7 Tage	94 (88–97)	95 (90–99)
			Clarithromycin 2 × 500 mg Amoxicillin 2 × 1000 mg	7 Tage	26 (19–34)	25 (18–35)
			Omeprazol 2 × 20 mg Clarithromycin 2 × 250 mg Metronidazol 2 × 400 mg	7 Tage	87 (79–92)	91 (84–95)
			Clarithromycin 2 × 250 mg Metronidazol 2 × 400 mg	7 Tage	69 (60–77)	72 (62–80)
Misiewicz (1997)	508	r, eb, mc	Lansoprazol 2 × 30 mg Clarithromycin 2 × 250 mg Amoxicillin 2 × 1000 mg	7 Tage	86 (82–94)	90 (83–95)
			Lansoprazol 2 × 30 mg Clarithromycin 2 × 250 mg Metronidazol 2 × 400 mg	7 Tage	87 (83–95)	91 (83–95)
			Lansoprazol 2 × 30 mg Amoxicillin 2 × 1000 mg Metronidazol 2 × 400 mg	7 Tage	66 (64–80)	74 (64–81)
			Omeprazol 2 × 20 mg Amoxicillin 2 × 1000 mg Metronidazol 2 × 400 mg	7 Tage	75 (73–88)	83 (74–90)
Adamek (1988)	286	r, mc	Pantoprazol 2 × 40 mg Clarithromycin 3 × 500 mg Metronidazol 3 × 500 mg	7 Tage	82 (75–92)	83 (74–90)
			Pantoprazol 2 × 40 mg Clarithromycin 3 × 500 mg	14 Tage	50 (42–58)	60 (51–69)
Miwa (1999)	221	r, uc	Omeprazol 2 × 20 mg Clarithromycin 2 × 200 mg Amoxicillin 3 × 500 mg	7 Tage	85 (75–92)	88 (78–94)
			Lansoprazol 2 × 30 mg Clarithromycin 2 × 200 mg Amoxicillin 3 × 500 mg	7 Tage	84 (73–91)	91 (82–99)
			Rabeprazol 2 × 20 mg Clarithromycin 2 × 200 mg Amoxicillin 3 × 500 mg	7 Tage	88 (78–94)	93 (84–98)

Fortsetzung →

Tab. 4.**9**   Heilung der H. pylori Infektion durch PPI-basierte Tripel-Therapie *(Fortsetzung)*

Erstautor (Jahr)	Pat. (n)	Design	Therapieschema	Dauer	ITT-Eradikation (95%-KI)	PP-Eradikation (95%-KI)
Bayer-dörffer (1999)	255	r, eb, mc	Omeprazol 2 × 20 mg Amoxicillin 2 × 1000 mg Metronidazol 2 × 800 mg	7 Tage	77 (69–84)	81 (72–88)
			Omeprazol 1 × 40 mg Amoxicillin 3 × 500 mg Metronidazol 3 × 400 mg	7 Tage	76 (67–83)	79 (69–87)
Tulassay (2000)	446	r, db, mc	Esomeprazol 2 × 20 mg Amoxicillin 2 × 1000 mg Clarithromycin 2 × 500 mg	7 Tage	91 (87–95)	94 (90–97)
			Omeprazol 2 × 20 mg Amoxicillin 2 × 1000 mg Clarithromycin 2 × 500 mg	7 Tage	92 (88–95)	96 (92–98)
Veldhuyzen van Zanten (2000)	448	r, db, mc	Esomeprazol 2 × 20 mg Amoxicillin 2 × 1000 mg Clarithromycin 2 × 500 mg	7 Tage	90 (85–94)	n.a.
			Omeprazol 2 × 20 mg Amoxicillin 2 × 1000 mg Clarithromycin 2 × 500 mg	7 Tage	88 (82–92)	n.a.

r = randomisiert, eb = einfachblind, db = doppelblind, uc = unizentrisch, mc = multizentrisch, ITT = Intention-to-treat, PP = Per protocol, 95%-KI = 95%-Konfidenzintervall, n.a. = nicht angegeben

Tab. 4.**10**   Einfluss einer prätherapeutischen Resistenz gegen Metronidazol bzw. Clarithromycin auf die Eradikationsrate der französischen (OAC) und italienischen Tripeltherapie (OCM) (nach Lind et al. 1999)

		Metronidazol		Clarithromycin	
		n	Eradikation (%)	n	Eradikation (%)
OAC	H. pylori sensibel	86	83 (97%)	116	111 (97%)
	H. pylori resistent	32	30 (94%)	2	2 (100%)
OCM	H. pylori sensibel	81	77 (95%)	108	98 (91%)
	H. pylori resistent	33	25 (76%)	6	4 (67%)

metabolismus mit gegenseitiger Wirkungsverstärkung erklären. Auch erlaubt die neue galenische Formulation des Omeprazols (MUPS = multiple unit pellet system) eine Halbierung der Omeprazol-Dosis (2 × 10 mg) in der französischen und italienischen Tripel-Therapie ohne erkennbaren Wirkungsverlust. Umfangreiche Erfahrungen liegen für Rabeprazol, das in Deutschland für diese Indikation bisher nicht zugelassen ist, noch nicht vor. Erste Daten deuten allerdings eine den anderen PPI vergleichbare Wirksamkeit an (Tab. 4.9). Ebenso sind Omeprazol-Generika, an deren Qualität in der jüngsten Vergangenheit z.T. erhebliche Zweifel aufgekommen sind, für die Therapie der H. pylori Infektion nicht zugelassen.

In Deutschland wird noch im Jahr 2000 Esomeprazol (Nexium®) als erster Vertreter einer neuen Substanzklasse, der isomeren Protonenpumpenhemmer, eingeführt. Mit diesem Präparat werden bei wesentlich geringerer interindividueller Schwankungsbreite höhere intragastrale pH-Werte erzielt. Große Studien haben bereits gezeigt, dass Esomeprazol in der französischen Tripel-Therapie mindestens ebenso wirksam ist wie Omeprazol (Tab. 4.9). Darüber hinaus konnte klar belegt werden, dass nach einer einwöchigen Tripel-Therapie keine weitere antisekretorische Behandlung zur Abheilung duodenaler Ulzera erforderlich ist. Aufgrund dieser neuen Dimension der Anti-Säure-Therapie ist es wahrscheinlich, dass insbesondere unter Alltagsbedingungen zu-

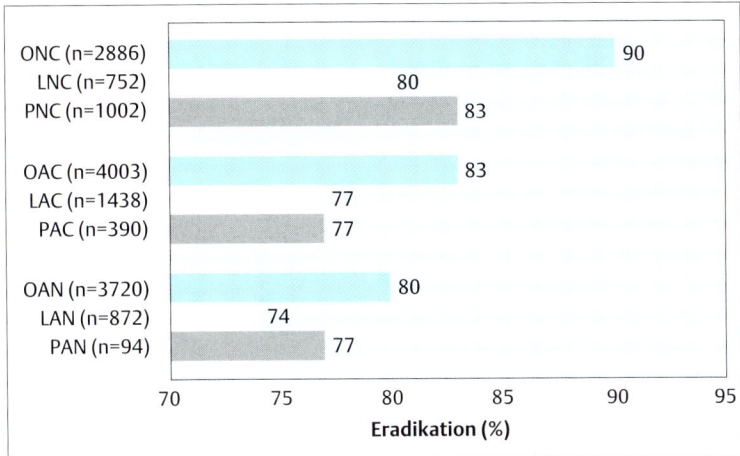

Abb. 4.**11** H. pylori Eradikationsraten mit PPI-basierter Tripel-Therapie: eine Metaanalyse (nach Unge 1998).
O = Omeprazol, L = Lansoprazol, P = Pantoprazol, N = Nitroimidazol, C = Clarithromycin, A = Amoxicillin.

verlässig hohe Eradikationsraten erzielt werden können. Möglicherweise gelingt es auch, über eine Verkürzung der Behandlungsdauer die Therapie noch ökonomischer durchzuführen.

Das in Deutschland nicht zugelassene Ranitidin-Wismutcitrat, das Wismutsalz des Ranitidin, erwies sich sowohl in der Dualtherapie mit Clarithromycin als auch in der Tripel-Therapie mit 2 Antibiotika als ähnlich wirksam wie die PPI bei guter Verträglichkeit und kommt daher als therapeutische Alternative in Betracht. H_2-Rezeptorenblocker in Kombination mit 2 Antibiotika wurden bisher überwiegend in kleinen, offenen Studien untersucht. Verlässliche Aussagen zur Effizienz im Hinblick auf eine Eradikation der H. pylori Infektion lassen sich nicht treffen. Ein Einsatz dieser Substanzen kann daher nicht empfohlen werden, auch besteht keine behördliche Zulassung für diese Indikation.

Auf der Basis einer Metaanalyse sollte der PPI 2-mal täglich gegeben werden. Während bei der italienischen Tripel-Therapie eine Steigerung der Clarithromycin-Dosis von 2 × 250 mg auf 2 × 500 mg nur die Nebenwirkungsrate, nicht aber die Eradikationsrate erhöht, ist die französische Tripel-Therapie mit 2 × 500 mg Clarithromycin wirksamer als mit 2 × 250 mg. Ob eine Verlängerung der Therapiedauer auf 10 – 14 Tage die Eradikationsraten wesentlich steigert, ist strittig und zumindest für Europa nicht belegt. Verschiedentlich wurde auch versucht, die Therapiedauer zu verkürzen. Eine eindeutige Empfehlung in dieser Richtung kann heute – trotz einiger ermutigender Ergebnisse – nicht gegeben werden.

⚠ PPI-basierte Tripel-Therapie: Empfohlene Therapieschemata

Tag 1 – 7	PPI*	2 × Standarddosierung präprandial
	Clarithromycin	2 × 500 mg präprandial
	Amoxicillin	2 × 1000 mg präprandial

oder

Tag 1 – 7	PPI*	2 × Standarddosierung präprandial
	Clarithromycin	2 × 250 mg präprandial
	Metronidazol	2 × 400 mg präprandial

* Omeprazol 2 × 20 mg (Generika nicht zugelassen), Esomeprazol 2 × 20 mg, Lansoprazol 2 × 30 mg, Pantoprazol 2 × 40 mg

4.2.3.6 Klassische Tripel-Therapie und Quadrupel-Therapie

Unter der klassischen Tripel-Therapie versteht man die kombinierte Behandlung mit einem Wismutsalz, Metronidazol und Tetrazyklin oder Amoxicillin. Diese Behandlungsformen entstanden in der 2. Hälfte der 80er Jahre in erster Linie auf dem Boden therapeutischer Frustrationen. Zahlreiche Studien belegen die therapeutische Effizienz dieser komplexen Therapieprotokolle. Aufgrund von Metaanalysen weiß man heute, dass die Tripel-Therapie mit Tetrazyklin dem Protokoll mit Amoxicillin überlegen ist. Tetrazyklin darf allerdings nicht durch Doxycyclin ersetzt werden, wohl sind andere Antibiotikakombinationen wie z. B. Clarithromycin und Tetrazyklin denkbar.

Neuere Studien aus den letzten Jahren haben gezeigt, dass bei der Tripel-Therapie eine 1-wöchige Behandlung ebenso effektiv ist wie ein 2-wöchiges Therapieprotokoll. Darüber hinaus kristallisierte sich jüngst heraus, dass die zusätzliche Gabe eines PPI (Quadrupel-Therapie) die Eradikationsrate weiter zu steigern vermag. Zudem profitieren die Patienten insbesondere hinsichtlich der Schmerzbefreiung von der zusätzlichen PPI-Gabe. Noch nicht sicher geklärt ist die klinische Relevanz der Beobachtung, dass die Resorption von Wismutsalzen unter den Bedingungen der Hypochlorhydrie offenbar zunimmt. Als Prädiktoren für den Therapieerfolg sind insbesondere die Compliance und die prätherapeutische Metronidazol-Resistenz von Bedeutung. Offenbar spielen aber auch Faktoren wie das Alter, die klinische Diagnose, der Schweregrad der Gastritis, die Dichte der bakteriellen Kolonisation, approximativ bestimmt durch den $^{13}CO_2$-Überschuss im Harnstoff-Atemtest, und die Qualität des gastralen Mukus eine Rolle.

🛈 Die Vorteile der Quadrupel-Therapie liegen zweifelsohne in den weitgehend konstant hohen Erfolgsraten. Nachteile sind jedoch ein aufwendiges Therapieschema (> 12 Tabletten pro Tag mit 4 Einnahmezeitpunkten), eine hohe Nebenwirkungsrate (in den neueren Studien > 60 %) und die negativen Auswirkungen einer prätherapeutischen Metronidazol-Resistenz (bei Tripel-Therapie größere Relevanz als bei Quadrupel-Therapie). Insgesamt ist die Quadrupel-Therapie heute bei den zur Verfügung stehenden Alternativen nur als Reserveoption anzusehen.

🛈 **Quadrupel-Therapie:**
Empfohlenes Therapieschema

Tag 1 – 10	PPI*	2 × Standard-dosis präprandial
Tag 4 – 10	Wismutsalz**	4 × täglich präprandial und zur Nacht

Tetrazyklin	4 × 500 mg während Mahlzeiten und zur Nacht
Metronidazol	3 × 400 mg während Mahlzeiten

* in Studien untersucht: Omeprazol 2 × 20 mg, Lansoprazol 2 × 30 mg
** in Studien untersucht: Wismutsubsalizylat und Wismutsubcitrat

4.2.3.7 Praktische Durchführung der H. pylori Therapie

Leitlinien und Konsensuskonferenzen empfehlen heute – bei gegebener Indikation – eine PPI-basierte Tripel-Therapie als Behandlungsregime der ersten Wahl. Unter Berücksichtigung des wichtigsten Therapieziels – hohe Eradikationsrate – kommen für die Primärbehandlung nur die italienische und die französische Tripel-Therapie in Betracht (Tab. 4.9). Die italienische Tripel-Therapie ist besser verträglich und etwas preisgünstiger als die französische Variante. Jedoch wird sie in ihrer keimeradizierenden Potenz durch eine Metronidazol-Resistenz negativ beeinflusst. Aus diesem Grund sollte sie bei a priori hoher Wahrscheinlichkeit einer Metronidazol-Resistenz (> 30 %) zugunsten der französischen Tripel-Therapie nicht eingesetzt werden. Eine Metronidazol-Resistenz ist immer dann wahrscheinlich, wenn schon einmal eine Behandlung mit Metronidazol stattfand und der Patient aus einem Land stammt, in dem Metronidazol häufig zur Behandlung anderer Infektionen eingesetzt wird. Da eine routinemäßige prätherapeutische Resistenzbestimmung von H. pylori nicht allgemein empfohlen werden kann und regional erhebliche Unterschiede in der Resistenzlage von H. pylori vorkommen, empfiehlt sich die konsequente Überprüfung der eigenen Behandlungsergebnisse, um rechtzeitig eine nachlassende Wirksamkeit des eingesetzten Therapieschemas zu erfassen. Ein weiterer, bisher allerdings nur hypothetischer Nachteil der Erstlinientherapie mit PPI-CM ist die Möglichkeit der Induktion einer Doppelresistenz gegen Clarithromycin und Metronidazol.

Die Sanierung einer H. pylori Infektion ist und bleibt ärztliche Kunst. Wesentliche Voraussetzung zur erfolgreichen Therapie ist neben der Kenntnis wirksamer Schemata die Berücksichtigung von möglichen Störfaktoren (Abb. 4.**12**). Ein relevanter und wahrscheinlich häufig unterschätzter, da nur schwierig nachprüfbarer Faktor ist eine mangelnde Compliance seitens des Patienten. Notwendige Voraussetzung für eine adäquate Einnahme der verordneten Medikamente ist eine umfassende Information des Patienten über die Grundzüge der Bedeutung der H. pylori Infektion, den Ablauf der Therapie einschließlich möglicher Nebenwirkungen und nicht zuletzt der nachdrückliche Hinweis darauf, dass der Behandlungserfolg maßgeblich durch die Mitarbeit der Patienten bestimmt wird. In der täglichen Routine haben sich einfach und verständlich geschriebene Patienteninformationen und eine schriftliche Fixierung der Verordnung bewährt. Auch sollte der Patient ermuntert werden, bei Rückfragen oder Problemen den behandelnden Arzt zu konsultieren. Ratsam erscheint zudem eine planmäßige Visite am Ende der Eradikationsbehandlung.

Die Notwendigkeit einer weiteren Verordnung eines PPI nach Beendigung der einwöchigen Tripel-Therapie muss individuell entschieden werden. Generell sollte bei Patienten mit einem Ulcus ventriculi oder einem komplizierten Ulcus duodeni eine PPI-Behandlung bis zur endoskopisch verifizierten Ulkusheilung erfolgen. Unkomplizierte Ulcera duodeni heilen auch ohne weitere Säuresekretionshemmung innerhalb einiger Wochen ab. Eine weitere PPI-Therapie ist in diesen Fällen nur dann erforderlich, wenn noch therapiepflichtige Symptome bestehen.

4.2.3.8 Therapiekontrolle

Leitlinien und Konsensus-Konferenzen empfehlen die Kontrolle des H. pylori Status. Diese sollte frühestens 4 Wochen nach Beendigung einer Eradikationsbehandlung erfolgen. Der symptomatische Therapieerfolg ist in den ersten Wochen nach H. pylori Therapie nur ein unzuverlässiger Prädiktor des Therapieerfolgs. Patienten mit Ulcus ventriculi, kompliziertem Ulkus oder MALT-Lymphom sollten in jedem Fall endoskopisch-bioptisch kontrolliert werden. Neben einem Urease-Test empfiehlt sich eine histologische Untersuchung von Antrum- und Korpusbiopsaten. In allen anderen Fällen genügt ein nicht-invasives Monitoring mit einem ^{13}C-Harnstoff-Atemtest oder zukünftig auch einem Stuhltest. Serologische Tests sind wegen eines nur langsamen Titer-Abfalls nicht geeignet.

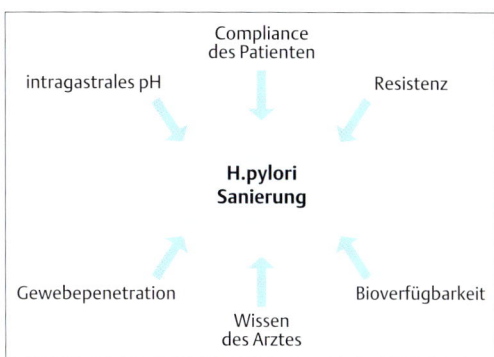

Abb. 4.**12** Wichtige Determinanten des Erfolgs einer Anti-H. pylori-Therapie.

4.2.3.9 Therapie der Therapieversager

Das Vorgehen bei einer H. pylori Persistenz oder einem frühen Rezidiv, das eine Rekrudeszenz des originären Stammes nahelegt, wird maßgeblich von der Indextherapie bestimmt. Das bloße Wiederholen der initial erfolglosen Therapie kann nicht empfohlen werden. Wesentliche Ursachen für ein Therapieversagen sind insuffizientes Therapieschema, bakterielle Resistenz(en) und mangelnde Compliance.

❗ Wurde bei der Ersttherapie ein nach heutigen Maßstäben unzureichendes Therapieschema gewählt (z.B. Dualtherapie mit PPI und Amoxicillin), kann als Zweitlinientherapie eine PPI-Tripel-Therapie erfolgen. In allen anderen Fällen muss zunächst entschieden werden, ob eine bakterielle Resistenzbestimmung veranlasst werden soll. Dies ist zumindest bei Anwendung eines Therapieschemas, das 2 Medikamente mit möglicher Resistenzinduktion enthält, ratsam, aufgrund logistischer Probleme beim Transport und fehlgeschlagener Anzüchtung sicherlich in vielen Fällen aber nicht möglich.

Erneute Therapie bei bekannter Resistenzlage: Bei bekannter Resistenzsituation empfiehlt sich ein Vorgehen gemäß Tab. 4.**11**. Es sei hierzu allerdings angemerkt, dass die Erfolgsraten einer jeden Zweittherapie deutlich unter den publizierten Erfolgsraten im Rahmen der Erstlinientherapie liegen. Dies gilt insbesondere auch für die Quadrupel-Therapie, die von der Konsensuskonferenz der European Helicobacter Study Group 1997 für diese Indikation empfohlen wurde. Die

Tab. 4.**11**   Zweitlinientherapie bei bekannter Resistenzlage

H. pylori Resistenz	Initialtherapie	Zweitlinientherapie
Nitroimidazol sensibel	PPI-MC	PPI-AC
Makrolid sensibel	PPI-AC	PPI-MC
Nitroimidazol resistent	PPI-MC	PPI-AC
Makrolid sensibel	PPI-AC	Quadrupel oder PPI-AR oder hochdosiert OA
Nitroimidazol sensibel	PPI-MC	PPI-AM
Makrolid resistent	PPI-AC	PPI-AM
Nitroimidazol resistent	PPI-MC	Quadrupel oder PPI-AR oder hochdosiert OA
Makrolid resistent	PPI-AC	Quadrupel oder PPI-AR oder hochdosiert OA

PPI:	Protonenpumpeninhibitor (Omeprazol 2 × 20 mg, Lansoprazol 2 × 30 mg, Pantoprazol 2 × 40 mg)
MC:	Metronidazol + Clarithromycin
AC:	Amoxicillin + Clarithromycin
Quadrupel:	PPI + Wismutsalz + Tetrazyklin + Metronidazol
AR:	Amoxicillin + Rifabutin
hochdosiert OA:	Omeprazol 3 × 40 mg + Amoxicillin 3 × 750 mg über 15 Tage

Tab. 4.**12**   Empirische Zweitlinientherapie bei unbekannter H. pylori Resistenzlage

Initialtherapie	Zweitlinientherapie
Klassische Tripel-Therapie/Quadrupel-Therapie	PPI-AC
PPI-Amoxicillin	PPI-AC oder PPI-MC
PPI-Clarithromycin	PPI-AM oder Quadrupel
PPI-MC	PPI-AC hochdosiert oder Quadrupel oder OA hochdosiert
PPI-AC	PPI-AM oder Quadrupel
PPI-AM	PPI-AC

PPI:	Protonenpumpeninhibitor (Omeprazol 2 × 20 mg, Lansoprazol 2 × 30 mg, Pantoprazol 2 × 40 mg)
MC:	Metronidazol + Clarithromycin
AC:	Amoxicillin + Clarithromycin
AM:	Amoxicillin + Metronidazol
Quadrupel:	PPI + Wismutsalz + Tetrazyklin + Metronidazol
hochdosiert PPI-AC:	PPI 2 × doppelte Standarddosis + Clarithromycin 3 × 500 mg + Amoxicillin 3 × 750 – 1000 mg (nach Körpergewicht) über 10 Tage
hochdosiert OA:	Omeprazol 3 × 40 mg + Amoxicillin 3 × 750 mg über 14 Tage

Gründe für diese reduzierte Wirksamkeit sind nicht bekannt.

❗Versagt auch die Zweitlinientherapie, sollte die erneute Behandlung wiederum die vorangegangenen Therapieschemata und wenn eben möglich die Resistenzlage berücksichtigen. Als neue Option in Ergänzung zu den in vielen Studien erprobten Schemata hat sich in Pilotuntersuchungen eine einwöchige Tripel-Therapie bestehend aus einem PPI in doppelter Standarddosierung, 2 × 1 g Amoxicillin und 300 mg Rifabutin (als Einzeldosis am Morgen oder 2 × 150 mg morgens und abends) mit einer Eradikationsrate von fast 80 % in dieser Situation bewährt.

Andere, individuell entwickelte Therapieverfahren sollten nur in spezialisierten Zentren und wenn möglich in entsprechenden Studien durchgeführt werden.

Erneute Therapie bei unbekannter Resistenzlage:
In vielen Fällen wird nach Versagen einer H. pylori Therapie die Resistenzlage des Bakteriums nicht bekannt sein. Die empirische Auswahl der Zweitlinientherapie ist in Tab. 4.**12** aufgeführt.

❗Nach **Versagen der französischen Tripel-Therapie** empfiehlt sich die englische Tripel-Therapie (PPI-AM) und bei deren Versagen eine Quadrupel-Therapie, eine hochdosierte Dualtherapie oder eine Rifabutin-Tripel-Therapie.

Nach **Versagen der italienischen Tripel-Therapie** kann eine französische Tripel-Therapie in höherer Dosis über 10 Tage erfolgen (z. B. Omeprazol 2 × 40 mg, Amoxicillin 3 × 1 g, Clarithromycin 3 × 500 mg) und bei erneutem Versagen dann eine Quadrupel-Therapie, eine hochdosierte Dualtherapie oder eine Rifabutin-Tripel-Therapie. Bei initial **erfolgloser englischer Tripel-Therapie** empfiehlt sich eine französische Tripel-Therapie.

4.2.4 H. pylori Reinfektion und Rekrudeszenz

Entscheidend im Hinblick auf die Beurteilung des langfristigen Therapieerfolgs ist die Wahrscheinlichkeit einer erneuten H. pylori Infektion nach Eradikation. In der Literatur finden sich H. pylori Rezidivraten zwischen 0 und 41,5 %. Grundsätzlich muss bei einem H. pylori Rezidiv zwischen einer echten Reinfektion, die in entwickelten Ländern offenbar sehr selten ist, und einer Rekrudeszenz des originären H. pylori Stamms unterschieden werden. Die weitaus meisten H. pylori Rezidive werden während der ersten 12 Monate nach Eradikationstherapie beobachtet und beruhen, wie molekulargenetische Untersuchungen gezeigt haben, in erster Linie auf einer Rekrudeszenz. Die Rekrudeszenzrate wird maßgeblich durch die Anzahl und die diagnostische Qualität der Methoden bestimmt, die zur Bestimmung der Eradikation 4 Wochen nach Ende der Therapie eingesetzt wurden. Adäquate Langzeitstudien aus entwickelten Ländern zeigen, dass die jährliche H. pylori Rezidivrate zwischen 0,6 und 1,6 % liegt, mit höheren Raten ist möglicherweise in Entwicklungsländern und hier insbesondere in niedrigen sozialen Schichten zu rechnen (höheres Expositionsrisiko; Reinfektion durch Endoskopie). Auch könnte die Wahrscheinlichkeit einer erneuten Infektion im Kindesalter aufgrund einer erhöhten Suszeptibilität größer als bei Erwachsenen sein, wissenschaftliche Daten hierzu sind allerdings kontrovers.

In Einzelfällen wurde mit an Sicherheit grenzender Wahrscheinlichkeit eine Reinfektion bei Erwachsenen durch den Partner nachgewiesen. Hieraus lässt sich allerdings bei der insgesamt doch sehr geringen H. pylori Rezidivrate nicht die Forderung nach einer systematischen Partnertherapie ableiten, wenngleich im Einzelfall bei wiederholtem H. pylori Rezidiv und nachgewiesener Infektion des Partners ein derartiges Vorgehen in Betracht kommen kann.

4.2.5 Posteradikations-Syndrom

Nach Sanierung einer H. pylori Infektion bei Ulkuskranken sind Ulkusrezidive insgesamt selten. Mögliche Ursachen eines Ulkusrezidivs sind eine H. pylori Reinfektion bzw. Rekrudeszenz, die Einnahme ulzerogener Pharmaka (z. B. NSAR), andere ulzeröse Erkrankungen (z. B. M. Crohn) oder auch Begleiterkrankungen, wie z. B. eine Leberzirrhose, eine chronische Pankreatitis oder eine Polyzythämie, die zur Ulkusentstehung disponieren. Die traditionellen Risikofaktoren für die Ulkusentstehung wie z. B. Rauchen und Stress verlieren nach Eradikation der Infektion ihre Bedeutung als permissive Faktoren vollständig. Darüber hinaus gibt es aber offenbar auch eine kleine Gruppe von Ulcus duodeni-Patienten, für die keine dieser Ursachen zutrifft. Diese Patienten sind dadurch gekennzeichnet, dass nach Eradikation eine abnorm hohe Säuresekretion auf Pentagastrin-Stimulation bestehen bleibt und offenbar auch eine starke familiäre Komponente besteht.

Bei wiederkehrenden Symptomen muss im Einzelfall auch daran gedacht werden, dass durch die Heilung der Infektion und damit der Ulkuskrankheit eine andere Erkrankung, wie z. B. eine funktionelle Dyspepsie, ein Colon irritabile oder eine andere organische Abdominalerkrankung demaskiert werden können. Immer wieder beobachtet man nach Heilung der Ulkuskrankheit das Auftreten einer Refluxkrankheit. Dies liegt zum einen daran, dass Ulkus- und Refluxkrankheit oft koexistent sind und die Refluxkrankheit durch die Ulkuskrankheit bzw. die Ulkustherapeutika maskiert wurde. Weitere mögliche Ursachen sind z. B. ein verändertes Ess- und Trinkverhalten, eine Gewichtszunahme oder auch eine geänderte gastrale Physiologie. Die Posteradikations-Refluxösophagitis gleich welcher Ursache ist zumeist mild und einfach, z. B. mit einem PPI, zu therapieren.

🔼 Aufgrund des Wissens um das breite Spektrum an Ursachen, die zu wiederkehrenden Symptomen nach Eradikation von H. pylori bei Ulkuskrankheit führen können, ist in jedem Fall eine sorgfältige Diagnostik indiziert, die den gleichen Regeln folgen sollte wie bei der ersten Präsentation eines Patienten mit dyspeptischen Symptomen. Keinesfalls kann es empfohlen werden, ein H. pylori Rezidiv ohne Diagnostik anzunehmen und zu therapieren.

4.2.6 Zusammenfassung

■ Einige Indikationen zur H. pylori Therapie haben sich mittlerweile fest etabliert und gehören zum klinischen Standard. Insbesondere bei assoziierter Ulkuskrankheit dürfte der Verzicht auf eine H. pylori Therapie als Kunstfehler gewertet werden. Andere Indikationen, insbesondere die funktionelle Dyspepsie, werden aufgrund uneinheitlicher Studienergebnisse noch kontrovers diskutiert.

Noch 1990 gelang eine Sanierung der H. pylori Infektion nur durch aufwendige und nebenwirkungsträchtige Tripel-Therapieschemata, bestehend aus einem Wismutsalz und 2 Antibiotika. Diese Therapieform wurde durch Zugabe eines PPI (sog. Quadrupel-Therapie) noch wirksamer, spielt heute allerdings nur als Reserveoption eine Rolle. Nach vorübergehender Etablierung dualer Therapieschemata, bestehend aus einem PPI und Amoxicillin oder Clarithromycin, sind seit 1995 einwöchige Tripel-Therapieschemata, bestehend aus einem PPI und 2 der 3 Antibiotika Amoxicillin, Clarithromycin und Metronidazol, nationaler und internationaler Standard. Diese Therapieschemata, insbesondere wenn sie Clarithromycin enthalten, sind hochwirksam und gut verträglich. Noch unbefriedigend gelöst ist das Problem der Behandlung von Therapieversagern. Dennoch gelingt es heute dem in der Behandlung der H. pylori Infektion geschulten und erfahrenen Arzt nahezu jeden Patienten, der bereit ist, die verordneten Medikamente zuverlässig einzunehmen, dauerhaft von seiner H. pylori Infektion zu befreien. ■

Literatur

Adamek RJ, Bethke TD, and The International Pantoprazole HP Study Group. Cure of Helicobacter pylori infection and healing of duodenal ulcer: comparison of pantoprazole-based one-week modified triple therapy versus two-week dual therapy. Am J Gastroenterol 1998; 93: 1919–1924

de Boer WA. Bismuth triple therapy is still a very important drug regime for curing Helicobacter pylori infection. Eur J Gastroenterol Hepatol 1999; 11: 697–700

Gisbert JP, Pajares JM, Valle J. Ranitidine bismuth citrate therapy regimes for treatment of Helicobacter pylori infection: a review. Helicobacter 1999; 4: 58–66

Goddard AF. Review article: factors influencing antibiotic transfer across the gastric mucosa. Aliment Pharmacol Ther 1998; 12: 1175–1184

Graham DY. Therapy of Helicobacter pylori: current status and issues. Gastroenterology 2000; 118 (1 pt 1): S2–S8

Huang J-Q, Hunt RH. The importance of clarithromycin dose in the management of Helicobacter pylori infection: a meta-analysis of triple therapies with a proton pump inhibitor, clarithromycin and amoxycillin or metronidazole. Aliment Pharmacol Ther 1999; 13: 719–729

Labenz J. Consequences of Helicobacter pylori cure in ulcer patients. Bailliere's Clin Gastroenterol 2000; 14 (1): 133–146

Labenz J, Malfertheiner P. Helicobacter pylori in gastro-oesophageal reflux disease: causal agent, independent or protective factor? Gut 1997; 41: 277–280

Lind T, Mégraud F, Unge P, et al. The MACH 2 study: role of omeprazole in eradication of Helicobacter pylori with 1-week triple therapies. Gastroenterology 1999; 116: 248–253

Lind T, Veldhuyzen van Zanten S, Unge P, et al. Eradication of Helicobacter pylori using one-week triple therapies combining omeprazole with two antimicrobials. The MACH 1 study. Helicobacter 1996; 1: 138–144

Malfertheiner P, Leodolter A, Peitz U. Cure of Helicobacter pylori-associated ulcer disease through eradication. Bailliere's Clin Gastroenterol 2000; 14 (1): 119–132

Mégraud F. Epidemiology and mechanism of antibiotic resistance in Helicobacter pylori. Gastroenterology 1998; 115: 1278–1282

Miwa H, Ohkura R, Murai T, et al. Impact of rabeprazole, a new proton pump inhibitor, in triple therapy for Helicobacter pylori infection – comparison with omeprazole and lansoprazole. Aliment Pharmacol Ther 1999; 13: 741–746

Misiewicz JJ, Harris AW, Bardhan KD, et al. One week triple therapy for Helicobacter pylori: a multicentre comparative study. Gut 1997; 41: 735–739

Peitz U, Hackelsberger A, Malfertheiner P. A practical approach to patients with refractory Helicobacter pylori infection, or who are re-infected after standard therapy. Drugs 1999; 57: 905–920

4.3 Die Bedeutung der H. pylori Infektion in der Allgemeinarztpraxis

M. Hollenz

4.3.1 Einleitung

Die Entdeckung des Helicobacter pylori und seiner Bedeutung für Erkrankungen des oberen Gastrointestinaltraktes brachte nicht nur Bewegung in die Gastroenterologie, sondern auch in die Allgemeinmedizin. Zweifler und Kritiker an der pathogenen Bedeutung dieses spiralförmigen Keimes, der eine ökologische Nische in der Magenschleimhaut besiedelt, gab es in allen Lagern, natürlich auch unter den Allgemeinmedizinern. Wurden bis dahin für die Gastritis und das Ulkusleiden vor allem Stress, falsche Ernährung, Nikotin- und Alkoholabusus und Medikamente als ursächlich angesehen, sollte jetzt ein Bakterium die entscheidende Rolle als pathogenes Agens spielen. Die Gastritis als Infektionskrankheit anzuerkennen ist nicht wenigen Ärzten schwergefallen. Anfang der 90er Jahre setzte sich die Erkenntnis durch, dass eine erfolgreiche Behandlung der H. pylori Infektion die Rezidivneigung des Ulcus duodeni drastisch reduzierte. Noch vor etwa 15 Jahren kannte der Allgemeinarzt den Ulkuskranken, der ihn ein- oder zweimal im Jahr wegen eines Ulkusrezidivs konsultierte. Es handelte sich um eine chronische Erkrankung. Heute wird in der Primärtherapie des Ulcus duodeni eine H. pylori Eradikation durchgeführt und damit fast immer das Ulkusleiden zur Ausheilung gebracht. Diesbezüglich hat sich das Bild in der Allgemeinarztpraxis gänzlich verändert.

Wenn man davon ausgeht, dass ca. 50% der Weltbevölkerung mit H. pylori infiziert sind, muss das für den Allgemeinarzt von hoher Bedeutung sein. Im Krankheitsfall wendet sich auch heute noch der Patient in erster Linie an seinen Hausarzt – meistens ein Allgemeinmediziner – der eine zentrale Rolle in der Diagnostik und Therapie aller seiner Erkrankungen spielt, die in verschiedene Fachdisziplinen reichen. Er muss eng mit den einzelnen Fachärzten zusammenarbeiten und als Koordinator zwischen ihnen eine wichtige Aufgabe übernehmen. Bei vielen Erkrankungen und häufig auch bei asymptomatischen Patienten ist die Kenntnis seines H. pylori Status für den Hausarzt von Bedeutung. Die Abb. 4.**13** zeigt beispielhaft einige Erkrankungen aus verschiedenen Fachgebieten, die Bedeutung des H. pylori Status für die jeweilige Erkrankung

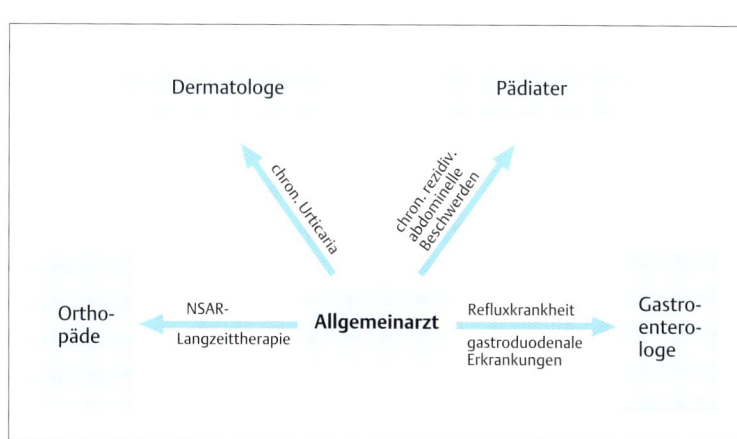

Abb. 4.**13** Bedeutung des H. pylori Status. Der Allgemeinarzt als Koordinator zwischen den einzelnen Fachdisziplinen mit Erkrankungen, bei denen der H. pylori Status von Bedeutung ist.

und die zentrale Rolle des Hausarztes zwischen den einzelnen Fachdisziplinen.

4.3.2 Die H. pylori Infektion und gastroenterologische Erkrankungen

Am häufigsten wird der Hausarzt mit dem Gastroenterologen zusammenarbeiten, wenn sein Patient eine H. pylori Infektion erworben hat. Mit regionalen Unterschieden leiden etwa 35 % der Europäer an einer Gastritis. Zu 80 – 90 % handelt es sich um eine B-Gastritis, das heißt, die Gastritis ist durch eine Infektion mit H. pylori ausgelöst. Nur 7 – 15 % der Gastritiden sind durch Medikamente oder Gallereflux bedingt (C-Gastritis), 3 – 6 % durch eine Autoimmunerkrankung und in etwa 3 % liegen Mischformen vor.

🛈 Es ist demnach bei dem klinischen Bild einer chronischen Gastritis mit hoher Wahrscheinlichkeit mit dem Vorliegen einer B-Gastritis zu rechnen. Nachdem das Ulcus duodeni als Folgekrankheit der chronischen H. pylori Infektion anzusehen ist und von den klinischen Symptomen her die beiden Krankheitsbilder kaum zu unterscheiden sind, steht die endoskopische und histologische Untersuchung der Biopsate zur Diagnosesicherung einer H. pylori Infektion an erster Stelle. Die Eradikationstherapie gestaltet sich für beide Erkrankungen gleich. Für den Nachweis einer erfolgreichen Eradikation genügt ein nicht-invasives Testverfahren, zum Beispiel der ^{13}C-Harnstoff-Atemtest, frühestens 4 Wochen nach Therapieende, wenn eine H. pylori bedingte Erkrankung vorlag.

Wurde in der Erstuntersuchung ein Ulcus ventriculi beschrieben, sollte unbedingt zum sicheren Karzinomausschluss eine endoskopische Kontrolle erfolgen. Ein weiteres, sehr häufiges Krankheitsbild aus dem internistischen Fachgebiet ist die gastroösophageale Refluxkrankheit. Ursächlich konnte bisher zwischen der H. pylori Infektion und der Refluxkrankheit kein Zusammenhang hergestellt werden. Für die Therapie der Refluxkrankheit ist der H. pylori Status des Patienten jedoch von Bedeutung. Eine endoskopische Untersuchung des oberen Verdauungstraktes ist bei der Refluxkrankheit absolut empfehlenswert. Sollte sich der Arzt – aus welchen Gründen auch immer – gegen eine endoskopische Erstuntersuchung entscheiden, in deren Rahmen eine histologische Untersuchung eine

H. pylori Infektion aufdecken würde, muss vor Beginn einer Langzeittherapie der Refluxkrankheit mit Protonenpumpenblockern eine gleichzeitige H. pylori Infektion mittels nicht-invasiver Testverfahren ausgeschlossen werden.

🛈 Es ist bekannt, dass es unter der Langzeittherapie mit Protonenpumpeninhibitoren bei gleichzeitig bestehender B-Gastritis zu einer Verschlimmerung der Gastritis, sogar zu atrophischen Veränderungen im Korpusbereich kommt, was als potenzielle Präkanzerose zu werten ist. Eine H. pylori Eradikationstherapie ist also vor Beginn einer Langzeitbehandlung mit Protonenpumpenblockern dringend zu empfehlen.

Dies ist natürlich auch zu bedenken, wenn der Grund dieser Langzeittherapie refluxassoziierte Beschwerden der oberen und unteren Atemwege sind.

4.3.3 Die H. pylori Infektion im Kindesalter

Dem pädiatrischen Fachkollegen kann der Hausarzt bei der Abklärung abdomineller Beschwerden im Kindesalter hilfreich sein. Für gewöhnlich betreut er alle Familienmitglieder und hat Fachkenntnis über die gesamte Familienanamnese. Verschiedene Studien bei Kindern und Jugendlichen mit abdominellen Beschwerden zeigten eine große Streubreite bezüglich der H. pylori Prävalenz bei den Untersuchten, nämlich von 8 – 25 %. Das heißt, bei einem Kind oder Jugendlichen mit abdominellen Beschwerden ist als Ursache eher seltener eine H. pylori Infektion zu erwarten. Wir wissen andererseits, dass der Keim in der frühesten Kindheit, wahrscheinlich schon im Säuglingsalter, von engen Bezugspersonen erworben wird. Daneben ist die Infektanfälligkeit genetisch festgelegt, was Zwillingsstudien beweisen. Die Familienanamnese wird demnach eine bedeutende Rolle spielen, welche Diagnostik und Therapie erfolgen soll.

🛈 Bei chronisch-rezidivierenden abdominellen Beschwerden eines Kindes oder Jugendlichen wird man sicher zunächst auf eine invasive Diagnostik verzichten und nicht-invasive H. pylori Testverfahren vorziehen. Eine Eradikationstherapie ist bei einem positiven Testergebnis zu erwägen. Symptomatische Kinder, bei deren Eltern gastroduodenale Erkrankungen bekannt sind, sollten besser einer endoskopischen Untersuchung zugeführt werden, auf jeden Fall empfiehlt sich ein nicht-invasiver H. pylori Test.

Eine wichtige Aufgabe des Hausarztes ist es, Eltern, bei denen eine H. pylori Infektion nachgewiesen wurde oder in deren Familien Magenkarzinome bekannt sind, darauf hinzuweisen, von welcher Bedeutung es ist, auch bei ihren asymptomatischen Kindern einen H. pylori Status zu erheben. In erster Linie kommen hier nicht-invasive Testverfahren zum Einsatz. Sollte sich vor allem auch bei Kleinkindern ein positives Testergebnis zeigen, sollte zu einer Eradikationstherapie geraten werden, da die H. pylori Infektion niemals spontan abheilt und andererseits bei einer positiven Familienanamnese mit Komplikationen (s. oben) zu rechnen ist.

4.3.4 Die H. pylori Infektion und rheumatologische Erkrankungen

Patienten mit Erkrankungen aus dem rheumatischen Formenkreis werden erfahrungsgemäß gleichermaßen vom Rheumatologen oder Orthopäden und dem Hausarzt behandelt. Macht eine chronische Erkrankung eine Langzeittherapie mit nichtsteroidalen Antirheumatika (NSAR) erforderlich, wird heute als Mittel der ersten Wahl ein Protonenpumpenblocker zur Prophylaxe einer gastroduodenalen Läsion eingesetzt. Vor Beginn dieser prophylaktischen Langzeittherapie sollte der Arzt auch hier einen H. pylori Status erheben. Verschiedene Studien haben zwar gezeigt, dass die NSAR-Einnahme sich nicht verstärkend auf eine gleichzeitig bestehende B-Gastritis auswirkt, es wurde aber andererseits beobachtet, dass sich bestehende dyspeptische Beschwerden unter NSAR-Medikation bei gleichzeitiger unbehandelter B-Gastritis verstärken.

⚠ Bedenken sollte man in jedem Falle, dass es sich bei der durch NSAR ausgelösten Läsion fast immer um ein Ulcus ventriculi handelt, dagegen das Ulcus duodeni meistens eine Folge der unbehandelten B-Gastritis darstellt. 2 separate Krankheitsbilder mit unterschiedlichen Therapieregimen: Zur Abheilung des NSAR-Ulkus genügt eine Monotherapie mit Protonenpumpenblockern, zur Abheilung des H. pylori assoziierten Ulcus duodeni muss eine erfolgreiche H. pylori Eradikationstherapie durchgeführt werden. Ein weiterer Grund zur H. pylori Eradikation vor Beginn einer

Langzeittherapie mit Protonenpumpenblockern zum Schutz vor gastroduodenalen Läsionen unter NSAR-Behandlung ist die oben erwähnte Verschlimmerung einer gleichzeitig bestehenden B-Gastritis.

4.3.5 Die H. pylori Infektion und dermatologische Erkrankungen

Bei einigen dermatologischen Erkrankungen wird ein möglicher Zusammenhang zwischen der Hauterkrankung und einer H. pylori Infektion diskutiert, zum Beispiel bei der chronischen Urticaria, der Rosazea, dem Sjögren-Syndrom, dem Morbus Raynaud und anderen. Bisher konnte lediglich bei dem Krankheitsbild der chronisch-rezidivierenden Urticaria häufiger eine gleichzeitig bestehende B-Gastritis nachgewiesen werden. Eine erfolgreiche Eradikationstherapie führte in einer Studie bei den meisten Fällen auch zu einer Besserung der Hauterscheinungen. Ob neben den bisher üblichen diagnostischen Untersuchungen im Rahmen der ursächlichen Abklärung der chronisch-rezidivierenden Urticaria auch routinemäßig der H. pylori Status dieser Patienten ermittelt werden sollte, wird kontrovers diskutiert.

⚠ Da neben Allergien auch andere chronische Entzündungen als Ursache der chronisch-rezidivierenden Urticaria anerkannt und demnach auch behandlungsbedürftig sind, wäre dies auch für die H. pylori Infektion denkbar. Bei Patienten mit gleichzeitig bestehenden dyspeptischen Beschwerden empfiehlt sich ein nicht-invasives H. pylori Screening.

Nicht nur weil eine Besserung seiner Hauterkrankung zu erwarten ist, sondern auch vor allem wegen der möglichen Komplikationen (siehe unten), die eine nicht behandelte B-Gastritis nach sich ziehen kann, sollte dem Patienten eine Eradikationstherapie angeboten werden.

4.3.6 Die H. pylori Infektion bei asymptomatischen Patienten

Ebenso muss bei asymptomatischen Patienten die Bedeutung der Kenntnis seines H. pylori Status kritisch hinterfragt werden. Von Experten wird ein Screening asymptomatischer Patienten unterschiedlich bewertet. Wir wissen, dass eine Infektion mit Helicobater pylori immer eine chronische Gastritis mit unterschiedlichem Aktivitätsgrad auslöst und diese symptomlos bleiben

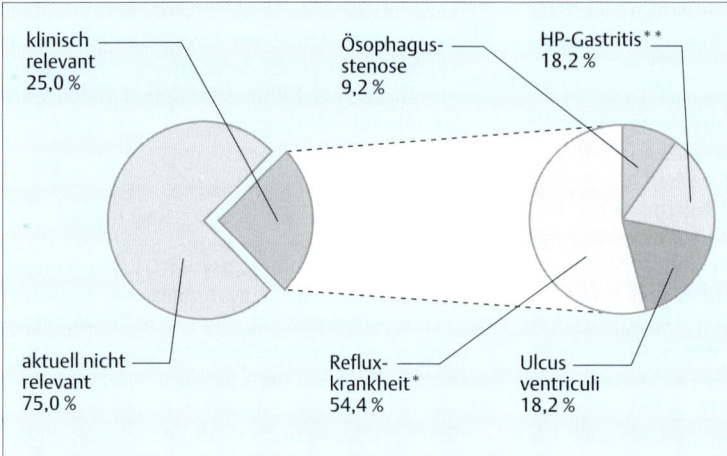

Abb. 4.**14** Klinisch relevante Befunde (Endoskopie und/oder Histologie) bei Patienten (n = 44, 100 %) mit positivem H. pylori Status im serologischen Schnelltest und/oder ^{13}C-Harnstoff-Atemtest. *: erosive Refluxösophagitis (n = 5) und Barrett-Ösophagus mit hochgradiger Dysplasie (n = 1); **: Sonderformen der H. pylori Gastritis: Gastritis vom Karzinom-Phänotyp (n = 1) und Gastritis mit Autoimmunzeichen (n = 1).

kann, also für den Patienten kein zwingender Therapiebedarf besteht. Andererseits gilt der kausale Zusammenhang zwischen H. pylori Infektion und dem MALT-Lymphom, sowie dem Adenokarzinom des Magens als gesichert. Neben anderen Studien wurde in einer Untersuchung, die in einer Allgemeinarztpraxis durchgeführt wurde, die Bedeutung der H. pylori Infektion bei asymptomatischen Personen untersucht. Bei 100 untersuchten Personen lag die H. pylori Prävalenz bei 40 %. 11 von ihnen (25 %) zeigten makroskopisch und (oder) histologisch einen klinisch relevanten pathologischen Befund, der in 4 Fällen (9 %) kausal mit der H. pylori Infektion assoziiert war (Abb. 4.**14**). Ob auf der Basis dieser Daten ein H. pylori Screening asymptomatischer Personen als präventive Gesundheitsmaßnahme empfehlenswert ist, müsste in groß angelegten Studien geprüft werden.

⚠ Für den Hausarzt und seinen Patienten als Individuum ist die Kenntnis der asymptomatischen H. pylori Infektion im Gesamtkrankheitsbild unter Einbeziehung der Familienanamnese von Bedeutung. Aufgrund des heutigen Wissensstandes sollte man sich im Zweifelsfall zumindest für ein nicht-invasives H. pylori Testverfahren entscheiden. Die WHO hat im Jahr 1994 den Helicobacter pylori als „definitives Karzinogen" eingestuft. Aber erst nach seiner Diagnose kann eine gezielte Therapie erfolgen. Diese muss aus Sorgfaltspflicht des Arztes und aus Aufklärungsgründen mit dem Patienten besprochen werden.

4.3.7 Zusammenfassung

■ Die Infektion mit dem Bakterium Helicobacter pylori findet schon in der frühen Kindheit statt, wahrscheinlich schon im Säuglingsalter. Der Infektionsweg ist meist oral-oral und erfolgt durch enge Bezugspersonen. Die Infektion persistiert unbehandelt mit einer chronischen Gastritis. Folgeerkrankungen sind die gastroduodenale Ulkuskrankheit, das MALT-Lymphom und das Adenokarzinom des Magens. Der Helicobacter pylori wurde deshalb von der WHO als „definitives Karzinogen" anerkannt. Die H. pylori Infektion kann asymptomatisch verlaufen und ist auch im Zusammenhang mit anderen Erkrankungen für den Allgemeinmediziner von Bedeutung. Die Notwendigkeit der Kenntnis des H. pylori Status des einzelnen Patienten muss im Rahmen des Gesamtkrankheitsbildes unter Einbeziehung der Familienanamnese abgewogen werden. Für die Allgemeinarztpraxis hat sich der ^{13}C-Harnstoff-Atemtest als H. pylori Testverfahren bewährt. Er zeigt eine hohe Sensitivität (95 %) und Spezifität (95 %). In der Anwendung ist er einfach. Auch die serologischen Testverfahren sind als Screeningmethode in der Anwendung praktikabel, jedoch sind sie bezüglich der Sensitivität (70–90 %) und der Spezifität (90 %) dem ^{13}C-Harnstoff-Atemtest unterlegen. Möglicherweise wird sich in der Zukunft ein Stuhltest, der H. pylori spezifische Antikörper im Stuhl nachweist, in den Praxen durchsetzen. Er ist dem Atemtest bezüglich Sensitivität und Spezifität gleichwertig, jedoch einfacher in der Durchführung: Der Patient muss nur eine Stuhlprobe abgeben, der Atemtest muss zweimal, vor und eine halbe Stunde nach Verabreichung einer Testflüssigkeit durchgeführt werden. Die Auswertung findet jeweils im Labor statt. In Entwicklung ist derzeit ein H. pylori Stuhlschnelltest zur sofortigen Auswertung. Bei gleich hoher Sicherheit wäre das eine echte Alternative zu den anderen nicht-invasiven H. pylori Nachweisverfahren in der Hausarztpraxis.

Als langjähriger Begleiter der Patienten nimmt der Hausarzt bei Erkrankungen, die durch eine H. pylori Infektion verursacht sind, oder für die eine gleichzeitig bestehende H. pylori Infektion von Bedeutung ist, eine zentrale Rolle ein, als Koordinator zwischen den einzelnen Fachdisziplinen. ∎

Literatur

Agha-Amiri K, Mainz D, Peitz U, Kahl S, Leodolter A, Malfertheiner P. Evaluation of an enzyme immunoassay for detecting Helicobacter pylori antigens in human stool samples. Z Gastroenterol 1999; 37: 1145 – 1149

Becker M, Meyer M, Paul E. Abheilungsrate der chronischen Urticaria – „Spontan"-Heilung oder Folge einer Helicobacter pylori Eradikation? Hausarzt 1998; 49: 907 – 911

Goldmann J, Bennett JR. Gastrooesophagealer Reflux und respiratorische Erkrankungen bei Erwachsenen. The Lancet – Deutsche Ausgabe 2: 1988; 11: 766 – 769

Hollenz M, Stolte M, Labenz J. Helicobacter pylori Screening in einer allgemeinärztlichen Praxis. Dtsch med Wschr 1999; 124: 171 – 175

Jaspersen D, et al. Therapie der gastrooesophagealen refluxassoziierten Laryngitis – eine Pilotstudie. Endoskopie heute 1994; 4: 19 – 20

Longan RPH. Helicobacter pylori and gastric cancer. Lancet 1994; 344: 1078

Malaty HM, Engstrand L, Pedersen NL, Graham DY. Helicobacter pylori infection: Genetic and environmental influences. A study of twins. Ann Intern Med 1994; 120: 982 – 986

Taha AS, Russell RI. Helicobacter pylori and non steroidal antiinflammatory drugs: Uncomfortable partners in peptid ulcer disease. Gut 1993; 34: 580 – 583

Tebbe B, et al. Bedeutung von Helicobacter pylori bei Dermatosen. Dt Ärzteblatt 1999; 96: A-2143 – A-2148 (Heft 34 – 35)

The European Helicobacter pylori study group: Current European concepts in the management of Helicobacter pylori infection. The Maastricht Consensus Report. Gut 1997; 41: 8 – 13

Vaira D, Malfertheiner P, et al. Diagnosis of Helicobacter pylori infection with a new non-invasive antigen-based assay. Lancet 1999; 354: 30 – 33

Warren JR, Marshall BJ. Unidentified curved bacilli on gastric epithelium in active chronic gastritis. Lancet I (1983) 1273 – 1275

4.4 Management bei Patienten mit Antibiotika-resistentem Helicobacter pylori

F. Mégraud

4.4.1 Einleitung

Die Helicobacter pylori Infektion muss wie jede andere bakterielle Infektion antibiotisch behandelt werden. Jedoch lässt sich mit keinem Antibiotikum eine signifikante Eradikationsrate erzielen, wenn es alleine verwendet wird. Es muss in Kombination mit Arzneimitteln gegeben werden, die den pH-Wert des Magens erhöhen, da die meisten Antibiotika bei niedrigem pH nicht aktiv sind. Antisekretorische Substanzen, wie die Protonenpumpenhemmer (PPI), haben sich dafür am effektivsten erwiesen. Die zunächst vorgeschlagene duale Therapie aus Amoxicillin und einem PPI wurde bald durch Tripel-Therapien aus 2 Antibiotika und einem PPI bestehend ersetzt. Die am häufigsten verwendeten Kombinationen sind in Tab. 4.13 wiedergegeben. Sie wurden in den meisten europäischen Ländern registriert.

Der erste eingesetzte PPI war Omeprazol, später wurden andere Vertreter dieser Substanzklasse entwickelt, die dieselbe Wirksamkeit gezeigt haben. Eine andere Substanz – Ranitidin-Wismutzitrat – das speziell für die Behandlung von Helicobacter pylori hergestellt wurde, kann an-

stelle von PPI gegeben werden. Seine Wirkung auf resistente Helicobacter pylori Stämme ist derjenigen der PPI möglicherweise überlegen.

4.4.2 Bedeutung resistenter Helicobacter pylori Stämme für das Ergebnis geläufiger Behandlungsformen

🔔 Die Bedeutung der Resistenz ist für das klinische Ergebnis bei Therapieregimen, die Metronidazol verwenden geringer als bei denen, die Clarithromycin beinhalten.

Mit Metronidazol kann trotz Vorliegens resistenter Stämme eine Heilungsrate von 75% erzielt werden. Das entspricht einer Verminderung der Therapieeffizienz um 20%, verglichen mit dem Ergebnis bei empfindlichen Stämmen. Zieht man in Betracht, dass die Resistenzrate in den Industrieländern nie über 50% liegt, wird der Einfluss auf das Gesamtergebnis nicht mehr als eine 10%ige Verringerung der Heilungsrate unter einem PPI-Clarithromycin-Metronidazol-Schema bedeuten.

Die Clarithromycin-Resistenz ist dagegen sehr viel wichtiger. Die Heilungsraten schwanken zwischen 0 und 50%. Glücklicherweise ist die Resistenzrate für Makrolide noch gering; sie liegt allgemein bei 0–15%, mit z.B. 8% in den USA, 14% in Frankreich und nur 2% in Schweden. In Deutschland untersuchten Kist et al. Helicobacter pylori Stämme von 188 Patienten in einer klinischen Studie und stellten fest, dass nur 4 Stämme (2,1%) gegen Clarithromycin resistent waren (dagegen 32% gegen Metronidazol). In einer anderen deutschen Multizenterstudie bei 320 Patienten betrug die Resistenzrate für Makrolide 3% (für Metronidazol 27%). In einer Untersuchung bei Kindern war die Resistenzrate für Clarithromycin allerdings höher und lag bei 16%.

Tab. 4.13 Derzeit in Europa verwendete Tripel-Therapien zur Eradikation der Helicobacter pylori Infektion (Therapiedauer 7 Tage)

PPI (doppelte Dosis) oder Ranitidin-Wismutzitrat
+ Clarithromycin (2 × 500 mg/d)
+ Amoxicillin (2 × 1 g/d)

PPI (doppelte Dosis) oder Ranitidin-Wismutzitrat
+ Clarithromycin (2 × 250 mg/d)
+ Metronidazol (2 × 400 mg/d)
 (oder Tinidazol)

PPI (doppelte Dosis)
+ Amoxicillin (3 × 500 mg/d)
+ Metronidazol (3 × 400 mg/d)

PPI = Protonenpumpenhemmer

⚠️ Nur Veröffentlichungen mit ausreichend großen Fallzahlen, die für die Bevölkerung repräsentativ sind und enge Konfidenzintervalle aufweisen, sollten für die Bewertung der Resistenzlage in Betracht gezogen werden.

Der Einfluss der verschiedenen Resistenzen auf die gesamte Heilungsrate äußert sich mit einer 7–15 %igen Verringerung der Eradikationsrate. Sind die Stämme allerdings sowohl gegen Clarithromycin als auch gegen Metronidazol resistent, so kann keine Eradikation erreicht werden.

Kürzlich wurde über einen Amoxicillin resistenten Helicobacter pylori Stamm berichtet (MIC > 8 mg/l), der von einem Patienten isoliert worden war, welcher bereits mehrfach wegen Atemwegsinfektionen Amoxicillin erhalten hatte. Der Resistenzmechanismus wurde mit einer Mutation im Penicillin bindenden Protein 1A in Zusammenhang gebracht. Des Weiteren gaben Dore et al. an, in Sardinien Amoxicillin resistente Stämme isoliert zu haben, bei denen der Mechanismus auf einem Mangel an einem bestimmten Penicillin bindenden Protein (PBP-D) beruhen könnte. Über Stämme mit herabgesetzter Amoxicillin-Empfindlichkeit (0,25 oder 0,5 mg/l) wurde ebenfalls berichtet. Der Einfluss dieser Ergebnisse auf die Heilungsrate ist noch nicht bekannt.

4.4.3   Quadrupel-Therapie

Der pragmatische Ansatz, den die meisten Gastroenterologen bei Versagen der First-line-Eradikationstherapie bevorzugen, ist der Einsatz einer Quadrupel-Therapie. Sie besteht aus der Standard-Tripel-Therapie (einschließlich Tetrazyklin) plus einem PPI. Die Quadrupel-Therapie hat sich in den ersten Studien aus den Niederlanden, Australien und Hongkong als First-line-Therapie als wirksam erwiesen und führte zu einer Eradikationsrate von über 90 %, unabhängig von einer Metronidazol-Resistenz. H_2-Rezeptorantagonisten in diesen Kombinationen sind weniger effektiv. In der Metaanalyse von Laheij et al. betrug nach der Intention-to-treat- und der Per-Protokoll-Auswertung die Eradikationsrate mit einem PPI (26 Studien) 90,6 % bzw. 81,7 % und mit einem H_2-Rezeptorantagonisten (11 Studien) 89 % bzw. 79,6 %. Dies ist die einzige Behandlungsform, bei der die Metronidazol-Resistenz offensichtlich keine Rolle spielt. Die Therapiedauer kann auf eine Woche beschränkt werden, weil eine zusätzliche Woche das Ergebnis nicht weiter verbessert und darüber hinaus erhebliche Nebenwirkungen

nach sich zieht. Die Compliance bei dieser komplizierten Therapie dürfte sich verbessern, wenn 3 Substanzen in einer einzigen Tablette verfügbar sein werden.

⚠️ Der Einsatz der Quadrupel-Therapie als „Rescue-Therapie" führt zu Eradikationsraten zwischen 61 und 93 %. Peitz et al. verwendeten dieses Schema in Deutschland bei 40 Patienten und erzielten eine Eradikationsrate von nur 64 %. Es handelt sich um die Second-line-Therapie, die im „Maastricht Consensus Report" empfohlen wird.

4.4.4   Rescue-Tripel-Therapien (nach Therapieversagen)

4.4.4.1   Versagen von Tripel-Therapien mit Clarithromycin

Versagen Tripel-Therapien mit Clarithromycin, so muss, wenn die Clarithromycin-Empfindlichkeit nicht untersucht werden kann, angenommen werden, dass der Stamm resistent ist. In ungefähr ⅔ der Fälle ist dies der Fall. Bei 211 Stämmen, die innerhalb von 2 Jahren aus unterschiedlichen deutschen Regionen von Erwachsenen mit Versagen einer Helicobacter pylori Therapie untersucht wurden, betrug die Resistenzrate gegenüber Clarithromycin 55 %. Daher muss sowohl für PPI- als auch für Ranitidin-Wismutzitrat basierte Schemata eine Alternative zu Clarithromycin gefunden werden. Es gibt nur wenige Veröffentlichungen zu diesem Thema, und die meisten Studien wurden in Italien durchgeführt. Da eine Kreuzresistenz zwischen allen Makroliden besteht, ist der Einsatz einer anderen Substanz dieser Gruppe nicht möglich. Verwendet werden kann eine **PPI-Amoxicillin-Metronidazol-Kombination**. Daten einer großen internationalen Studie (HOMER-Studie), in der unterschiedliche Metronidazoldosen verwendet wurden, weisen auf eine tendenziell bessere Wirksamkeit auf resistente Stämme bei Verwendung höherer Dosen von Metronidazol (1600 mg/d) hin, der Unterschied war aber nicht statistisch signifikant. Es erscheint unter solchen Umständen realistisch, die Therapiedauer von einer auf zwei Wochen zu erhöhen. Diese Kombination wird derzeit in Frankreich in einer prospektiven Studie bei Versagen von First-line-Eradikationstherapien untersucht. Die Rationale lautet, dass die Arzneimittelkonzentration in der Mukosa dosisabhängig ist und dass es ein Kontinuum an MICs (minimale Hemmkonzentration des Antibiotikums) gibt, und keine Lücke zwischen empfindlichen und resistenten Stämmen. Eine zweite Alternative, die sich als erfolgreich erwiesen hat, ist die **Kombination von Tetracyclin mit Metronidazol und einem PPI.** In einer großen Studie teilten Realdi et al. eine Eradikationsrate von 91 % mit, aber wie in der HOMER-Studie wurde die Behandlungsform als First-line-Therapie verwendet.

Die Resistenz gegenüber Fluorochinolonen ist in den meisten Ländern noch selten (z. B. 3,4 % in Frankreich). Diese Verbindungen, insbesondere das am wirksamste Ciprofloxacin, wurden als potenzielle Kandidaten für eine Second-line-Therapie erwogen. Die Ergebnisse sind jedoch nicht ermutigend. Nur 25 % der Patienten wurden unter Ciprofloxacin (2 × 750 mg/d), Amoxicillin (2 × 1 g/d) und Omeprazol (2 × 20 mg/d) geheilt. Schlechte Resultate wurden auch erzielt, wenn Tetracyclin mit Amoxicillin und dem PPI gegeben wurden (Eradikationsrate 20 %).

Auch Rifampicine sind Verbindungen, für die eine Resistenz von Helicobacter pylori selten nachgewiesen wurde. Perri et al. schlugen eine Rescue-Therapie aus Rifabutin (1 × 300 mg/d), Amoxicillin (2 × 1 g/d) und Pantoprazol (2 × 40 mg/d) über 10 Tage vor. Damit konnten sie 70 % (95 %-Konfidenzintervall 64 – 94 %) der 29 behandelten Patienten heilen; nur 4 % klagten über Nebenwirkungen. Ein ähnliches Schema verwendeten Bock et al., die Rifabutin 2 × täglich für 10 Tage verabreichten. Sie erzielten eine Eradikationsrate von 85 % (17/20 Patienten), obwohl diese Patienten zuvor schon bis zu 3 Eradikationstherapien erhalten hatten. Eine Resistenz gegen Rifabutin wurde nicht beobachtet. Furazolidin, die andere Verbindung gegen die bislang keine Resistenz gefunden wurde, ist mit Erfolg eingesetzt worden; es ist aber in den meisten Industrieländern derzeit nicht erhältlich und kann daher nicht als Alternative dienen.

Einige der zuvor erwähnten Antibiotikakombinationen wurden auch mit Ranitidin-Wismutzitrat anstatt eines PPI verwendet. In 2 Studien war eine Behandlung mit Ranitidin-Wismutzitrat, Tetracyclin und Nitroimidazol bei 80 % der Patienten unabhängig von der Therapiedauer erfolgreich. In der Studie von Rinaldi et al. waren die Ergebnisse etwas besser als diejenigen der First-line-Therapie. Leider sind keine Daten zur Empfindlichkeit verfügbar, um den Einfluss der resistenten Stämme zu untersuchen. Die Tetracyclin-Amoxicillin-Ranitidin-Wismut-zitrat-Kombination ist nicht wirksamer als die entsprechende PPI-Tripel-Therapie. Es ist jedoch überraschend, dass Curia et al. nach Einsatz von Tetracyclin durch sein Derivat Minocyclin 17 von 19 Patienten (89,5 %) heilen konnten.

4.4.4.2 Versagen von Tripel-Therapien mit Metronidazol

Die Metronidazol-Resistenz hat ebenfalls einen negativen Einfluss auf die Erfolgsrate der Helicobacter pylori Behandlung. Aber wie schon vorher erwähnt, ist dieser Einfluss nicht so groß wie derjenige von Clarithromycin, und die Substanz kann trotzdem verabreicht werden, vorausgesetzt, man verlängert die Therapiedauer.

Idealerweise sollte eine Therapie bei bekannter Metronidazolresistenz ohne Metronidazol empfohlen werden. Zum jetzigen Zeitpunkt enthalten die einzigen Metronidazol- und Clarithromycin-freien Tripel-Therapien, die zu einer guten Eradikationsrate führen, Rifabutin und Amoxicillin, die Ergebnisse basieren bislang aber nur auf 2 Studien.

4.4.5 Duale Therapie mit PPI und Amoxicillin

Die duale Therapie mit einem PPI und Amoxicillin war zu Beginn der 90er Jahre die bevorzugte Behandlungsform. Sie wurde wegen der uneinheitlichen Resultate wieder aufgegeben, die weltweit schlechter waren als diejenigen von Tripel-Therapien. Die Ursache liegt vermutlich in den pharmakologischen Eigenschaften von Amoxicillin. Im Gegensatz zu den Markoliden ist Amoxicillin ein streng extrazelluläres Antibiotikum, d. h. es diffundiert nur in die gastrale Mukosa, wenn es im Blutkreislauf vorliegt. Darüber hinaus erreicht es, anders als Metronidazol, in der Magenmukosa niemals signifikante Konzentrationen. Nichtsdestotrotz bleibt die Substanz wegen des derzeit diskutierten Fehlens einer Helicobacter pylori Resistenz interessant.

Eine Möglichkeit, die Wirksamkeit zu erhöhen, ist die parenterale Applikation von Amoxicillin. Damit erreicht man einen hohen und konstanten Fluss der Substanz in die Mukosa, der ausreichen würde, um das Bakterium abzutöten. Diese Therapie wurde in einer Pilotstudie durchgeführt und hat zu guten Ergebnissen geführt. Diese Alternative der Verabreichung ist jedoch nicht leicht durchführbar und kann daher nicht verbreitet eingesetzt werden. Sie könnte aber dann

eine Lösung sein, wenn die anderen Therapie-
möglichkeiten ausgeschöpft sind.

Eine andere Alternative ist die orale Gabe sehr
hoher Dosen, z.B. 3 × 40 mg/d Omeprazol und
3 × 1 g/d Amoxicillin über 2 Wochen. Peitz et al.
berichteten vor kurzem über eine Heilungsrate
von 80 % unter Einsatz dieses Schemas bei Therapieversagern.

4.4.6   Zusammenfassung

■ Trotz der Fortschritte in der Therapie der H.
pylori Infektion in den letzten 10 Jahren gelingt
die Heilung nicht immer. Therapieversager werden hauptsächlich durch Antibiotikaresistenz
verursacht, daher sollte vor Verordnung einer anderen Therapie eine Empfindlichkeitsprüfung
durchgeführt werden. Wenn dies nicht möglich
ist und die erste Behandlung Clarithromycin eingeschlossen hat, muss auf dieses Antibiotikum
verzichtet werden. Die Second-line-Therapie
sollte über 2 Wochen erfolgen. Dem Patienten
sollten die verschiedenen Aspekte des Schemas
genau erkärt werden, um die bestmögliche Compliance zu erzielen. Auch die Second-line-Thera-
pieformen haben ihre Grenzen, und eine sehr
kleine Zahl von Patienten kann trotz wiederhol-
ter Therapiemaßnahmen nicht geheilt werden,
obwohl die Helicobacter pylori Eradikation für
sie lebensnotwendig wäre (z.B. Patienten mit
MALT-Lymphom oder blutendem Ulkus). Neue
Substanzen, die zur Zeit entwickelt werden, wie
Nitazoxanid, könnten hier in Zukunft helfen. ■

Literatur

Mégraud F. Adjuvant therapy for H. pylori eradication: role of lansoprazole shown in vitro. J Clin
Gastroenterol 1995; 20 (Suppl): 524–527

Mégraud F, Doermann HP. Clinical relevance of resi-
stant strains of Helicobacter pylori: a review of
current data. Gut 1998; 43: S61–S65

Lind T, Mégraud F, Unge P, et al. The MACH2 study:
role of omeprazole in eradication of Helicobacter
pylori with 1-week triple therapies. Gastroenterology 1999; 116: 248–253

Houben MHMG, van de Beek D, Hensen EF, et al. A
systematic review of Helicobacter pylori eradication therapy, the impact of antimicrobial resistance on eradication rates. Aliment Pharmacol
Ther 1999; 13: 1047–1056

Lamouliatte H and the Aquitaine Gastro Association,
Samoyeau R, et al. Double versus single dose of
pantoprazole in combination with clarithromycin
and amoxicillin for 7 days in eradication of Helicobacter pylori in patients with non-ulcer dyspepsia.
Aliment Pharmacol Ther 1999; 13: 1523–1530

Wurzer H, Rodrigo L, Stamler D, et al. Short-course
therapy with amoxycillin-clarithromycin triple
therapy for 10 days (ACT-10) eradicates Helicobacter pylori and heals duodenal ulcer. Aliment Pharmacol Ther 1997; 11: 943–952

Mégraud F. Epidemiology and mechanism of antibiotic resistance in Helicobacter pylori. Gastroenterology 1998; 115: 1278–1282

van Zwet AA, Vanderbroucke-Grauls CMJE, van der
Wouden EJ, et al. Stable amoxicillin resistance in
Helicobacter pylori. Lancet 1998; 352: 1595

Dore MP, Osato MS, Realidi G, et al. Amoxicillin tole-
rance in Helicobacter pylori. J Antimicrob Chemother 1999; 43: 47–54

Laheij RJF, Van Rossum LGM, Jansen JBMJ, et al. Evaluation of treatment regimes to cure Helicobacter
pylori infection. A meta-analysis. Aliment Pharmacol Ther 1999; 13: 857–864

de Boer WA, Driessen WMM, Potters VPJ, et al. Randomized study comparing 1 with 2 weeks of qua-
druple therapy for eradicating Helicobacter pylori.
Am J Gastroenterol 1994; 89: 1993–1997

Goddard AF, Jessa MJ, Barrett DA, et al. Effect of omeprazole on the distribution of metronidazole,
amoxicillin and clarithromycin in human gastric
juice. Gastroenterology 1996; 111: 358–367

Mégraud F, Lehn N, Lind T, et al. Antimicrobial sus-
ceptibility testing of Helicobacter pylori in a large
multicenter trial. The MACH 2 study. Antimicrob
Agents Chemother 1999; 43: 2747–2752

Rinaldi V, Zullo A, de Francesco V, et al. Helicobacter
pylori eradication with proton pump inhibitors
based triple therapies and pretreatment with ranitidine bismuth citrate-based triple therapy. Aliment Pharmacol Ther 1999; 13: 163–168

Adamek RJ, Wegener M, Labenz J, et al. Medium-term
results of an oral and intravenous omeprazole/
amoxicillin Helicobacter pylori eradication therapy. Am J Gastroenterol 1994; 89: 39–42

Mégraud F, Occhialini A, Rossignol JF. Nitazoxanide, a
potential drug for eradication of Helicobacter pylori with no cross-resistance to metronidazole.
Antimicrob Agents Chemother 1998; 42: 2836–
2840

4.5 Medizinisch-ökonomische Aspekte der Helicobacter pylori Infektion

W. Rösch

Im Jahr 1980 erkrankten 400 000 Patienten mit 625 000 Schüben an einem Ulkusleiden, davon mussten 56 900 hospitalisiert werden. Die Behandlungskosten von **943,5 Millionen DM** entfielen zur Hälfte auf Behandlungskosten, wobei die Kosten für ein Ulcus duodeni mit 1510 DM errechnet wurden. In den 70er Jahren wurde in den USA, den Niederlanden, Italien und Schweden 1 % der jährlichen Gesundheitskosten für das Ulkusleiden ausgegeben.

Mit Einführung der H_2-Blocker 1977 konnte eine Senkung der Behandlungskosten um 30 % erreicht werden. Die Langzeittherapie mit der halben therapeutischen H_2-Blockerdosis hat ebenfalls zur Kostensenkung beigetragen, wobei die Zahl der Ulkusrezidive laut Ruder-Studie um 90 % und die Zahl der Ulkuskomplikationen um 80 % reduziert werden konnte. Der entscheidende Durchbruch ist jedoch, was Kostensenkung anbelangt, erst mit der Helicobacter pylori Therapie des peptischen Ulkus erzielt worden.

Schütz und Stolte (1994) haben eine erste Kosten-Nutzen-Analyse für die Behandlung von Gastritis und Ulkus für die Bundesrepublik vorgelegt. Sie gehen von Gesamtausgaben von über 4 Milliarden DM für die Indikationen Gastritis,

Duodenitis und Ulkusleiden aus; die zugrundeliegenden Daten des AOK-Bundesverbandes, über die 56 % der Patienten versichert sind, finden sich in Tab. 4.**14**. Durch eine konsequente H. pylori Therapie könnten nach Meinung der Autoren die Behandlungskosten (direkt und indirekt) für die 3 genannten Krankheitsbilder um rund 3 Milliarden DM gesenkt werden.

Eine sehr subtile Analyse der Einsparungen im Gesundheitswesen, die durch eine antibiotische Therapie des Ulkusleidens zu erzielen sind, hat Amnon Sonnenberg anlässlich der Consensus Conference der amerikanischen Gesundheitsbehörden 1994 in Bethesda vorgelegt (JAMA, 1994). Anhand einer Markov-Kette hat er alle Möglichkeiten des Ulkusleidens einschließlich Komplikationen, Operation und Tod mit allen dadurch entstehenden Kosten für die USA auf Dollarbasis errechnet. Ausgangspunkt waren 1000 hypothetische Patienten mit aktivem Ulcus duodeni und positivem H. pylori Nachweis, die 15 Jahre nachbeobachtet wurden. Den Berechnungen lagen die in Tab. 4.**15** aufgeführten Daten zugrunde. Nur bei Visick Grad 4 wurde in 10 % von einer Erwerbsunfähigkeit ausgegangen; in die indirekten Kosten gingen Krankschreibung und Tod ein.

Tab. 4.**14**   Statistische Angaben des AOK-Bundesverbandes für das Jahr 1990

1. Arbeitsunfähigkeitsfälle und -tage

	AU-Fälle	AU-Tage	Lohnfort-zahlung in Mio. DM	Kranken-stand-zeiten	Produktions-ausfall + Fix-kostenanteil	AU-Gesamt-kosten in Mio. DM
Ulcus ventriculi	55 061	1 138 259	170,7	21 Tage	170,7	341,4
Ulcus duodeni	70 264	1 298 640	194,8	19 Tage	194,8	389,6

2. Krankenhausfälle und -tage

	Khs-Fälle	Khs-Tage	Khs-Verweil-dauer	Khs-Kosten in Mio. DM	Lohnfort-zahlung in Mio. DM	Produktions-ausfall + Fix-kostenanteil	Khs-Gesamt-kosten in Mio. DM
Ulcus ventriculi	18 245	304 751	17 Tage	152,3	45,7	45,7	243,8
Ulcus duodeni	10 681	167 631	16 Tage	83,8	25,2	25,3	134,6

	monatliche Rate (%)
Spontanheilungsrate des Ulcus duodeni	44
Heilungsrate unter H$_2$-Blocker-Therapie	77
Heilungsrate unter Antibiotika plus antisekretorischer Therapie	95
spontane Rezidivrate bei Persistenz der H. pylori Infektion	8,5
Rezidivrate unter H$_2$-Blocker-Dauertherapie	2,5
Rezidivrate nach PSV	0,25
Sanierung der H. pylori Infektion durch Antibiotika	80
Reinfektionsrate durch H. pylori	0,08
Ulcera duodeni mit Komplikationen und Notoperationen	0,30
Tod (30%)	0,09
Visick Grad 1–3 (63%)	0,19
Visick Grad 4 (7%)	0,02
Ergebnisse der elektiven Chirurgie (HSV)	
Tod	0,30
Visick Grad 1–3	94,70
Visick Grad 4	5,00
jährliche Kostensteigerung	0,25

Tab. 4.**15** Grundlagen der Berechnung der Kosten-Nutzen-Relation

Die Abb. 4.**15** zeigt die von Sonnenberg errechneten Gesamtkosten (obere Grafik) und die direkten Kosten (untere Grafik), die sicher mit nur geringen Abstrichen auf die Verhältnisse in der Bundesrepublik übertragen werden können. In den USA sind allerdings die Operationskosten wesentlich höher als in der BRD, dafür lag (und liegt?) die Dauer der Arbeitsunfähigkeit mehr als doppelt so hoch wie in den USA. Die Helicobacter pylori Therapie ist somit die billigste Therapieform beim peptischen Ulkus. Legt man eine 100%ige Keimeradikation durch mehrfache Therapieansätze zugrunde, so müssen etwa 500 DM investiert werden, um eine Sanierung der Ulkuskrankheit zu gewährleisten. Schubtherapie und Langzeittherapie wären damit 20-mal teurer, die proximal selektive Vagotomie 30-mal teurer als die H. pylori Behandlung.

Auf der AGA-Tagung 1995 in San Diego haben weitere Autoren Kosten-Nutzen-Analysen zur Ulkustherapie präsentiert. O'Brian et al. (1995) berechneten die Kosten einer Ulkustherapie für 12 Monate bei einer Rezidivrate unter Plazebo von 64,4%, unter 150 mg Ranitidin von 12,8% und nach einer H. pylori Eradikation (Erfolg 84%) von 3,7%. Auch hier zeigte sich bereits eine Überlegenheit der Helicobacter-Therapie im ersten Jahr.

Vakil et al. (1995) stellten eine Kosten-Nutzen-Analyse verschiedener Eradikationsschemata bei 2-jähriger Verlaufsbeobachtung an. Die Quadruple-Therapie (Wismut + Metronidazol + Tetracyclin + H$_2$-Blocker) erwies sich als das billigste Regime, eine hohe Patientencompliance vorausgesetzt, gefolgt von der Dualtherapie Omeprazol + Clarithromycin. Die Kosten wurden durch Therapieversager, die nicht keimfrei wurden, und deren Rezidive in die Höhe getrieben.

Sonnenberg et al. haben 1998 eine prospektive randomisierte doppelblinde Multizenterstudie durchgeführt, um bei 819 Ulcus duodeni Patienten die Kostenersparnis einer Eradikationstherapie (40 mg Omeprazol + 3 × 500 mg Clarithromycin über 14 Tage) gegenüber einer 4-wöchigen Behandlung mit 20 mg Omeprazol bzw. 300 mg Ranitidin zu analysieren. Nach einem Jahr betrug die Kostenersparnis $ 835 pro Patient, wenn die Eradikationstherapie mit der Ranitidinbehandlung und $ 547, wenn sie mit der Omeprazolmonotherapie verglichen wurde. Analysiert worden waren dabei alle für das Gesundheitssystem innerhalb eines Jahres anfallenden Kosten für Diagnostik, Therapie und stationäre Behandlung.

Weitere Kosten-Nutzen-Analysen zur Ulkustherapie liegen für Belgien vor, wo Deltenre und Ilunga eine Kostenersparnis von US$ 750 000 bis 1 000 000 pro eine Million Einwohner errechnet

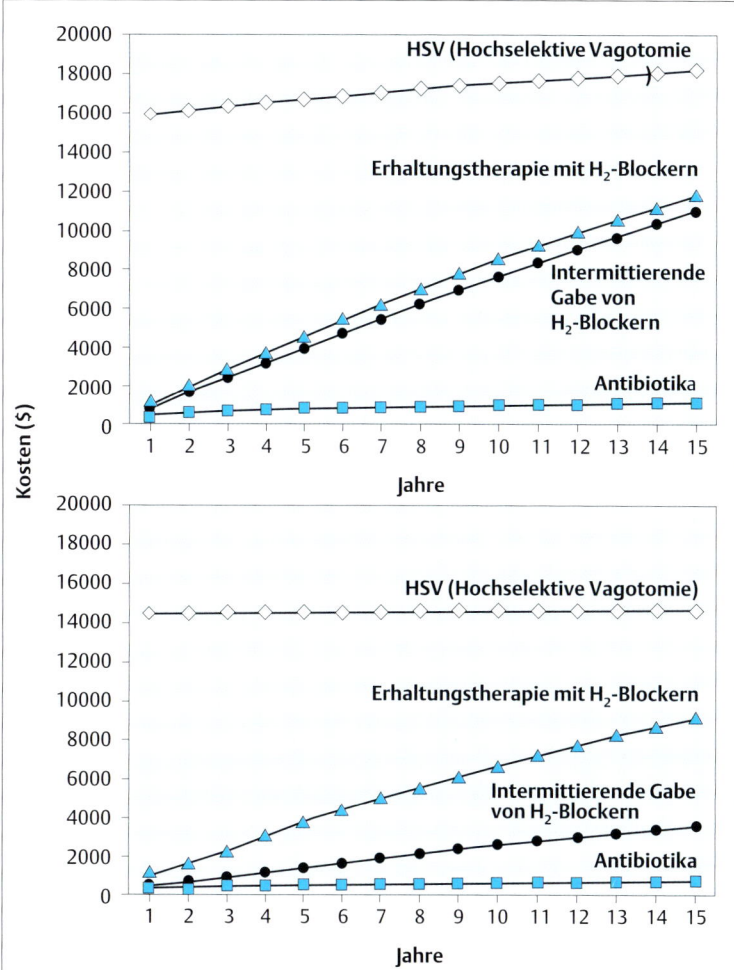

Abb. 4.**15** Gesamtkosten (oben) und direkte Kosten (unten) für einen Ulcus-duodeni-Patienten.

haben, wenn man die Eradikationstherapie mit einer intermittierenden oder einer Erhaltungstherapie mit antisekretorischen Medikamenten vergleicht. Ähnliche Daten haben Jönsson und Karlsson für Schweden vorgelegt. Bereits nach 1,3 Jahren rechnet sich die H. pylori Therapie beim Ulcus duodeni im Vergleich zu einer on demand Behandlung.

Die Empfehlungen der National Institutes of Health Consensus Conference, bereits beim Erst-ulkus mit der Helicobacter Therapie zu beginnen, setzen naturgemäß eine hohe Compliance des Patienten voraus. Diese zu gewährleisten ist eine wesentliche ärztliche Aufgabe, denn nur dann sind die vorgenannten Überlegungen zu Einsparungen im Gesundheitswesen wirklich relevant.

1996 hat das Bundesinstitut für Arzneimittel und Medizinprodukte (BfArM) die Helicobacter pylori Therapie des Ulkusleidens nach dem italienischen (OMC 250) und französischen (OAC 500) Tripelschema für die Bundesrepublik offiziell zugelassen. Die aktuellen Kosten unter Zugrundelegung der MACH-1-Studie finden sich in Tab. 4.**16**. Die Kosten sind in DM angegeben, die Eradikationsraten in %. Vergleichbare Daten gibt es auch mit den anderen Protonenpumpenhemmern Lansoprazol und Pantoprazol.

Es gibt zu denken, dass die IMS-Daten von 1999 immer noch nicht den Durchbruch der H. pylori Therapie beim Ulkusleiden dokumentieren. Bei der Auswertung der Konsultationsdaten von 364 Praxen eradizierten Allgemeinmediziner

DM	Therapie		n	%	Schema
264,19	Omeprazol 20 mg Amoxycillin 1 g Clarithromycin 500 mg	2 × 1 2 × 1 2 × 1	106/110	96	OAC
203,07	Omeprazol 20 mg Metronidazol 400 mg Clarithromycin 250 mg	2 × 1 2 × 1 2 × 1	105/111	95	OMC
244,02	Omeprazol 20 mg Metronidazol 400 mg Clarithromycin 500 mg	2 × 1 2 × 1 2 × 1	106/118	90	OMC
233,24	Omeprazol 20 mg Amoxycillin 1 g Clarithromycin 250 mg	2 × 1 2 × 1 2 × 1	93/111	84	OAC
135,21	Omeprazol 20 mg Amoxycillin 1 g Metronidazol 400 mg	2 × 1 2 × 1 2 × 1	94/119	79	OAM
	Omeprazol 20 mg Plazebo	2 × 1 2 × 1	1/115	1	OP

Tab. 4.**16** MACH-1-Studie: 1-wöchige H. pylori Therapie

Bei dem zwischenzeitlich durch Malfertheiner und Labenz untersuchten Ersatz von Omeprazol 20 mg durch Omeprazol 10 mg lassen sich weitere DM 17,73 sparen.

nur 9–10 Patienten jährlich, während in der internistischen Praxis zwischen 20–25 Patienten pro Jahr eine Eradikationsbehandlung erhielten. Da aber jeder Primärarzt 100–150 Patienten jährlich wegen gastroduodenaler Ulkuserkrankungen behandelt, bleibt aus pharmako-ökonomischer Sicht ein großes Einsparpotenzial ungenutzt. Bei konsequenter Umsetzung der Therapieempfehlungen bei H. pylori Infektionen könnten bei den direkten und indirekten Kosten der Ulkustherapie etwa 3 Milliarden DM jährlich eingespart werden.

Anders stellt sich die Situation dar, wenn man weitere Indikationen zur Helicobacter pylori Therapie analysiert unter Zugrundelegung der Maastricht-Kriterien. So erscheint eine Kosten-Nutzen-Analyse bei der Indikation „funktionelle Dyspepsie" fraglich, legt man einen therapeutischen Benefit von 5% zugrunde, wie er sich aus den 5 großen Studien von Blum, Talley und McColl (Tab. 4.**17**) ergibt. Nichtsdestotrotz kann eine Sanierung einer symptomatischen H. pylori Infektion im Einzelfall sinnvoll sein, wenn es, wie wir dies wiederholt erlebt haben, gelingt, einen Patienten von seinen jahrelang bestehenden Oberbauchbeschwerden bei deutlich eingeschränktem Nahrungsspektrum und erheblich beeinträchtigter Lebensqualität zu befreien.

Tab. 4.**17** Therapiegewinn einer H. pylori Therapie bei funktioneller Dyspepsie

Studie	n	% Gewinn
Frosch	181	+ 3
Orchid	275	+ 2
Ocay	238	+ 6
UK-MRC	318	+14
Talley 1999	170	– 4
	1182	+ 5

Noch weniger rechnet sich naturgemäß eine Sanierung einer H. pylori Infektion unter dem Aspekt einer Karzinom- oder Lymphom-Prävention. Bei einer Wahrscheinlichkeit von 1 : 3000 für das Magenkarzinom bzw. 1 : 50 000 für das MALTOM des Magens auf dem Boden einer chronischen Typ-B-Gastritis ist der Kostenaufwand beträchtlich und liegt für ein verhindertes Karzinom bei über 1 Million DM. Trotzdem wird man auch hier im Einzelfall nicht umhin können, bei entsprechender familiärer Magenkarzinombelastung eine H. pylori Therapie durchzuführen, kann sie doch aus psychologischen Gründen einem informierten Patienten, der über den Zusammenhang zwischen H. pylori und Magenkrebs weiß, nicht verwehrt werden.

Literatur

Armstrong D, Arnold R, Classen M, Fischer M, Goebell H, Schepp W, Blum AL und die Ruder-Studiengruppe: Ruder – A prospective, two-year, multicenter study of risk factors for duodenal ulcer relapse during maintenance therapy with ranitidine. Dig Dis Sci 1994; 39: 1425 – 1433

Deltenre M, Ilunga KO. Helicobacter pylori eradication in duodenal ulcer disease is cost-beneficial: a Belgian model. J Physiol Pharmacol 1997; 48 (Suppl 4): 107 – 113

Deltenre M. Economics of Helicobacter pylori eradication therapy. Eur J Gastroenterol & Hepatol 1997; 9 (Suppl 1): 523 – 526

Horisberger B. Kosten-Nutzen-Analyse der Ulkustherapie. Schweiz Med Wochenschr 1984; 114: 699 – 706

Jönsson B, Karlsson O. Economic evaluation in gastrointestinal disease. Scand J Gastroenterol 1996; 31 (Suppl 220): 44 – 51

National Institutes of Health Consensus Conference: "Helicobacter pylori in peptic ulcer disease". JAMA 1994; 272: 65 – 69

Sonnenberg A, Hefti MI. Kosten der postoperativen Syndrome – eine Kosten-Nutzen-Analyse am Beispiel des Ulcus duodeni. In: Siewert JR, Blum AL (Hrsg). Postoperative Syndrome. Berlin, Heidelberg, New York: Springer, 1980

Sonnenberg A. Economics of ulcer treatment. The impact of ulcer treatment with antibiotics. Gastroenterology 1994; 106: A1410

Sonnenberg A, Schwartz JS, Cutler AF, Vakil N, Bloom BS. Cost savings in duodenal ulcer therapy through Helicobacter pylori eradication compared with conventional therapies. Results of a randomized double-blind multicenter trial. Arch Intern Med 1998; 158: 852 – 860

O'Brian B, Goeree R, Mohamed AH, Hunt RH. Cost-effectiveness of Helicobacter pylori eradication in the long-term management of duodenal ulcers. Gastroenterology 1995; 108: A27

Rösch W. Zur Kosten-Nutzen-Analyse der konservativen Therapie der Gastritis und des Ulkusleidens. Leber Magen Darm 1994; 24: 267

Schütz E, Stolte M. Zur Kosten-Nutzen-Analyse der konservativen Therapie der Gastritis und des Ulkusleidens. Leber Magen Darm 1994; 24: 147 – 149

The European Helicobacter pylori Study Group (EHPSG): Current European concepts in the management of Helicobacter pylori infection. The Maastricht Consensus Report. Gut 1997; 41: 8 – 13

Vakil N, Fennerty B. Economic modeling of medical therapy for H. pylori related peptic ulcer disease. Gastroenterology 1995; 108: A249

4.6 Prävention von Helicobacter pylori Infektion assoziierten Komplikationen

E. Bayerdörffer, P. Malfertheiner

4.6.1 Einleitung

❗ Denkt man an Prävention im Zusammenhang mit der H. pylori Infektion, so ergeben sich unmittelbar 2 Aspekte:
1. die Prävention der Infektion selbst,
2. die Prävention nicht heilbarer oder komplikationsreicher Folgeerkrankungen.

Bei den Folgeerkrankungen sind zum einen die Blutungskomplikation der H. pylori assoziierten Ulkuskrankheit von Bedeutung und zum anderen die Malignome des Magens, für die die H. pylori Infektion heute ebenfalls als Grunderkrankung gilt: das Magenkarzinom und das MALT-Lymphom.

Die Ulkusblutung hat eine geschätzte Letalität von ca. 10% und bleibt trotz Rückgang der Inzidenz und Prävalenz des H. pylori assoziierten Ulkusleidens eine ernst zu nehmende Komplikation. Bedenkt man auf der anderen Seite, dass im Jahr 1999 immer noch weniger als 50% der primär diagnostizierten H. pylori assoziierten Ulzera einer Eradikation zugeführt wurden, wenn der Keimnachweis überhaupt durchgeführt wurde, so besteht noch ein erheblicher Bedarf an Aufklärung und Weiterbildung. Eine Reihe von kontrollierten Studien hat gezeigt, dass die Eradikation, d.h. die dauerhafte Beseitigung der H. pylori Infektion, bei Patienten mit blutenden Ulzera die Rezidivhäufigkeit von 60–80% p.a. auf weniger als 5% zu senken vermag und damit eine möglicherweise tödlich verlaufende Rezidivblutung auf nahezu 0% gesenkt werden kann.

Die andere für eine Prävention bedeutsame Gruppe von Helicobacter pylori Folgekrankheiten sind die Malignome des Magens, das MALT-Lymphom und das Adenokarzinom. Das MALT-Lymphom des Magens umfasst mit einer Inzidenz von ca. 1/100 000 etwa 7% aller Malignome des Magens während das Adenokarzinom mit einer Inzidenz von ca. 20/100 000 bei Männern und ca. 12/100 000 bei Frauen 93% aller Malignome

des Magens ausmacht. Das MALT-Lymphom ist selten und auch in den Frühstadien I und II mit hoher Wahrscheinlichkeit heilbar, so dass hier eine Prävention medizinisch und ökonomisch nicht sinnvoll erscheint. Anders verhält es sich beim Magenkarzinom.

Das Magenkarzinom ist zur Zeit der vierthäufigste maligne Tumor in Deutschland und trotz rückläufiger Inzidenz bleibt es eine große klinische Herausforderung mit begrenzten Heilungschancen.

4.6.2 Offene Fragen

Seit Festlegung der WHO im Jahre 1994, H. pylori als definitives humanes Karzinogen einzustufen, ist nicht nur in Deutschland, sondern weltweit eine intensive Kontroverse über die Konsequenzen dieser Einschätzung entflammt. Hauptdiskussionspunkt ist die Frage, ob die heute vorliegende wissenschaftliche Datenlage eine H. pylori Eradikation mit dem Ziel der Magenkarzinomprävention rechtfertigt, was ein breit angelegtes Screening mit Therapie aller H. pylori Infizierten zur Folge hätte. Diese Frage muss bis auf weiteres mit einem klaren „Nein" beantwortet werden, denn eine ganze Reihe weitreichender Konsequenzen ist noch offen. Die entscheidende Frage ist, ob eine Prävention des Magenkarzinoms durch H. pylori Therapie tatsächlich möglich ist. Denn die bloße Feststellung, wie von der WHO getroffen, dass H. pylori ursächlich an der Magenkarzinomentstehung beteiligt ist, lässt keineswegs den Umkehrschluss zu, dass die Beseitigung einer möglicherweise seit Jahrzehnten bestehenden chronischen Gastritis die Entstehung eines Magenkarzinoms verhindert. Erste Daten einer allerdings nicht randomisiert durchgeführten therapeutischen Interventionsstudie aus Japan gaben zunächst der optimistischen Einschätzung Raum, dass durch Beseitigung der Helicobacter Infektion das Magenkarzinom zu verhindern sei. Nachdem zunächst in den ersten

2 Jahren nach erfolgreicher Therapie keine Magenkarzinome entstanden waren im Unterschied zu 9% in der nicht behandelten Vergleichsgruppe, wissen wir inzwischen, dass sich im weiteren Verlauf auch in der Gruppe der therapierten Helicobacter negativen Patienten Karzinome, wenn auch in geringerer Häufigkeit entwickelt haben. Diese Einschätzung einer nicht lückenlos möglichen Prävention von Magenkarzinomen durch Helicobacter Eradikation wird jetzt auch durch erste Daten aus der MALT-Lymphom-Studiengruppe von Stolte, Neubauer & Bayerdörffer genährt, die bei 2 von 111 Patienten nach alleiniger H. pylori Eradikation im Follow-up von 4 Jahren ein Magenkarzinom entdeckt haben.

Die Frage, ob und ggf. bis zu welchem Stadium die als präkanzerös eingestuften Veränderungen intestinale Metaplasie und multifokale Atrophie noch reversibel sind, ist ebenfalls noch unbeantwortet. Oder kann zumindest eine Progression verhindert werden?

Eine weitere wichtige Frage ist, ob tatsächlich bei allen distalen H. pylori assoziierten Magenkarzinomen auch eine kausale Beziehung zur H. pylori Infektion besteht, also ob diese Karzinome tatsächlich durch H. pylori Therapie verhinderbar wären. Diese Fragen können erst durch Nachbeobachtung einer größeren Zahl von Personen nach Eradikation beantwortet werden.

Schließlich ist die Frage der Kosteneffektivität einer präventiven H. pylori Therapie nicht beantwortet.

Die möglichen Vorteile einer präventiven H. pylori Therapie liegen auf der Hand: Verhinderung von Magenkarzinomen und anderer ernsthafter H. pylori Folgekrankheiten. Screening und Therapie sind einfach und preiswert und bei Erwachsenen meist nur einmalig erforderlich. Doch vor diesem klaren Hintergrund möglichen Nutzens liegt die Unsicherheit möglicher Risiken. Durch eine flächendeckende H. pylori Therapie wächst die Gefahr der Entwicklung multiresistenter Bakterien, insbesondere gegen Metronidazol und Clarithromycin. Dieses Problem würde zusätzlich verstärkt durch die Therapie falsch positiver Personen. Andererseits würden falsch negative Patienten in falscher Sicherheit gewogen. Eine kürzlich erschienene Publikation erbrachte Hinweise auf eine möglicherweise nach H. pylori Eradikation zunehmende Inzidenz der ösophagealen Refluxkrankheit, die heute als maßgebliche Grunderkrankung für das Adenokarzinom des distalen Ösophagus und das Kardiakarzinom diskutiert wird. Ein breites H. pylori Screening

bringt auch erhebliche Komplikationen für die psychologische Führung der Patienten mit sich. Die Kenntnis einer Infektion im eigenen Körper, die möglicherweise Krebs auslösen kann, wird bei einem nicht geringen Teil der Patienten Angst auslösen, insbesondere dann, wenn es nicht gelingt, die H. pylori Infektion zu heilen, was trotz mehrmaliger Behandlungsversuche in ca. 2–3% der Fälle zu erwarten ist. Durch ein breites Screening würde nicht nur Angst vor dem Versagen der H. pylori Therapie, sondern auch vor dem Versagen der eigentlichen Prävention induziert.

Diese offenen Fragen können nur durch eine randomisierte Studie wie die jetzt angelaufene PRISMA-Studie beantwortet werden. Eine Balance zugunsten von Nutzen über die Risiken muss sichergestellt sein, bevor die von der WHO richtig eingestufte Rolle von H. pylori in der Magenkarzinomentstehung in präventives medizinisches Handeln umgesetzt werden darf.

4.6.3 Argumente für eine präventive Interventionsstudie

Trotz rückläufiger Inzidenz in den Ländern mit westlichem Lebensstandard bleibt das Magenkarzinom weltweit die zweithäufigste malignombedingte Todesursache. Die Prognose der Erkrankung ist nach Diagnosestellung mit einer durchschnittlichen 5-Jahres-Überlebensrate von 3–13% schlecht. Lediglich bei Patienten, die in einem frühen Stadium der Erkrankung diagnostiziert werden, ist eine kurative Therapie möglich. Obwohl eine zunehmend lange Liste von Ergebnissen vorliegt, die die Hypothese der H. pylori Infektion als wichtigen Faktor in der Entstehung des Adenokarzinoms stützen, fehlen prospektive Daten, die zeigen, dass die Eradikation der H. pylori Infektion zu einer Reduktion der Magenkarzinominzidenz führt. Auch bezüglich des Effektes der H. pylori Eradikation auf die intestinale Metaplasie und Atrophie als Risikofaktoren für das Magenkarzinom liegen bisher lediglich widersprüchliche Daten vor. Wenn man davon ausgeht, dass diese Veränderungen nicht reversibel sind, bliebe zu klären, ob die Normalisierung der pathologischen Veränderungen, die im Rahmen der H. pylori Gastritis auftreten – z.B. die gesteigerte Epithelproliferation, verminderte Vitamin-C-Konzentration im Magensaft und Anreicherung reaktiver Sauerstoffmetabolite – die Inzidenz des Magenkarzinoms zu beeinflussen vermag.

Eine antibiotische Behandlung jeder Person mit H. pylori Gastritis mit dem Ziel der Karzi-

Tab. 4.**18**   Internationale Interventionsstudien zum Magenkarzinom

Name	Land	Zielgruppe	Alter	Patienten-zahl	Endpunkte	Jahr
SCISC	China	Population	30 – 65	2 400	Karzinom	1999
NCI	China	Population	35 – 69	3 400	Karzinom Dysplasie	2000
BUPA	England	Population	35 – 69	56 000	Karzinom	2017
JITHP	Japan	Population	20 – 59	5 000	Karzinom Atrophie	2004
PRISMA	Deutschland Österreich Tschechische Rep.	Männer mit korpusbetonter Gastritis	55 – 65	3 000	Karzinom Dysplasie Adenom	2003

D. Forman, „Lessons from ongoing intervention studies"

nomprävention würde eine erhebliche Übertherapie bedeuten.

Wir können heute mit großer Wahrscheinlichkeit Patienten mit einem erhöhten Magenkarzinomrisiko identifizieren, wir können jedoch weder behandelten noch unbehandelten Patienten garantieren, dass durch die H. pylori Eradikation ein Karzinom verhindert werden kann. Daher ist es wichtig, solche Patienten, die ein erhöhtes Risiko tragen, jährlich endoskopisch-bioptisch zu untersuchen, um ein möglicherweise entstehendes Karzinom in einem frühen und damit kurablen Stadium zu entdecken.

Nur durch eine präventive Therapiestudie wie die PRISMA-Studie oder die 4 anderen weltweit derzeit geführten therapeutischen Interventionsstudien (s. Tab. 4.**18**) kann geklärt werden, ob und in welchem Maße Magenkarzinomprävention durch Helicobacter pylori Eradikation überhaupt möglich ist, in welchem Maße mit unerwünschten Ereignissen, insbesondere der Induktion antibiotischer Resistenz und möglichen anderen Erkrankungen zu rechnen ist. Anhand der Daten einer solchen Studie könnte auch eine Kosten-Nutzen-Analyse zum Einfluss von Screening und Therapie in Risikopopulationen erarbeitet werden. Letztlich würde durch diese prospektive Interventionsstudie die höchste epidemiologische Evidenz erbracht werden, ob die H. pylori Infektion in kausaler Beziehung zur Pathogenese des Magenkarzinoms steht.

4.6.4   PRISMA-Studie

Derzeit läuft in Deutschland, Österreich und der Tschechischen Republik die Magenkarzinom-Präventionsstudie „PRISMA". Alle endoskopierenden Ärzte und alle Pathologen sind eingeladen, Patienten im Hinblick auf das Vorliegen einer korpusbetonten H. pylori Gastritis zu untersuchen und bei Vorliegen einer Gastritis, deren Grad und Aktivität gemäß der Sydney-Klassifikation im Korpus mindestens gleich stark wie im Antrum ausgeprägt ist, für eine Teilnahme zu motivieren. Geeignete Patienten können durch Mitteilung an eines der Studiensekretariate in die von der Deutschen Krebshilfe geförderten PRISMA-Studie eingebracht werden:

Studiensekretariat Dresden:

Dr. S. Miehlke, Prof. E. Bayerdörffer
Medizinische Klinik und Poliklinik I
Universitätsklinikum Carl Gustav Carus
Fetscherstraße 74
01307 Dresden

Tel. 03 51/4 58-56 45 oder 29 86
Fax 03 51/4 58-43 94
E-mail: stephan.miehlke@t-online.de,
          bayerdoerffer@t-online.de

Studiensekretariat Magdeburg:

Dr. A. Leodolter, Prof. P. Malfertheiner
Klinik für Gastroenterologie,
Hepatologie & Infektiologie
Klinikum der Otto-von-Guericke-Universität
Leipziger Str. 44
39120 Magdeburg

Tel. 03 91/67-13 144
Fax 03 91/67-13 105
E-mail: PRISMA@medizin.uni-magdeburg.de

Literatur

Malfertheiner P, Halter F. Peptic ulcer pathogenesis. Curr Science 1994; 9: 30–34

Stolte M, Morgner A, Meining A, Thiede C, Wündisch T, Bayerdörffer E, Neubauer A. Early and long-term results of Helicobacter pylori cure of MALT lymphoma – what are the pitfalls? In: Helicobacter pylori – Basic mechanisms to clinical cure. Dordrecht, Boston, London: Kluwer Academic Publishers, 1998: 373–380

Murray CJL, Lopez AD. Mortality by cause for eight regions of the world: Global burden of disease study. Lancet 1997; 349: 1249–1276

Uemura N, Mukai T, Okamoto S, et al. Effect of Helicobacter pylori eradication on subsequent development of cancer after endoscopic resection of early gastric cancer. Cancer Epidemiol Biomarkers Prev 1997; 6: 639–642

Morgner A, Miehlke S, Bayerdörffer E, Neubauer A, Thiede C, Klann H, Goldbrunner P, Stolte M. Development of early gastric cancer 4 years after complete remission of Helicobacter pylori – associated gastric low-grade B-cell lymphoma. Gastroenterology 2000: 188 A, in press

Van der Hulst RWM, van der Ende A, Dekker FW et al. Effect of Helicobacter pylori eradication on gastritis in relation to cagA: A prospective 1-year follow-up study. Gastroenterology 1997; 113: 25–30

Labenz J, Blum AL, Bayerdörffer E, Meining A, Stolte M, Börsch G. Curing Helicobacter pylori infection in duodenal ulcer patients may provoke reflux esophagitis. Gastroenterology 1997; 112: 1442–1447

Wanebo HJ, Kennedy BJ, Chmiel J, et al. Cancer of the stomach: A patient care study by the American College of Surgeons. Ann Surg 1993; 218: 583–592

Forman D. Lessons from ongoing intervention studies. In: Hunt RH, Tytgat GNJ (eds). Basic Mechanisms to Clinical Cure 1998. Kluwer Academic Publishers, 1998: 354–361

Meining A, Bayerdörffer E, Müller P, Miehlke S, Lehn N, Hölzel D, Hatz R, Stolte M. Gastric carcinoma risk index in patients infected with Helicobacter pylori. Virchows Archiv 1998; 432: 311–314

Miehlke S, Hackelsberger A, Meining A, Hatz R, Lehn N, Malfertheiner P, Stolte M, Bayerdörffer E. Severe expression of corpus gastritis is characteristic in gastric cancer patients infected with Helicobacter pylori. Br J Cancer 1998; 78: 263–266

4.7 Zukünftige Entwicklungen in der Therapie

P. Michetti

4.7.1 Einleitung

Die Suche nach der idealen Therapie gegen H. pylori geht auch nach fast 2 Jahrzehnten seit Entdeckung des Keims weiter. In zahlreichen klinischen Studien wurde eine große Anzahl verschiedener Substanzen in mehrfachen Kombinationen
miteinander verglichen. Von der anfangs verwendeten Wismut basierten Dreifachkombina-
tion konnte mit den 1-wöchigen Tripel-Therapien mit Protonenpumpenhemmern (PPI) oder
Ranitidin-Wismutzitrat (RBC) eine sehr wirksame und besser akzeptierte Therapie gefunden
werden. Die geläufigen Tripel-Therapien sind gut
verträglich und liefern in klinischen Studien
übereinstimmend hohe Heilungsraten. Dennoch
bleiben einige Herausforderungen:
- Die Heilungsraten sind in der klinischen Praxis
  oft geringer als in Studien,
- in den meisten Ländern nimmt die Antibiotikaresistenz zu,
- die Tripel-Therapie ist für die Patienten unbe-
  quem, und
- die erneute Behandlung nach Misslingen der
  Eradikation ist schwierig.

Diese Gründe machen die Suche nach besseren
Therapieformen gegen H. pylori erforderlich. Die
Konzepte neuer Therapieansätze werden kurz
vorgestellt.

4.7.2 Antibiotika basierte Therapien

Die Tripel-Therapie mit einem PPI oder mit RBC
in Kombination mit zwei Antibiotika ist in Empfehlungen europäischer und asiatisch-pazifischer
Konsensuskonferenzen die First-line-Therapie
und gilt als allgemein anerkannter Standard in
der Behandlung der H. pylori Infektion. Zu den
empfohlenen Antibiotika gehören Amoxicillin,
Clarithromycin und Metronidazol. Ihre Wirksamkeit wird jedoch durch die Antibiotikaresistenz
beeinträchtigt, die für alle diese Substanzen

nachgewiesen werden konnte. Während die Resistenz gegen Metronidazol und Clarithromycin
schon seit mehreren Jahren Schwierigkeiten be-
reitet, beginnt sich bislang in Einzelfällen auch
eine Resistenz gegen Amoxicillin abzuzeichnen.
Die Erkenntnis der Mechanismen, wie H. pylori
gegen diese Antibiotika resistent wird, könnte
zur Entwicklung verbesserter Antibiotika-The-
rapien führen, ähnlich wie dies für die Beta-Lak-
tamase-Inhibitoren bei Staphylokokkeninfektio-
nen der Fall ist. Eine Verbindung, mit der die H.
pylori Resistenz umgangen werden könnte, ist
zur Zeit nicht verfügbar. Daher wird momentan
die Quadrupel-Therapie als Second-line-Therapie
empfohlen. Einige Experten sind sogar der Meinung, dass die Quadrupel-Therapie in Gebieten
mit hohen Resistenzraten als First-line-Therapie
eingesetzt werden sollte, um ein Therapieversagen zu vermeiden – mit dem Ziel, eine sekundäre
Resistenzentwicklung zu verhindern.

Kurzfristig werden sich neue Therapieformen
aus verbesserten Kombinationen vorhandener
Antibiotika ergeben und aus dem Einsatz einiger
neuer Antibiotika, die das therapeutische Spektrum gegen H. pylori ergänzen werden. Rifampicin
und sein Derivat Rifabutin sind in vitro sehr po-
tente Inhibitoren von H. pylori. Mit einer Tripel-
Therapie aus PPI, Amoxicillin und Rifabutin als
Rescue-Therapie nach Versagen verschiedener
Regime, ließ sich eine Eradikationsrate von 71%
erzielen. Der Wert von Rifabutin in der First-
line-Therapie ist jedoch noch unklar, und auch
gegen dieses Antibiotikum kann eine Resistenz
auftreten. Furazolidin wurde in PPI- und RBC-ba-
sierten Tripel-Therapien getestet. Es ergaben sich
Heilungsraten zwischen 86 – 91%; in einer randomisierten Studie war diese Substanz Metronidazol überlegen. Seconidazol, ein Nitroimidazol
mit längerer Halbwertszeit als Metronidazol
könnte eine Metronidazol-Resistenz bis zu einem
gewissen Grad überwinden. In einer Studie in
Indien wurden kürzlich Heilungsraten von über
80% beobachtet, wenn dieses Antibiotikum zu-

sammen mit Lansoprazol und Amoxicillin oder Clarithromycin gegeben wurde. Der Nutzen dieser Antibiotika muss noch weiter evaluiert werden. Sie könnten weitere Verbesserungen in den Heilungsraten bewirken und die Zunahme resistenter Stämme bekämpfen helfen. Dies ist von großer Bedeutung, da antibiotika-resistente Stämme in naher Zukunft überwiegen werden.

4.7.3 Therapieformen auf molekular-genetische Ziele gerichtet

H. pylori ist bis zum heutigen Tag das einzige Bakterium, von dem zwei komplette Genomsequenzen verfügbar sind. Das H. pylori Genom besteht aus 1600 Genen, von denen 10% für das Überleben essentiell erscheinen. Bislang wurde das Ziel, durch Genomanalyse eine H. pylori spezifische Therapie zu ermöglichen, in der klinischen Praxis nicht erreicht, aber einige Gene und Stoffwechselwege haben sich als potenzielle Ziele für die Arzneimittelentwicklung herauskristallisiert. Ein Beispiel dafür ist das urel-Gen, eines der Gene des Urease-Clusters, das für die interne pH-Homöostase von H. pylori und das intragastrale Überleben des Keims entscheidend ist. Dieses Gen kodiert einen H^+-Harnstoff-Kanal, der ein ideales Ziel für eine neue, spezifisch gegen Helicobacter gerichtete Substanz darstellt. Ein anderer möglicher Angriffspunkt ist eine essenzielle CoA-Transferase von H. pylori. Dieser enzymatische Stoffwechselweg ist für das Bakterium lebensnotwendig, und für diese Enzymfamilie gibt es bereits selektive Inhibitoren. Ihr Einsatz wird aber möglicherweise durch ähnliche enzymatische Funktionen im menschlichen Organismus eingeschränkt. Weitere Stoffwechselwege könnten für eine spezifische Inhibition zugänglich sein, aber die Kosten, die mit der Entwicklung neuer Arzneimittel verbunden sind, dürften diese genetischen Ansätze limitieren.

4.7.4 Impfstoffe

Die prophylaktische und therapeutische Immunisierung hat sich im Tiermodell als wirksam erwiesen, so zum Beispiel bei natürlichen Infektionen mit H. mustelae bei Frettchen und mit H. pylori bei Rhesusaffen. Auch wenn sich diese Ergebnisse nicht einfach auf den Menschen übertragen lassen, ist der wiederholte Erfolg einer Immunisierung gegen H. pylori doch ein Beweis für den Sinn dieses Ansatzes in der Therapie der H. pylori Infektion. Wie der Impfschutz zustande kommt, ist kaum geklärt. Bessere Kenntnisse über die Mechanismen des Impfschutzes würden die weitere Impfstoffentwicklung sicher erleichtern und die Frage klären helfen, ob eine Humanvakzine überhaupt hergestellt werden kann.

Die Urease von H. pylori wurde in den Impfstudien am häufigsten als Antigen herangezogen. Verschiedene Aufbereitungen und Applikationswege wurden verwendet, um den Wert dieses Antigens bei Tieren zu überprüfen. 4 klinische Studien mit Urease basierten Impfstoffen wurden beim Menschen bislang durchgeführt. Sie erlauben die Aussage, dass Urease beim Menschen sicher und immunogen ist, aber Daten zur Wirksamkeit fehlen noch. Das optimale Adjuvans und der beste Immunisierungsweg für das Erreichen einer schützenden Immunreaktion im Magen des Menschen sind noch nicht definiert. Weitere Tierexperimente und klinische Studien sind im Gange, die sich mit diesen Fragen befassen. In einem interessanten Ansatz werden attenuierte lebende Bakterien, wie modifizierte Salmonella-typhimurium-Stämme, verwendet, um H. pylori Antigene zu exprimieren. Auf diese Weise werden mehrere Impfantigene übertragen, die Reinigung der Antigene ist nicht erforderlich, und das Problem der Antigen-Denaturierung und -Degradierung im Magen wird umgangen. Salmonellen können in infiziertem intestinalem Gewebe für mehrere Wochen nach der Impfung persistieren, wodurch eine prolongierte Antigenstimulation gewährt werden soll. Potenziell toxische Adjuvantien wie das Choleratoxin werden so möglicherweise nicht benötigt.

Ein Nachteil von Lebendimpfstoffen ist jedoch die Freisetzung genetisch modifizierter Organismen in die Umwelt, mit dem Risiko der Rekombination unter Bakterienspezies. Dieses Risiko könnte zunehmen, wenn Virulenzfaktoren als Impfantigene verwendet werden.

In zwei Studien wurde kürzlich die Kosten-Nutzen-Effektivität einer H. pylori Vakzine berechnet. In den Industrienationen erscheint es dabei eindeutig von Nutzen, die Impfstoffentwicklung weiter zu verfolgen. Dagegen schneidet die Impfung gegen H. pylori in den Entwicklungsländern mit der höchsten H. pylori Prävalenz und geringen öffentlichen Ressourcen schlechter ab als Impfungen gegen andere Infektionskrankheiten, die in diesen Gegenden mit einer höheren Morbidität und Mortalität verbunden sind. Die Entwicklung billiger, multivalenter Impfstoffe die gegen mehrere pathogene Keime aktiv sind, könnte diese ökonomischen Hindernisse überwinden. Des Weiteren lassen neueste Erkenntnisse vermuten, dass die H. pylori Infektion andere enterale Infektionen begünstigen und ihren Verlauf verschlechtern. Dies unterstreicht den potenziellen Nutzen einer Impfung gegen Helicobacter.

4.7.5 Probiotika

Probiotika, zum Beispiel nicht-pathogene Stämme von E. coli, Lactobazillen und der Hefe Saccharomyces boulardii werden seit Jahren verwendet, um Infektionskrankheiten zu bekämpfen, aber bis vor kurzem war es schwierig, ihren Nutzen in randomisierten Studien zu bestätigen. Über ihren potenziellen Nutzen bei der H. pylori Infektion gibt es nur wenige Erkenntnisse. In einer plazebokontrollierten Studie zeigte der L. acidophilus(-johnsonil)-Stamm La1, der eine Molkekultur überwachsen hatte, einen anhaltenden suppressiven Effekt auf die gastrale H. pylori Infektion beim Menschen. Neuere Daten zeigen, dass die Zufuhr von Jogurt, das mit diesem Stamm hergestellt worden ist, die Dichte der H. pylori Kolonisation und die gastrale Entzündung verringert. Da eine erhöhte H. pylori Dichte auf der Magenmukosa mit einem höheren Schweregrad der Gastritis und einer erhöhten Ulkusinzidenz verbunden ist, könnte eine Verringerung der Infektionsdichte durch diätetische Maßnahmen dazu beitragen, das Risiko einer gastroduodenalen Erkrankung zu verkleinern. Eine tierexperimentelle Studie lässt sogar vermuten, dass die Kolonisation des Magens mit Lactobazillen einer H. pylori Infektion vorbeugt. Auf welche Weise Lactobazillen das Wachstum von H. pylori unterdrücken, bleibt offen; die intragastrale Produktion von Milchsäure könnte dabei eine Rolle spielen. Das bessere Verständnis der Wirkungsmechanismen von Probiotika könnte zu wirksamen Therapien führen. Diese Substanzen können in Zukunft dazu verwendet werden, um Impfstoffe oder andere biologisch aktive Moleküle zu übertragen und so das therapeutische Spektrum gegen H. pylori erweitern.

4.7.6 Antiadhäsive und schleimhautprotektive Substanzen

H. pylori besitzt die Fähigkeit, sich an verschiedene Rezeptoren auf der Oberfläche gastraler Epithelzellen zu binden, einschließlich der Lewis-X- und -Y-Blutgruppenantigene. Diese Fähigkeit, an gastrale Zellen zu haften, könnte für die anhaltende Infektion und die H. pylori induzierte Erkrankung ausschlaggebend sein. Daher könnte die Prävention der Bindung von H. pylori an Magenepithelzellen ein mögliches Angriffsziel für eine Therapie darstellen. Diese Hypothese wurde kürzlich bei H. pylori infizierten Rhesusaffen überprüft, dabei wurde das Natriumsalz von 3'-Sialyllactose verwendet. Dieses Oligosaccharid, das in der Kuhmilch und Muttermilch vorkommt, wird von H. pylori erkannt und angesteuert. Es wurde nachgewiesen, dass diese Substanz die H. pylori vermittelte Hämagglutination und die Adhäsion des Bakteriums an humane Epithelzellen in vitro hemmt. Die Gabe dieses Adhäsionsmolekül-Analogs bewirkte eine Heilung der Infektion bei einigen Tieren, ein Hinweis darauf, dass dieser Ansatz erfolgversprechend ist. Lewis-BabA- und -AlpAB-Analoge sind andere mögliche Köder-Moleküle.

Schleimhautprotektive Substanzen werden in einigen Therapieschemata anstatt PPI oder ergänzend verwendet. Auch sie interferieren mit der Bindung von H. pylori an Magenepithelzellen, ohne das Bakterium direkt zu beeinflussen. Ecabet-Natrium verbessert in Kombination mit einer PPI-basierten dualen oder Tripel-Therapie die Heilungsraten. Solfacon und Acetylcystein wurden als Adjuvanzien in PPI-basierten dualen oder Tripel-Therapien mit Antibiotika verwendet und hatten eine gewisse Verbesserung der Heilungsraten zur Folge. Einschränkend bleibt, dass diese Substanzen nicht als echte Alternativen zu Antibiotika getestet wurden und auch keinen Beitrag leisten zur Prävention der Antibiotikaresistenz – den Gebieten, auf denen neue Ansätze am dringendsten benötigt werden. Weitere Studien werden zeigen, ob ihr Einsatz gerechtfertigt ist.

4.7.7 Fazit

Es gibt verschiedene effektive Therapieformen zur Behandlung H. pylori infizierter Patienten. Die Zunahme der Antibiotikaresistenz, die Ausweitung der Indikationen für die Therapie und die großen Bevölkerungsgruppen, die kurz- und mittelfristig eine Therapie benötigen werden, machen die Entwicklung neuer Therapieansätze erforderlich. Auf kurze Sicht ist eine weitere Verfeinerung der vorhandenen Therapien und der zunehmende Einsatz von Resistenzprüfungen zu erwarten.

Impfstoffe und Hygienemaßnahmen, die eine Übertragung verhindern sollen, bleiben die einzi-

gen erprobten globalen Ansätze bei Infektionskrankheiten, und auf ihnen ruhen langfristig die
größten Hoffnungen. Eine therapeutische Impfung wird dringend benötigt, da die überwiegende Mehrzahl der Patienten, die in den kommen-
den 3 – 4 Jahrzehnten an einer H. pylori Infektion
erkranken werden, bereits infiziert sind.

Literatur

Liu WZ, Xiao SD, Shi Y, Wu SM, Zhang DZ, Xu WW
et al. Furazolidone-containing short-term triple
therapies are effective in the treatment of Helicobacter pylori infection. Aliment Pharmacol Ther
1999; 13 (3): 317 – 322

Weeks DL, Eskandari S, Scott DR, Sachs G. A H$^+$-gated
urea channel: the link between Helicobacter pylori urease and gastric colonization. Science 2000;
287 (5452): 482 – 485

Rupnow MF, Owens DK, Shachter R, Parsonnet J. Helicobacter pylori vaccine development and use: a
cost-effectiveness analysis using the Institute of
Medicine Methodology. Helicobacter 1999; 4 (4):
272 – 280

Shahinian ML, Passaro DJ, Swerdlow DL, Mintz ED,
Rodriguez M, Parsonnet J. Helicobacter pylori and
epidemic Vibrio cholerae O1 infection in Peru.
Lancet 2000; 355 (9201): 377 – 378

Michetti P, Dorta G, Wiesel PH, Brassart D, Verdu E,
Harranz M et al. Effect of whey-based culture su-
pernatant of Lactobacillus acidophilus (johnsonii)
La1 on Helicobacter pylori infection in humans.
Digestion 1999; 60 (3): 203 – 209

Mysore JV, Wigginton T, Simon PM, Zopf D, Heman-
Ackah LM, Dubois A. Treatment of Helicobacter
pylori infection in rhesus monkeys using a novel
antiadhesion compound. Gastroenterology 1999;
117 (6): 1316 – 1325

4.8 Ausblick

P. Malfertheiner

Die wissenschaftliche und klinische Beschäftigung mit der H. pylori Infektion ist trotz der in den Anfangsjahren bestehenden Skepsis und großer wissenschaftlicher Widerstände eine einzigartige und lange Erfolgsgeschichte in der Gastroenterologie geworden.

Für den Mikrobiologen hat die Entdeckung dieses Keims die Offenlegung einer völlig neuen Bakteriengattung bedeutet und im Gefolge von H. pylori zeichnet sich eine immer länger werdende Liste neuer Helicobacter Spezies ab, die sowohl beim Menschen als auch in der Tierwelt unterschiedliche Abschnitte des Gastrointestinaltraktes besiedeln.

Für den Grundlagenforscher hat sich die H. pylori Infektion als ein besonders interessantes Modell herausgestellt, an dem die Interaktion eines speziellen Keims mit einem speziellen Gewebe (der Magenschleimhaut) untersucht werden kann und dadurch einen tiefen Einblick in grundlegende Mechanismen des Entzündungsablaufes und immunologischer Reaktionen erlaubt.

Für den Pathologen und klinisch tätigen Mediziner wurde in der H. pylori Infektion der Schlüsselfaktor für die Entstehung des peptischen Geschwürleidens identifiziert mit der sensationellen Auswirkung einer erstmalig möglich gewordenen Heilung einer Erkrankung, die vordem häufig lebensbegleitend war.

Von besonderer Bedeutung ist aber auch die Erkenntnis, dass die chronische persistierende H. pylori Infektion mit der obligaten Induktion einer chronischen Gastritis eine entscheidende Prädisposition für die Entstehung von Neoplasien des Magens darstellt. Aber es sind nicht nur die Erfolge, die sich aus der Erforschung der H. pylori Infektion aufzählen lassen, sondern viele neue Fragen und Aufgaben leiten sich daraus ab und drängen nach weiterer Bearbeitung.

Die inzwischen erfolgte Sequenzierung des Bakteriengenoms und die anstehende Aufschlüsselung der biologischen Funktionen zahlreicher neuer H. pylori spezifischer Gene wird eine der zentralen Aufgaben der mikrobiologischen Forschung sein. Nicht minder spannend wird es sein, die differenzierten wirtsabhängigen Faktoren der Entzündung und Immunität weiter abzuklären. Am Ende solcher intensiver und bestimmt viele Jahre beanspruchender Forschungsbemühungen könnte die Komplettierung eines Mosaiks stehen, in dem keimspezifische, wirtsabhängige und von der Umwelt beigesteuerte Faktoren als differenzierte Determinanten unterschiedlicher individueller Krankheitsausprägung eingeordnet werden.

Die Frage warum und wer durch die H. pylori Infektion krank wird, im Gegensatz zur Mehrheit der infizierten Menschen (80–90%) ohne klinische Auswirkungen, bleibt von größter Brisanz. Dies umso mehr als es durchaus ernst zu nehmende Beobachtungen gibt, dass die H. pylori Infektion unter bestimmten Gegebenheiten nicht nur häufig folgenfrei verkraftet werden kann, sondern sogar eine Schutzfunktion auf den Betroffenen ausüben könnte. Diese Möglichkeit wird beispielhaft in der Entstehung einer gastroösophagealen Refluxkrankheit eingefordert, da bei einer kleinen Patientengruppe nach erfolgreicher Eradikation ein vermehrtes Auftreten dieser vorher nicht bestehenden Erkrankung beobachtet wurde. Die Datenlage dazu und noch viel mehr die Interpretation eines möglichen kausalen Zusammenhangs zwischen dem Verschwinden der H. pylori Infektion und dem Auftreten der gastroösophagealen Refluxkrankheit ist sehr kontrovers und sollte nicht als Ausgangspunkt für eine Strategie der Zurückhaltung in der Therapie dieser Infektion dienen. Es ist unbestritten, dass H. pylori den Schlüsselfaktor der peptischen Ulkuskrankheit darstellt und ein entscheidender Risikofaktor für das Magenkarzinom ist. Somit gilt es festzuhalten, dass eine Menschheit ohne H. pylori Infektion von schwerwiegenden Magenerkrankungen geheilt bzw. frei bleiben kann.

Mit dieser Betrachtung sind wir an die Schnittstelle der künftigen interventionellen Aktivitäten im Umgang mit der H. pylori Infektion angelangt. Die Frage lautet: Werden wir künftig weiterhin nur den bereits von einer klinischen Manifestation betroffenen Patienten von der Infektion heilen und entsprechend komplexe Strategien für Patienten mit dyspeptischen Beschwerden abhängig vom Alter und anderen Umständen entwickeln oder wird es bereits in absehbarer Zukunft den entscheidenden Fortschritt geben, durch neue therapeutische Interventionen die gesamte Menschheit von dieser Infektion und ihren möglichen Folgen zu befreien?

Für beide Strategien gilt, dass ein dringender Bedarf nach neuen Medikamenten besteht, da in einigen Bevölkerungsgruppen die Resistenz von H. pylori gegen die derzeit eingesetzten Antibiotika besorgniserregend zunimmt. Die Reaktion mit Suche nach Abhilfe auf diese Antibiotika-Resistenz ist bereits in vollem Gang.

Ein Ansatz ist dabei, neue spezifische Antibiotika gegen H. pylori zu entwickeln. Diese können auf sehr unterschiedliche Wirkprinzipien ausgerichtet sein, einerseits mit der Zielrichtung den Keim zu töten oder andererseits einfach seine Besiedlung der Magenschleimhaut zu unterbinden.

Besonders faszinierend erscheint die Möglichkeit, die Gensequenz des Keimes zu nutzen, um spezifische für das Überleben oder die Entfaltung der Pathogenität essenzielle Genprodukte als Ziele für die neu zu entwickelnden Stoffe herauszusuchen.

Der andere Ansatz ist die Entwicklung und Anwendung eines Impfstoffes, dem sogar eine duale Funktion zugestanden wird. Einerseits für die Prävention der Infektion und andererseits für einen therapeutischen Effekt auf die bereits bestehende Infektion gerichtet. Die Anwendung des Impfstoffes ist im Tierexperiment weit fortgeschritten, und es liegen sehr gute Kenntnisse über geeignete Antigene in verschiedener Kombination zur Stimulation einer schützenden und heilenden Immunantwort vor.

Die Anwendung dieser Impfstoffe am Menschen ist hinsichtlich der Verträglichkeit erfolgreich experimentiert, und es wird nun mit großer Spannung auf die erste klinische Erfolgsbestätigung der präventiven und therapeutischen Immunisierung gewartet. Gerade aus der Beschäftigung mit neuen therapeutischen Substanzen und im Besonderen dem Impfstoff werden sich weitere wichtige neue Einblicke auf dem faszinierenden Gebiet chronischer, bakterieller Infektionen eröffnen. Die weitere Erforschung der H. pylori Infektion sollte dabei eine Art Schrittmacherfunktion für andere in ihrer Pathogenität noch unklare möglicherweise auch mit chronischen bakteriellen Infektionen kausal assoziierte Erkrankungen übernehmen.

Sachverzeichnis

Farbtafeln

M. Stolte
Morphologie der Helicobacter pylori Gastritis

Farbtafeln I – II

A. Morgner, A. Neubauer, E. Bayerdörffer
Helicobacter pylori und Magenlymphom

Farbtafeln III – IV

M. Nilius, A. Leodolter, P. Malfertheiner
Diagnostische Verfahren bei Helicobacter pylori Infektion

Farbtafeln V – VII

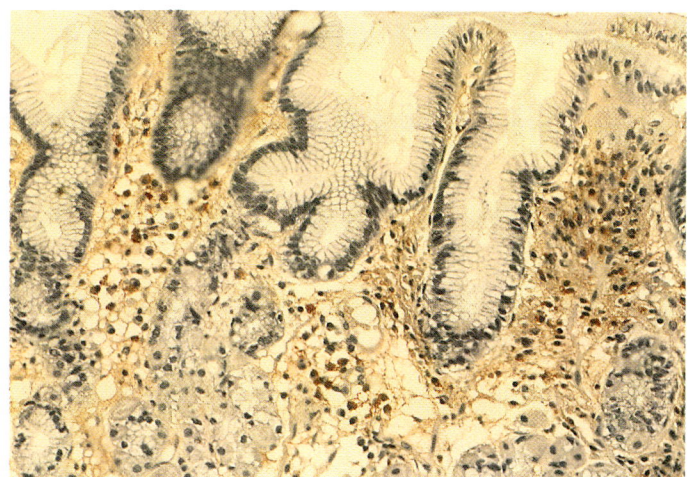

Abb. 2.**2** Plasmazellen (IgA-immunhistochemische Darstellung) als ein Teil der Immunantwort auf Helicobacter pylori.

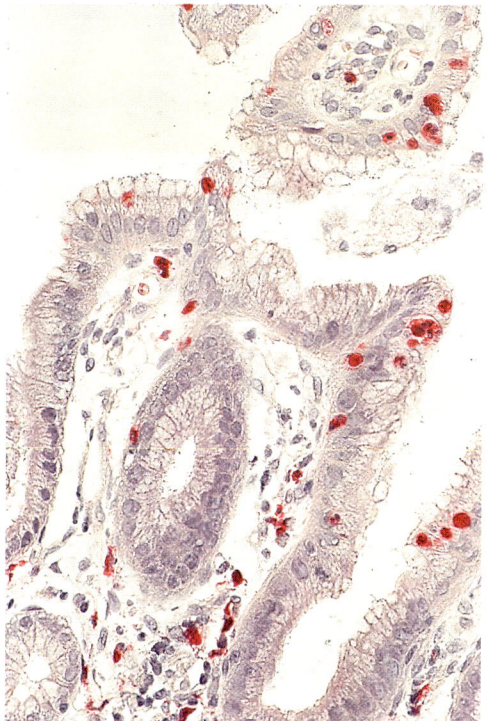

Abb. 2.**3** Neutrophile Granulozyten (rot mit Chloracetatesterase dargestellt) als „aktive" Komponente der Helicobacter pylori Gastritis.

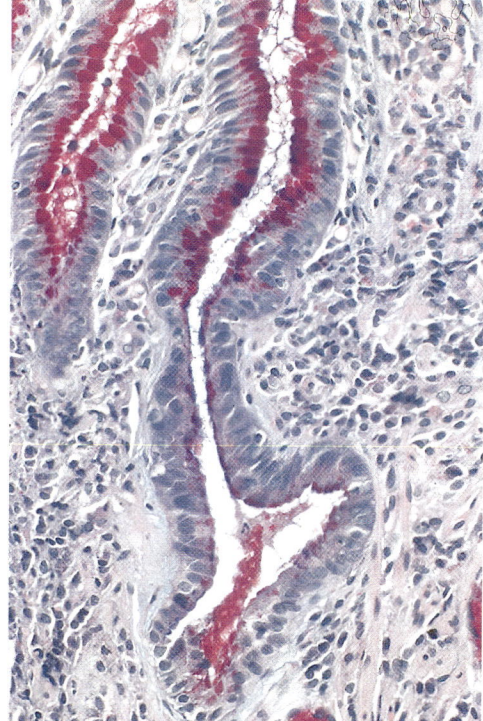

Abb. 2.**4** Partieller Ersatz des normalen schleimproduzierenden Epithels durch regeneratorisch aktives Epithel (PAS-Alcianblau-Färbung).

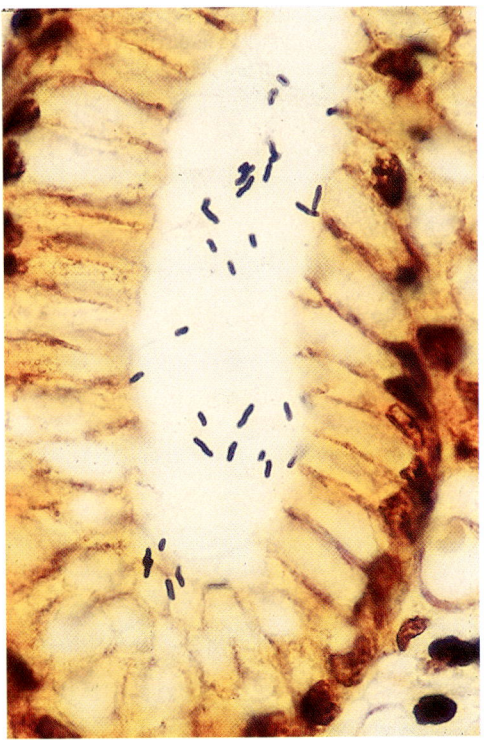

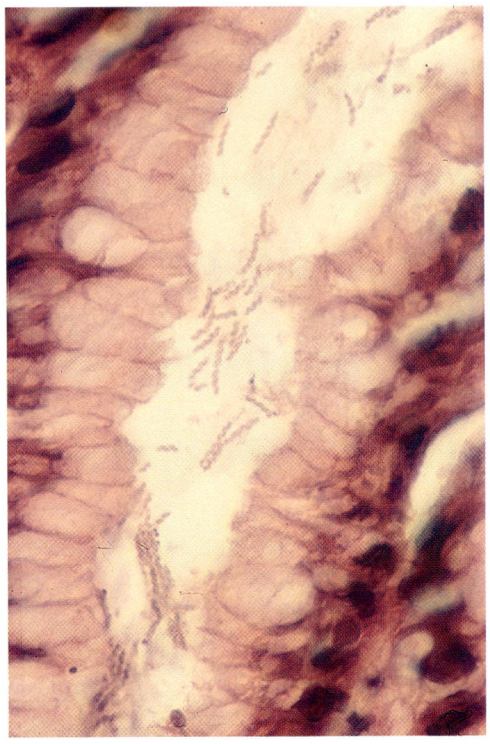

Abb. 2.**5**   Nachweis des Helicobacter pylori mit der Versilberungsmethode nach Warthin-Starry.

Abb. 2.**6**   Helicobacter heilmannii mit der typischen korkenzieherartigen Struktur.

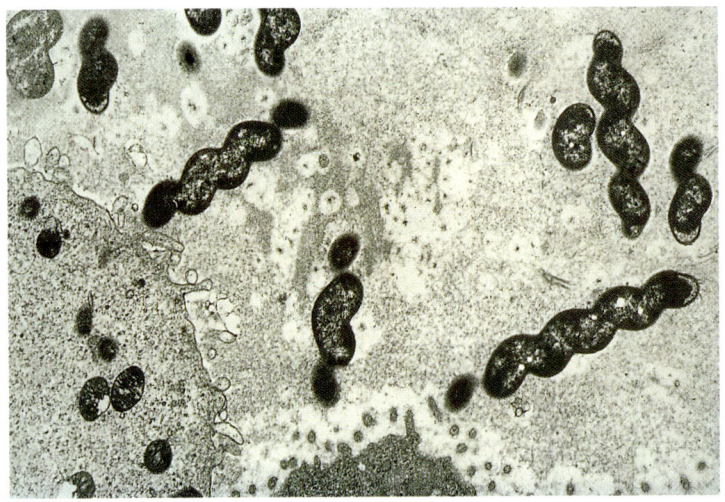

Abb. 2.**7**   Helicobacter heilmannii im elektronen-mikroskopischen Bild (Prof. Dr. F. Borchard, Düsseldorf).

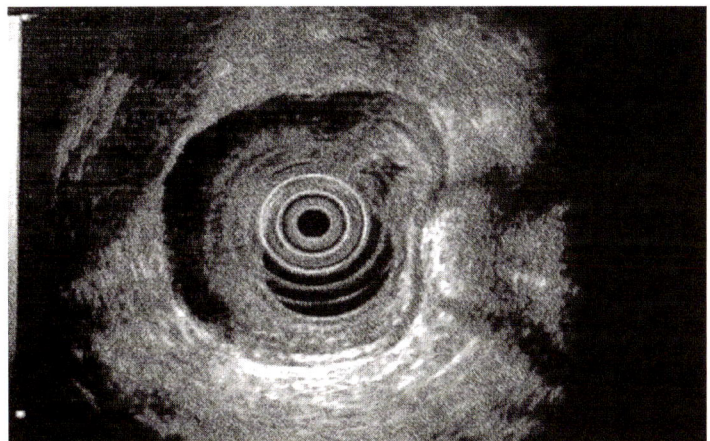

Abb. 3.**11** Endosonographische Darstellung eines gastralen MALT-Lymphoms im Stadium EI_1. Die Verdickung der Magenwand (ca. 2 cm) reicht bis zur Muscularis propria ohne diese zu penetrieren.

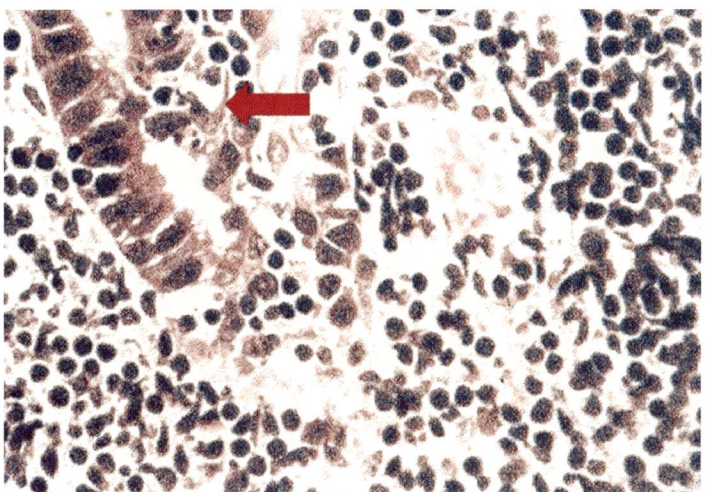

Abb. 3.**12 a** Niedrigmalignes B-Zell-Marginalzonen-Lymphom vom MALT-Typ, H&E-Färbung. Gut erkennbar das lymphoepitheliale Infiltrat zentrozytoider Zellen, die charakteristische lymphoepitheliale Drüsendestruktionen formen (Pfeil).

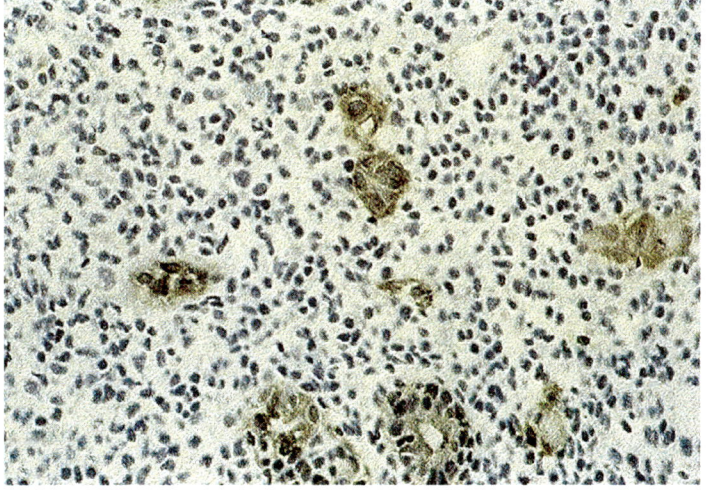

Abb. 3.**12 b** Niedrigmalignes B-Zell-Marginalzonen-Lymphom vom MALT-Typ in einer Zytokeratinfärbung für epitheliale Strukturen. Man erkennt deutlich die Rarefizierung der normalen Magendrüsen durch das dichte Lymphominfiltrat.

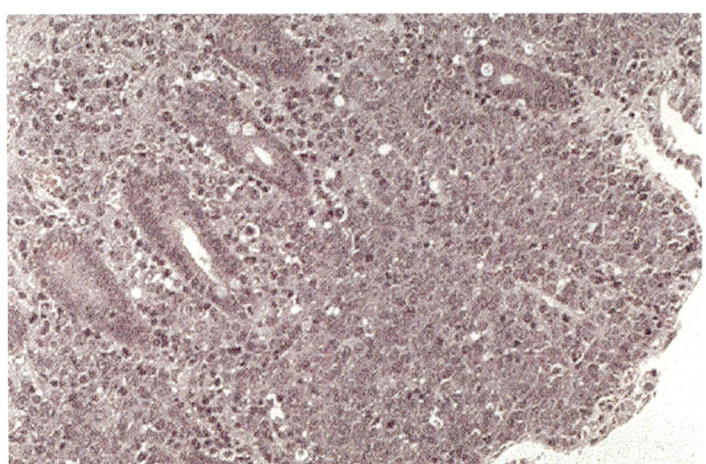

Abb. 3.**13** Hochmalignes B-Zell-Lymphom vom MALT-Typ, H&E-Färbung.

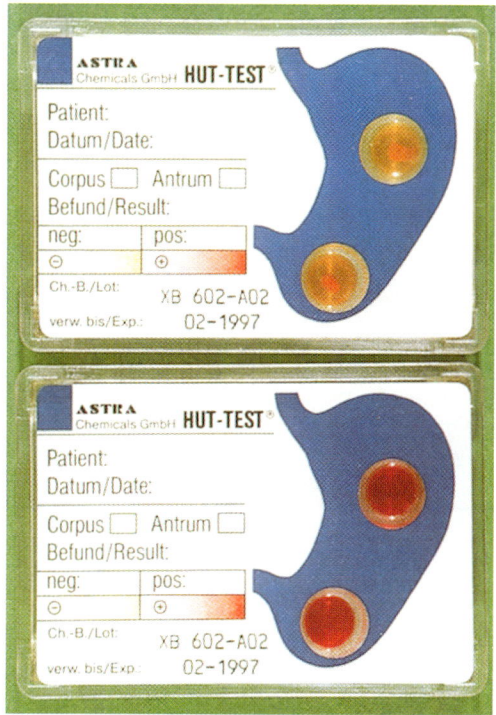

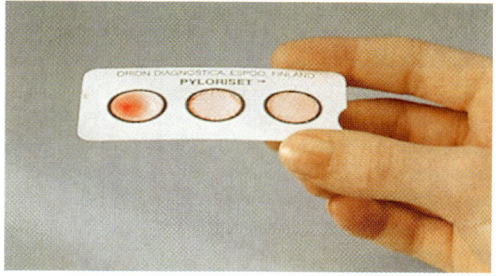

Abb. 4.**1**   Helicobacter Urease-Test (HUT). Oben: negative Biopsien, unten: positive Biopsien.

Abb. 4.**2**   Pyloriset H. pylori Latex-Schnelltest (Aufnahme Orion Diagnostica, Espoo, Finnland).

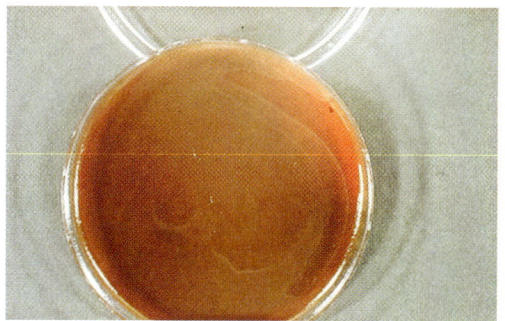

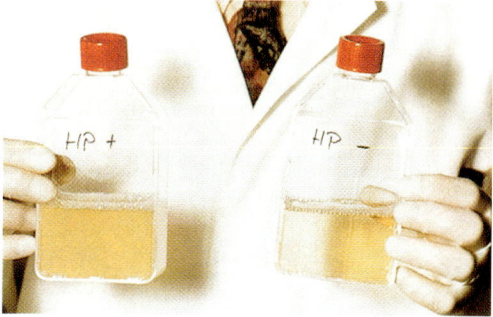

Abb. 4.**3a**   Helicobacter pylori Kultur. Dicht bewachsene Agarplatte.

Abb. 4.**3b**   Helicobacter pylori Kultur. Positive und negative Flüssigkultur.

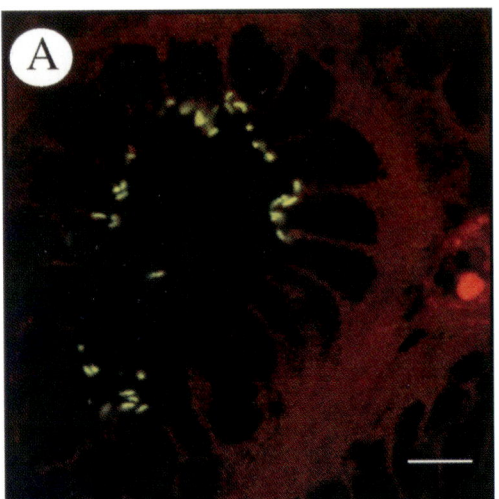

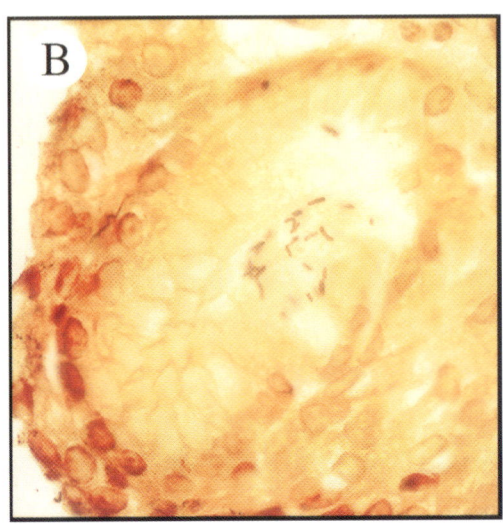

Abb. 4.**4A** Genotyp-basierende Methode zur gleichzeitigen Identifizierung von H. pylori mit Hpy-Fluos-Sonde und zur Erfassung seiner Clarithromycin-Resistenzlage mit ClaR-Cy3-Sonde durch In-situ-Hybridisierung: Clarithromycin-resistenter H. pylori Stamm leuchtet gelb (Mischfarbe aus grün und gelb).

Abb. 4.**4B** Warthin-Starry-Färbung: Antrumregion zeigt H. pylori, aber keine Erfassung der Resistenzlage.

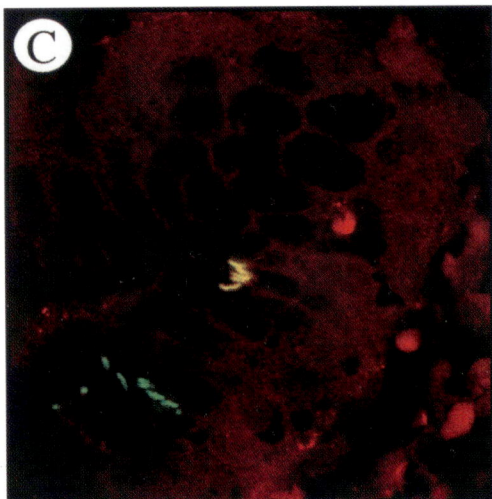

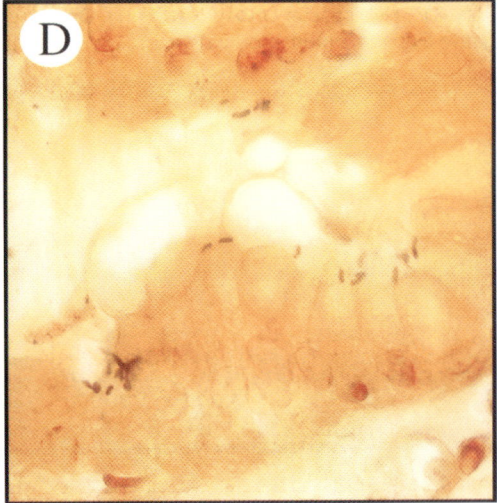

Abb. 4.**4C** Genotyp-basierende Methode zur gleichzeitigen Identifizierung von H. pylori mit Hpy-Fluos-Sonde und Erfassung seiner Clarithromycin-Resistenzlage mit ClaR-Cy3-Sonde durch In-situ-Hybridisierung: Mischpopulation aus Clarithromycin-resistenten (gelbe Fluoreszenz) und Clarithromycin-sensiblen (grüne Fluoreszenz) H. pylori Stämmen.

Abb. 4.**4D** Warthin-Starry-Färbung: Antrumregion zeigt H. pylori, keine Unterscheidung von Clarithromycin-sensiblen und -resistenten Stämmen möglich.

Abb. 4.**4A–D** Crea-Fast H. pylori. Fluoreszenzmikroskopischer Nachweis von H. pylori und Antibiotika-Resistenz. **A, B** Magenbiopsie (Antrumregion) eines Patienten mit einem Clarithromycin-resistenten H. pylori Stamm. **C, D** Magenbiopsie (Antrumregion) eines Patienten mit 2 verschiedenen H. pylori Stämmen.

1   2   3   (Titerstufen)

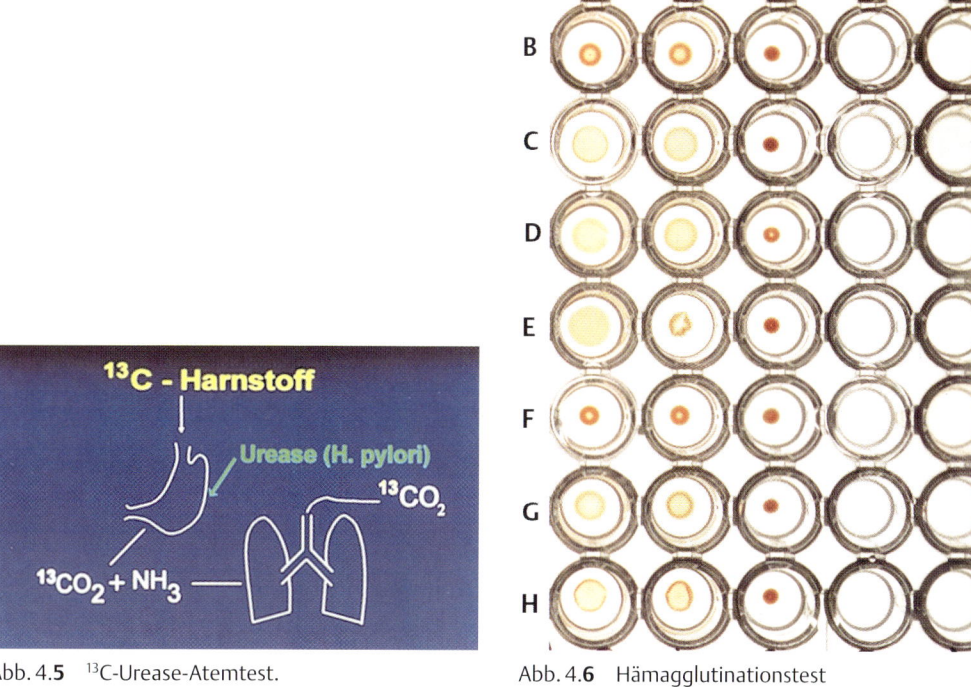

Abb. 4.**5** ^{13}C-Urease-Atemtest.

Abb. 4.**6**   Hämagglutinationstest

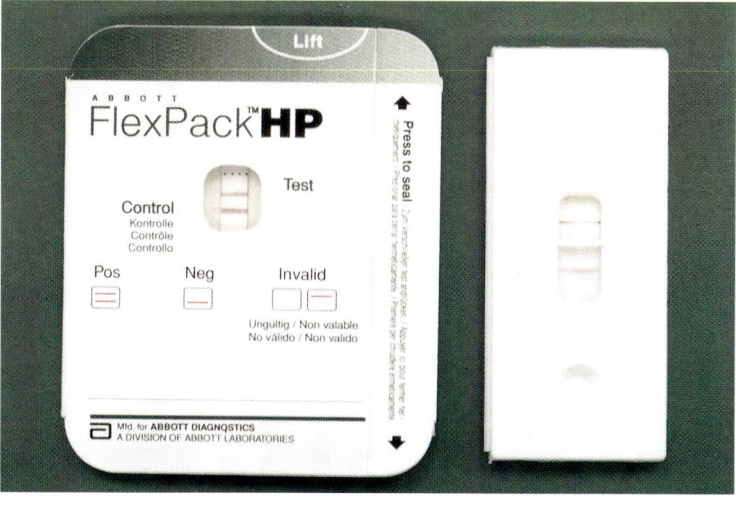

Abb. 4.**8**   Serologischer Schnelltest. Links: FlexPackHP (Abbott), rechts: Pyloriset Screen (Orion).